外科
围手术期护理
1000问

主编 张洪波 王哲敏

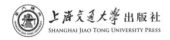

上海交通大学出版社
SHANGHAI JIAO TONG UNIVERSITY PRESS

内容提要

　　手术在治疗疾病的同时,也会加重患者的生理、心理负担,甚至导致并发症。重视围手术期护理,有助于保证手术效果,预防和减少并发症,促进患者早日康复。本书包括围手术期基础问答和各专科疾病问答,以病例为主线,用一问一答的形式对疾病进行个案分析。从术前准备到术中配合,再到术后护理;从心理疏导到身体康复护理,再到出院后指导,全方位引导阅读者一步一步深入学习疾病围手术期相关知识,帮助掌握相应疾病的围手术期护理,为广大外科护士提供一个学习的平台,更快地掌握围手术期护理的专科理论和技能,深化"以患者为中心"的服务理念,进而为患者提供优质、满意的护理服务。本书也可以作为患者与家属的阅读参考,是一本实用性强的外科临床护理参考书。

图书在版编目(CIP)数据

　　外科围手术期护理 1000 问/张洪波,王哲敏主编
.—上海:上海交通大学出版社,2022.1
　　ISBN 978 - 7 - 313 - 25735 - 2

　　Ⅰ.①外…　Ⅱ.①张…②王…　Ⅲ.①外科手术-围
手术期-护理-问答　Ⅳ.①R473.6

　　中国版本图书馆 CIP 数据核字(2021)第 222188 号

外科围手术期护理 1000 问
WAIKE WEISHOUSHUQI HULI 1000 WEN

主　　编:张洪波　王哲敏
出版发行:上海交通大学出版社　　　　　　地　　址:上海市番禺路 951 号
邮政编码:200030　　　　　　　　　　　电　　话:021 - 64071208
印　　制:常熟市文化印刷有限公司　　　　经　　销:全国新华书店
开　　本:710mm×1000mm　1/16　　　　印　　张:19.25
字　　数:332 千字
版　　次:2022 年 1 月第 1 版　　　　　　印　　次:2022 年 1 月第 1 次印刷
书　　号:ISBN 978 - 7 - 313 - 25735 - 2
定　　价:78.00 元

编委会

前　言

　　手术作为外科疾病治疗的特殊手段,在治疗疾病的同时,也会加重患者的生理、心理负担,甚至导致并发症等不良后果。重视围手术期护理,有助于预防和减少并发症,保证手术效果,促进患者早日康复。为了便于外科护士为患者提供更专业的围手术期护理,让低年资护士理论结合临床实践,快速提升专科护理水平,也可以作为患者与家属的阅读参考,我们组织具有丰富外科临床护理和教学经验的专家编写了《外科围手术期护理 1000 问》一书,希望为广大外科护士提供一个学习的平台,更快地掌握围手术期护理的专科理论和技能,深化"以患者为中心"的服务理念,持续地推进优质护理服务示范工程的开展,为患者提供优质、满意的护理服务。

　　本书收集了外科系统常见病、多发病,共 10 章,第一章为围手术期基础问答,第二章至第十章分别为各专科疾病问答。以病例为主线,用一问一答的形式对疾病围手术期护理进行个案分析,引导阅读者一步一步深入学习围手术期相关知识,帮助掌握围手术期专科护理理论,指导临床护理实践,是一本实用型的外科临床护理参考书籍。

　　因时间和经验水平有限,本书在编写过程中难免有不足之处,恳请各位读者、专家批评指正。

编　者
2021 年 9 月

目　录

外科围手术期基础问答

（1～160 问）

1 什么是围手术期?

答 围手术期是指围绕手术的一个全过程,从患者决定接受手术治疗开始,到手术治疗结束直至基本康复,时间在术前 7 日至术后 7～12 日,包含手术前期、手术期及手术后期。手术前期指从患者决定接受手术到患者被送至手术台,手术中期指患者接受手术的整个过程,手术后期指从患者被送到复苏室或外科病房至患者出院或后续追踪。

2 根据时限手术可分为哪几类?

答 择期手术、限期手术及急诊手术。

3 手术前的一般准备有哪些?

答 （1）手术前皮肤准备。

（2）胃肠道准备。

（3）术前呼吸道准备。

（4）一些特殊准备,如训练床上大小便、肢体的功能锻炼及术前的戒烟等。

（5）必要的药物试验、术前备血等。

4 术前为什么要做皮肤准备?

答 术前皮肤准备的目的是降低术后切口的感染率,备皮时间离手术时间越近越好。注意备皮时勿损伤皮肤,保持皮肤完整性。若切口周围毛发比较短少,不影响手术操作,可不必去除毛发。

5 术前胃肠道要做哪些准备?

答 (1) 成人择期手术术前根据不同的麻醉方式、手术部位,遵医嘱告知禁食、禁饮要求,以防麻醉或术中呕吐引起窒息或吸入性肺炎。

(2) 术前一般不限制饮食种类。消化道手术者,术前 1～2 日进食流质饮食。

(3) 术前一般无须放置胃管,但消化道手术或某些特殊疾病(如急性弥漫性腹膜炎、急性胰腺炎等),应放置胃管。

(4) 非肠道手术者,嘱其术前 1 晚排便,必要时使用开塞露或肥皂水灌肠等方法促使残留粪便排出,以防麻醉后肛门括约肌松弛,粪便排出,增加污染机会。

(5) 肠道手术前 3 日开始做肠道准备。

(6) 幽门梗阻者,术前洗胃。

6 术前如何做好呼吸道准备?

答 (1) 戒烟:吸烟者术前 2 周戒烟,防止呼吸道分泌物过多引起窒息。

(2) 深呼吸训练:先从鼻慢慢深吸气,使腹部隆起,呼气时腹肌收缩,由口慢慢呼出。

(3) 有效排痰法训练:指导患者取坐位或半坐卧位,先轻咳数次,使痰液松动,再深吸气后用力咳嗽。

(4) 控制感染:已有呼吸道感染者,术前给予有效治疗。

7 外科手术前后为什么要留置导尿管?

答 (1) 全身麻醉或硬膜外麻醉后,膀胱括约肌松弛可能产生尿失禁,需留置导尿管,以保持局部清洁、干燥。

(2) 盆腔内器官手术术前排空膀胱,以减少术中膀胱损伤的风险。

(3) 泌尿系统手术或损伤需留置导尿管,以利于伤口愈合,促使膀胱、尿道功能恢复,或观察损伤出血情况。

(4) 休克、危重患者留置导尿管,以观察尿量,监测肾功能。

(5) 骨科截瘫患者引流出尿液,可以减轻痛苦和尿潴留。

(6) 各种大手术,术中预防尿失禁,手术后预防尿潴留。

8　手术前的心理护理有哪些?

答　护士应该以热情的态度对待患者,消除患者紧张和恐惧的心理,多与患者沟通,用通俗易懂的语言向患者解释病情、手术的必要性及重要性,尽可能地取得患者术中和术后的配合,使患者以最好、最积极的心态面对手术。

9　手术当日早晨的准备有哪些?

答　(1) 询问患者禁食状况。

(2) 检查患者手术部位备皮情况和手术标识。

(3) 给予术前用药,对于有特殊用药的患者(高血压等疾病史)应了解服药情况。

(4) 常规监测生命体征。

(5) 做好转运交接的准备。

10　什么是全身麻醉?

答　全身麻醉是指全麻药通过呼吸道、静脉或肌肉等途径进入体内,使中枢神经系统暂时受到抑制,患者出现意识和痛感的丧失,且有一定的肌肉松弛作用的麻醉方法,适用于全身各个部位的手术。

11　全身麻醉的分为哪几类?

答　(1) 吸入麻醉:系将挥发性麻醉药物或气体经呼吸道吸入肺内,再经肺泡毛细血管吸收进入血液循环,到达中枢神经系统,产生全身麻醉的方法。由于麻醉药经肺通气进入体内和排出,故麻醉深度的调节较其他方法更为容易。

(2) 静脉麻醉:系将麻醉药物经静脉注射进入体内,通过血液循环作用于中枢神经系统而产生全身麻醉的方法。其优点是诱导迅速,对呼吸道无刺激,不污染手术室,麻醉苏醒期也较平稳,使用时无须特殊设备;缺点为麻醉深度不易调节,容易产生快速耐药,无肌松作用,长时间用药后可致体内蓄积和苏醒延迟。

12　术中麻醉有哪些注意事项?

答　(1) 对于不同麻醉所采取的体位有不同,应做好相应的解释工作取得患者配合,认真做好术前的麻醉随访工作。

(2) 密切观察患者麻醉中呼吸系统、循环系统和中枢系统的功能。

(3) 判断麻醉的深度,监测麻醉机的运行状况。

13 麻醉苏醒期的护理有哪些?

答 去枕平卧,头偏向一侧,保持呼吸道的通畅。安装好各种监测仪器。保持各种管道和引流物的通畅。每 15 分钟监测生命体征并记录一次,严密观察患者的意识状态、肌力恢复情况等。苏醒期间患者可能有躁动,要防止坠床、自我伤害等意外,以及敷料和各种管道的脱落,同时应注意保暖。

14 术后手术体位怎么安置?

答 (1) 全身麻醉尚未清醒的患者应取平卧,头转向一侧,使口腔内分泌物或呕吐物易于流出,避免误吸入气管。全身麻醉清醒后根据需要调整卧位。

(2) 蛛网膜下腔麻醉患者应平卧或头低卧位 6～8 小时,以防止脑脊液外渗所致头痛。

(3) 硬脊膜外腔麻醉患者一般取平卧位(可不去枕)6 小时,随后根据病情安置合适体位。

(4) 施行颅脑手术者,可取 15°～30°头高足低斜坡卧位。

(5) 施行颈部、胸部手术后,多采用高半坐卧位。

(6) 腹部手术后,多取低半坐卧位或斜坡卧位。

(7) 脊柱或臀部手术后,可采用俯卧位或仰卧位。

15 为什么手术后要鼓励患者早期下床活动?

答 早期活动有利于增加肺活量,减少肺部并发症,改善血液循环,促进伤口愈合,预防深静脉血栓形成,促进肠蠕动恢复,以及减少尿潴留的发生。

16 为什么外科手术患者需要吸氧?

答 外科手术的患者需要在全身麻醉或硬膜外麻醉下进行,麻醉会使患者的呼吸抑制,血氧分压下降。吸氧的直接作用是提高动脉血氧分压,使动脉血氧饱和度增加,动脉的血氧含量增加,改善组织的缺氧,使细胞的能量代谢、氧化磷酸化代谢过程能够正常进行,脑、心、肾及肝等重要脏器的功能得以维持。同时,机体缺氧改善,有利于伤口修复。

17 怎样用氧流量来换算氧浓度?

答 氧浓度和氧流量的换算公式如下:

$$氧浓度(\%)=21+4×氧流量(L/min)$$

根据以上公式推算出氧流量和氧浓度关系,见下表。

氧流量与氧浓度换算表

氧流量(L/min)	1	2	3	4	5	6	7	8	9
氧浓度(%)	25	29	33	37	41	45	49	53	57

18 什么是氧中毒? 高浓度吸氧会引起氧中毒吗?

答 氧中毒是氧疗最主要的不良反应,危害严重,应引起高度重视。氧中毒主要表现为吸收性肺不张。临床上,根据患者缺氧的程度不同,给予不同的吸氧浓度。轻度缺氧给予低流量(2～3 L/min)吸氧,中度缺氧给予中流量(3～4 L/min)吸氧,重度缺氧者给予高流量(4～6 L/min)吸氧。即使是高流量吸氧,其吸氧浓度(FiO_2)也在 50%以下。常压下 FiO_2 在 60%以下是安全的,一般不会引起氧中毒。引起氧中毒的唯一原因是长时间高浓度吸氧。常压下吸入纯氧6 小时就可能出现呼吸道黏膜的损伤,超过 24 小时即可发生氧中毒的典型表现。临床上,进行无创氧疗时,FiO_2 很难超过 60%。同时,有研究表明,危重患者的肺组织可能比正常人的肺组织更能耐受氧的损伤作用。因此,在常规的经鼻或面罩氧疗时,一般不会发生氧中毒。在机械通气时应尽量将 FiO_2 控制在60%以下,防止氧中毒发生。

19 吸氧时应采用哪些护理措施?

答 (1) 给氧过程中,应定时检查导管是否通畅。经常询问患者的感受,关心患者,及时满足患者的需要。

(2) 监测氧疗效果。可根据患者的脉搏、血压、呼吸方式、精神状态、皮肤颜色及温度等有无改善来衡量氧疗效果。应用心电监护仪的患者,可以直接观察血氧饱和度,同时还可以测定动脉血气分析判断疗效,从而选择合适的氧浓度。

(3) 持续鼻导管给氧者,每日 2 次消毒鼻导管,可经双侧鼻孔交替插管,并及时清除鼻腔分泌物,防止鼻导管堵塞。

(4)面罩吸氧时,氧流量要足够大,面罩置于口鼻前并固定,但不可密封,以免造成 CO_2 潴留,吸氧浓度的高低可通过氧流量的大小和面罩的远近来调节。

(5)氧流量的选择:轻度缺氧者,氧流量为 $2\sim3\,L/min$,中度缺氧者为 $3\sim4\,L/min$,重度缺氧者为 $4\sim6\,L/min$。

(6)预防交叉感染:所有供氧、给氧装置,包括鼻导管、鼻塞、面罩、湿化器等一切氧疗用品均应专人专用。与患者直接接触的物品均选用一次性的无菌用品。

(7)向患者及家属交代,用氧过程中注意防火、防油、防震及防热。

20 什么情况下要放置皮下引流管?

答 颈部甲状腺手术、胸部乳房手术,或四肢肌肉和骨骼手术后的患者,都需要放置皮下引流管。放置于皮下脂肪层(脂肪层丰厚的部位)或皮下肌肉层(脂肪层薄的部位),从表皮戳孔后连接引流袋或负压引流装置。

21 放置皮下引流管的意义何在?

答 放置皮下引流管的意义在于:①早期观察术后出血量及性状。②防止形成皮下淤血或伤口内血肿,避免伤口感染。③降低伤口表面张力,促进表皮愈合。④有些四肢关节内的手术,行皮下引流而不进行关节腔引流,可降低深部组织或关节腔的感染风险。

22 腹腔引流管通常放置在哪里? 有什么作用?

答 腹腔是人体最大的体腔,是壁层腹膜和脏层腹膜之间的潜在间隙。在正常情况下,腹腔内有 $75\sim100\,ml$ 黄色澄清液体,起润滑作用。在病变时,腹腔可容纳几千毫升液体或气体。医生在腹腔手术完毕后,会在各吻合口周围或切除组织器官残端周围及腹腔、盆腔最底端,放置 $1\sim2$ 根粗的腹腔引流管,外接普通引流袋。

在体腔内放置引流管的作用有:①治疗性引流。腹腔、盆腔的积液、积血、积气、积脓、坏死组织、异物和瘘等的引流。②预防性引流。以监测治疗为目的,用来观察腹腔、盆腔内是否有活动性出血或胃、肠、胆道和胰瘘的发生等。③向腹腔、盆腔内注射药物以治疗疾病。

23 如何保持腹腔引流管的有效引流?

答 (1)患者取半卧位,有利于引流及预防膈下感染。

(2)保持引流管通畅,避免扭曲受压,防止血凝块和纤维素沉淀阻塞导管。

(3)引流管长度适中,避免翻身时脱出。

24 腹腔引流管的常见并发症及其护理要点是什么?

答 (1)出血:常发生在术后 24 小时内,如引流液连续 3 小时大于 100 ml/h,颜色鲜红,应警惕出血发生。应查看伤口是否有活动性出血,引流是否接负压装置,压力是否过大。

(2)感染:引流管属于异物,留置时间长及操作、护理不当可造成感染。固定不牢、脱落至腹腔也可造成感染。更换引流袋时注意无菌操作,引流管和引流袋应保持在出口平面以下,避免引流液反流。观察体温及伤口情况,如体温超过38.5℃、伤口红肿及皮温升高,应遵医嘱使用抗生素。

(3)损伤:引流管长期压迫可损伤周围的脏器组织,如腹腔引流管长期压迫肠管可引起肠穿孔,各项操作应规范。

(4)吻合口瘘:常发生在术后 3～7 日,如患者出现发热、腹膜刺激症状,或有异物流出,应警惕瘘的发生。医生术中应仔细缝合,术后患者应加强营养。

(5)慢性窦道形成:其发生原因为引流管长期放置,引流不畅,反复感染及未能及时拔管。应及时拔管,必要时采取渐退性拔管。

(6)引流管脱落、阻塞及拔管困难:引流管固定不牢或患者用力过猛,可造成引流管脱落。若带管出院,应定期复查。若发现引流液异常或身体不适等,应及时就医。

25 留置螺旋胃管期间的常见并发症有哪些?

答 留置螺旋胃管期间的常见并发症是堵管和脱管。在输注营养液期间导管的维护非常重要。在置管期间,进行肠内营养液输注前后应冲洗管道。

26 螺旋胃管留置多长时间?

答 一般留置时间为 15 天甚至更久,其间是不需要更换的,如有堵管则给予温开水或生理盐水试行回抽,避免重力推注。待胃肠道有正常的蠕动能力,无腹胀、恶心等胃肠道反应方可考虑拔管。

27 留置螺旋胃管时应如何护理?

答 在进行肠内营养时,首先要确定管道是否处于有效状态,输注前抽吸螺旋胃管,观察有无食物残渣以及残余量。根据残余量调整输注时间、量及输注方式。在输注营养液前后用温开水或生理盐水 20 ml 冲洗管道避免堵管,在连续输注的过程中,需每隔 4 小时冲洗管道 1 次。在营养液输注期间,可将床头抬高 $30°\sim45°$,以减少反流和误吸。在进行肠内营养期间,合理控制输注量、速度,勤观察、勤巡视,保证营养及时供给、充分吸收,保持营养液温度合适,一般为 $38\sim40℃$。每天的营养液现配现用,防止细菌污染引起肠道菌群失调。

28 非腹部手术术后饮食护理有哪些要点?

答 视手术大小、麻醉方法及患者的全身反应而定。体表或肢体的手术,全身反应较轻者,术后即可进食;手术范围较大,全身反应明显者,待麻醉反应消失后方可进食;局部麻醉者,若无任何不适,术后即可进食;椎管内麻醉者,若无恶心、呕吐,术后 $3\sim6$ 小时可进食;全身麻醉者,应待麻醉清醒,无恶心、呕吐后方可进食。一般先给予流质,以后逐步过渡到半流质或普食。

29 腹部手术术后饮食护理有哪些要点?

答 腹部手术,尤其是消化道手术后,一般需禁食 $24\sim48$ 小时,待肠道蠕动恢复、肛门排气后开始进食少量流质,逐步递增至全量流质,至第 $5\sim6$ 日进食半流质,第 $7\sim9$ 日可过渡到软食,第 $10\sim12$ 日开始普食。术后留置空肠营养管者,可在术后第 2 日自营养管输注肠内营养液。

30 外科营养支持的途径有哪些?

答 有肠内营养和肠外营养两种。

31 什么是肠内营养?

答 肠内营养是指经口或喂养管提供维持人体代谢所需的营养素的一种方法。

32 肠内营养适用于哪些人?

答 (1) 吞咽和咀嚼困难者。
　　(2) 意识障碍或昏迷、无进食能力者。

(3) 消化道疾病稳定期,如消化道瘘、短肠综合征、炎症性肠病和胰腺炎等。

(4) 高分解代谢状态,如严重感染、手术、创伤及大面积烧伤患者。

(5) 慢性消耗性疾病。

33　肠内营养有哪些途径?

答 (1) 经口摄入。

(2) 经鼻胃管或胃造瘘:鼻胃管只用于短期肠内营养,并且胃肠功能良好的患者。胃造瘘可在手术时或经皮内镜放置,适用于较长时间肠内营养的患者。

(3) 经鼻肠管或空肠造瘘管:适用于胃肠功能不良、误吸风险大和长期胃肠减压的患者。

34　肠内营养输注方式有哪些?

答 (1) 分次输注:适用于胃内给予,每次给予 100～300 ml,分次注射,推注速度不宜过快,每次 10～20 分钟完成。

(2) 连续输注:适用于胃肠道耐受较差或肠内置管的患者,滴入速度均匀,不可过快,并随时观察患者有无不适症状。

35　什么是肠外营养?

答 肠外营养是指经静脉途径提供人体代谢所需的营养素。如患者禁食,全部营养都通过静脉供给,称为全胃肠外营养。

36　肠外营养适应证有哪些?

答 胃肠道消化吸收功能障碍、腹泻、呕吐严重者,因疾病或治疗需胃肠道休息者,高代谢状态、胃肠营养不能满足者、肿瘤放化疗时期等。

37　使用肠外营养有什么要求?

答 (1) 营养液及输注器具清洁无菌:营养液要在无菌环境下配制,放置于 4℃以下的冰箱内暂存,并于 24 小时内用完。

(2) 营养液中严禁添加其他治疗用药,如抗生素等。

(3) 控制输注速度:避免输注过快引起并发症和造成营养液的浪费,葡萄糖输注的速度应控制在 5 mg/(kg·min)以下,可在 4～5 小时输注 20%脂肪乳剂 250 ml。

38 肠外营养有哪些并发症？

答 (1) 与中心静脉置管有关的并发症：主要有胸腔积液、气胸、血胸、胸导管损伤、空气栓塞、导管位置不当、静脉血栓形成。

(2) 代谢性并发症：①低血糖症及低血糖休克。②高血糖症及高渗性非酮症昏迷。③血清电解质紊乱，如低血钾等。④微量元素缺乏。⑤肝功能损害。

(3) 感染性并发症：导管相关性感染、肠源性感染。

39 什么是吸收热？

答 由于手术创伤的反应，术后患者的体温可略升高 0.1～1℃，一般不超过 38℃，临床称为吸收热。术后 1～2 天逐渐恢复正常。但若术后 3～6 日仍持续发热，则提示存在感染或其他不良反应。

40 术后是什么原因引起恶心、呕吐症状？

答 常见原因是麻醉反应，待麻醉作用消失后即可停止。腹部手术后胃扩张或肠梗阻可以发生不同程度的恶心、呕吐。其他原因有颅内压增高、糖尿病酮症酸中毒、尿毒症、低钾血症及低钠血症等。

41 术后发生尿潴留怎么处理？

答 先稳定患者的情绪，若无禁忌，可协助其坐于床沿或站立排尿。采用热敷、听流水声、轻柔按摩下腹部或用镇静止痛药解除切口疼痛，帮助患者自行排尿。若上述措施均无效时，在严格无菌技术下导尿，一次性放尿量不超过 1 000 ml。尿潴留时间过长，导尿时导尿量超过 500 ml 者，应留置导尿管 1～2 日，以利于膀胱逼尿肌收缩功能的恢复。

42 术后常见并发症有哪些？

答 术后出血、切口感染、切口裂开、肺不张、尿路感染及深静脉血栓形成等。

43 术后发生切口裂开怎么处理？

答 对切口裂开者，安抚患者情绪，使其保持镇静。立即用无菌生理盐水纱布覆盖切口，并用腹带包扎。通知医生，护送患者入手术室重新缝合处理。若有内脏脱出，切勿在床旁还纳内脏，以免造成腹腔内感染。

44 怎样预防术后肺不张?

答 (1) 协助患者翻身、拍背及体位排痰,以解除支气管阻塞,使不张的肺重新复张。

(2) 鼓励患者自行咳嗽、排痰。若痰液黏稠不易咳出,可使用超声雾化吸入或使用化痰药物。痰量持续增多,可经支气管镜吸痰,必要时行气管切开。

45 怎样预防深静脉血栓形成?

答 (1) 鼓励患者术后早期离床活动,卧床期间进行双下肢的主动和被动运动。

(2) 高危患者,下肢用弹性绷带或穿弹性袜以促进血液回流。

(3) 避免久坐,避免卧床时膝下垫枕,以免妨碍血液循环。

(4) 血液高凝状态者,可口服小剂量阿司匹林、复方丹参片等。

46 发生腹胀应如何处理?

答 一般术后 6 小时后应多翻身、无须禁食的患者术后 6 小时后喝橙皮水、第二天半卧位、早日下床活动,这些都是促进肠排气、防止腹胀的方法。年老或肠道功能不好者,排气通常会比较晚。术后 48 小时未排气者,医生会根据情况进行用药。

47 咳嗽会不会影响伤口恢复?

答 有痰时应及时咳出,不要怕痛不敢咳嗽。可用手按住切口或请人帮忙按住伤口,深呼吸,将痰咳出,防止肺部并发症。

48 为什么术后喉咙痛,痰多?

答 全麻手术因经喉咙插管,或对咽喉部黏膜会有刺激,术后第 2 天可多喝水。或经医生许可后含服润喉片,可减轻症状。如无缓解,医生会根据情况进行药物治疗。

49 多翻身伤口会不会裂开?

答 不会。伤口用手术线缝合,不会轻易裂开。而且术后多翻身有利于促进排气。

50 腹腔镜术后为什么肩、背部酸痛？

答 腹腔镜手术后少数患者术后出现肩背部酸痛，是因为建立气腹残留在腹腔内的 CO_2 排出不完全，CO_2 聚集在膈肌下产生碳酸并刺激膈肌和胆囊创面，导致术后肩背部疼痛。术后延长吸氧时间、按摩肩背疼痛部位可缓解症状。

51 术后疼痛该怎么办？

答 （1）指导患者在咳嗽、翻身及活动肢体时用手按住伤口部位，以减少因切口张力增加或震动引起的疼痛；指导患者利用非药物措施，如听音乐等分散注意力的方法减轻疼痛。

（2）医护人员在进行使疼痛加重的操作，如较大创面的换药前，适量应用止痛剂，以增强患者对疼痛的耐受性。

（3）小手术后患者可口服止痛剂镇痛，大手术后 1～2 日内，常需给予麻醉性止痛剂（婴儿禁用），或术后使用镇痛泵。

52 什么是三阶梯止痛治疗？

答 药物疗法是治疗癌性疼痛措施中最为基本的手段，其特点是止痛好、显效快、作用确切，服药过程既安全又经济。癌痛治疗的三阶梯止痛方法，就是在对癌痛的性质和原因做出正确评估后，根据患者的疼痛程度和原因，适当选择相应的止痛药。即对于轻度疼痛的患者应主要选用解热镇痛类的止痛药；若为中度疼痛，则应选用弱阿片类药物；若为重度疼痛，则应选用强阿片类药物。

53 手术后切口观察要点有哪些？切口愈合如何分类？

答 观察切口有无渗血、渗液、敷料脱落及局部红、肿、热、痛等征象。若切口有渗血、渗液或敷料被大小便污染，应及时更换，以防切口感染。

分类：（1）甲级愈合：切口愈合优良，无不良反应。

（2）乙级愈合：切口处有炎症反应，如红肿、硬结、血肿及积液等，但未化脓。

（3）丙级愈合：切口化脓需切开引流处理。

54 不同部位伤口的拆线时间是多少？

答 缝线拆除时间根据患者年龄、切口部位、局部血液供应情况而决定。一般头部、面部、颈部手术后 4～5 日拆线；胸部、上腹部、背部、臀部为 7～9 日拆线；下腹部、会阴部为 6～7 日拆线；四肢为 10～12 日拆线(近关节处可适当延长)；减张缝线为 14 日,必要时可间隔拆线。年老体弱、营养不良及糖尿病者宜酌情延迟拆线时间。

55　什么叫休克?

答　休克是指机体受到强烈的致病因素(如大出血、创伤、烧伤、感染、过敏及心功能衰竭等)侵袭后,因有效循环血量骤减、组织灌注不足引起的以微循环障碍、细胞代谢紊乱和功能受损为特征的综合征,是严重的全身性应激反应。

56　休克有什么临床表现?

答　(1)休克代偿期(休克早期):患者表现为精神紧张、烦躁不安、面色苍白、四肢湿冷、脉搏加快及呼吸急促。动脉血压变化不大,但脉压缩小。尿量正常或减少。若处理及时,休克可很快得到纠正。否则,病情继续发展,很快进入休克抑制期。

(2)休克抑制期(休克期):患者表情淡漠、反应迟钝,甚至出现意识模糊或昏迷。皮肤黏膜发绀、四肢冰冷、脉搏细速、呼吸浅促及血压进行性下降。严重者脉搏微弱、血压测不出、呼吸微弱或不规则、尿少或无尿。若皮肤、黏膜出现瘀点、瘀斑,或出现鼻腔、牙龈、内脏出血等,则提示并发弥散性血管内凝血(DIC)。若出现进行性呼吸困难、烦躁、发绀,给予吸氧仍不能改善时,则提示并发急性呼吸窘迫综合征(ARDS)。患者常因继发多器官功能障碍综合征(MODS)而死亡。

57　外科常见的休克类型有哪些?

答　外科常见的休克类型有两种。

(1)低血容量性休克:包括失血性休克、失液性休克及创伤性休克等。这类休克多见于肝脾破裂、胃十二指肠溃疡并发大出血,门脉高压致食管胃底曲张静脉出血等所致的大出血,急性肠梗阻等急腹症所出现的大量失液,挤压伤、大面积撕裂伤等造成大量失血与大量血浆丢失。

(2)感染性休克:多见于腹腔内感染、烧伤及泌尿系统感染等并发的菌血症或脓毒血症,也可能是由污染的手术、导管置入或输液等引起。

58 休克的发生机制是什么?

答 无论休克是由什么原因引起,但有效循环血容量减少所致微循环障碍是多数休克发生的共同基础。良好的心脏功能、正常的血管容积、充足的循环血量是保障微循环灌注的三个基本条件。不同的病因通过改变这三个条件中的一个或几个,使主要脏器微循环灌流量急剧减少,便会发生休克。

59 休克对重要脏器功能有什么影响?

答 在休克的演变过程中,机体有个代偿期,通过应激反应以重新分布全身血液,维持重要脏器功能的稳定,但这种调节是有限的,不持久的。致休克因素及其导致的机体全身炎症反应可先后或同时造成全身各脏器不同程度的损害、功能障碍甚至衰竭。

(1)肺:休克会引起肺呼吸功能障碍,表现为气体弥散障碍、通气-血流比值失调、动脉血氧分压降低、进行性呼吸困难和低氧血症。

(2)肾:休克会影响肾脏而造成急性肾衰竭,表现为少尿或无尿、氮质血症、高血钾和代谢性酸中毒。

(3)心脏:休克早期,心肌缺血不明显;随着休克的进一步加重,心肌收缩力减弱,心输出量常降低;血浆中心肌抑制因子的大量积聚、严重酸中毒及平均动脉压过低,使冠状动脉灌注不足,加重心肌缺血缺氧,心功能进一步减退。

(4)脑:休克致脑组织出现缺血缺氧,能量代谢障碍,酸性代谢产物堆积,细胞膜受损,引起一系列神经功能损害。

(5)肝脏:休克时机体对心脑的血流灌注有一定的代偿作用,会降低腹腔内脏血流量,以保护心脑代谢。长时间休克,致肝脏缺血缺氧、血流淤滞,加之肠源性毒素的作用,最终可造成肝功能急性衰竭。

60 休克的应急处理措施有哪些?

答 如果是大出血引起的低血容量性休克,应急处置是:监测生命体征、保持气道通畅、开放静脉、积极补充血容量,明确出血原因者要积极止血,不明原因者安排急诊B超检查,辅助检查血常规、血型、出凝血功能及动脉血气等。

如是感染性休克,抗休克和抗感染应同时进行,应急处置是:尽快开放静脉,适当补充血容量,必要时给予血管活性药物,争取稳定血压;同时尽快使用广谱抗生素,尽早明确感染灶,以决定是否需要外科治疗。在抗休克和抗感染治疗的同时,急诊进行如 X 线摄片、CT 等检查。

61 休克患者的观察要点有哪些?

答 (1)意识状态:反映脑组织的灌注情况。神志清楚,反应良好,表示循环血量已够;神志淡漠或烦躁、头昏、眼花,或从卧位改变到坐位出现晕厥,表示有效循环血量不足。

(2)肢体温度和色泽:反映末梢灌注情况。四肢温暖,皮肤干燥,轻压指甲或口唇时,局部暂时缺血呈苍白,松压后迅速转红润,表示休克好转;四肢皮肤常苍白、湿冷,轻压指甲或口唇时颜色苍白,松压后恢复红润缓慢,表示休克未纠正。

(3)血压:休克代偿期,剧烈的血管收缩,血压可以保持或高于正常;休克抑制期血压逐渐下降,收缩压低于 90 mmHg,脉压小于 20 mmHg;血压回升,脉压增加,表示休克有所好转。

(4)心率或脉率:心率增快或脉搏细速常出现在血压下降之前。休克指数(脉率/收缩压)有助于判断休克程度。休克指数:正常值 0.5,表示无休克;超过 1.0～1.5,表示休克存在;2.0 以上,表示休克严重。

(5)尿量:反映肾脏灌注情况,也可反映器官血流灌注情况。休克患者应常规留置尿管,每小时监测尿量和尿比重,尿量小于 25 ml/h,尿比重增加,说明肾血管收缩或血容量仍不足;血压正常,但尿量仍少,尿比重高,反映肾脏灌注仍不足;如血压正常,尿量少,尿比重低,则可能发生急性肾衰竭。尿量稳定在 30 ml/h 以上,表示休克好转。

(6)脉搏:休克时脉率增快,如脉率增快并细弱则表示休克加重。

(7)呼吸:呼吸增快、变慢、不规则,表示病情恶化。呼吸增至 30 次/分以上或降至 8 次/分以下,均表示病情危重。

(8)中心静脉压(CVP):对于需长时间治疗的休克患者来说,中心静脉压测定非常重要。中心静脉压主要受血容量、静脉血管张力、右心排血能力、胸腔和心包内压力及静脉回心血量等因素的影响。中心静脉压正常值为 $0.49\sim1.18\,kPa(5\sim12\,cmH_2O)$。在低血压的情况下,中心静脉压$<0.49\,kPa$($5\,cmH_2O$)时,表示血容量不足;$>1.49\,kPa(15\,cmH_2O)$则表示心功能不全、静脉血管床过度收缩或肺循环阻力增加;$>1.96\,kPa(20\,cmH_2O)$时,提示充血性心力衰竭。

(9)还应监测血电解质、血糖、丙酮酸、乳酸、血清转氨酶及血氨等血液生化指标。血清转氨酶升高提示肝细胞功能受损严重,血氨增加提示出现肝功能衰竭。此外,还应监测弥散性血管内凝血的相关指标。

62 休克的护理要点有哪些?

答 (1)取平卧位或休克卧位,保持病房安静。

(2)迅速建立静脉通道,保证及时用药。根据血压情况随时调整输液速度,给予扩容及血管活性药物后血压不升时做好配血、输血准备。

(3)做好一切抢救准备,严密观察病情变化,行心电、呼吸、血压及血氧等监护。

(4)需要时配合医生尽可能行深静脉穿刺术,以便抢救用药,随时监测中心静脉压。若无条件做深静脉穿刺,应注意大剂量的血管活性药物对患者血管的影响,避免皮肤坏死。

(5)保持呼吸道通畅,采用面罩或麻醉机给予较高流量的氧气吸入,以改善组织器官的缺氧、缺血及细胞代谢障碍。当呼吸衰竭发生时,应立即准备行气管插管,给予呼吸机辅助呼吸。对实施机械辅助治疗的,按相关术后护理常规护理。

(6)留置导尿,严密监测每小时尿量,准确记录24小时出入量,注意电解质情况,做好护理记录。

(7)保持床单位清洁、干燥,注意保暖,做好口腔护理,加强皮肤护理,预防压疮。

(8)做好各种管道的管理与护理,预防各种感染。

(9)做好患者及家属的心理疏导。

(10)严格交接班制度:交接班时要将患者的基础疾病、诊治经过、药物准备情况及患者目前情况、特殊医嘱和注意事项等详细进行交接班,并做好护理记录。

63 体液中的电解质有哪些? 作用是什么?

答 体液中的电解质主要由阳离子(如 Na^+、K^+、Ca^{2+}、Mg^{2+})、阴离子(如 Cl^-、HCO_3^-、HPO_4^{2-})和蛋白质组成,它们的正负总电荷数相等,从而保持电中性。体液中的电解质具有以下重要的生理功能:①维持体液的晶体渗透压、水分恒定和酸碱平衡;②维持神经、肌肉及心肌细胞的静息电位,并参与其动作电位的形成;③参与新陈代谢,是一系列酶的激活剂或辅助因子;④构成组织的成分。

64 水、电解质及酸碱平衡失调常见于外科哪些疾病?

答 在外科日常的临床诊疗中,经常会遇到不同性质、不同程度的水、电解质及酸碱平衡方面的问题,这就需要临床医生通过患者的临床表现及血液检验做出正确的判断和及时的处理。常见的外科急重病症如:严重创伤、大面积烧伤、消化道瘘、肠梗阻以及严重的腹膜炎,都可导致脱水、血容量减少、低钾血症及酸中毒等严重内环境紊乱现象。

65 什么是骨折?

答 骨的完整性和连续性中断即为骨折。骨折可由创伤和骨骼疾病所致,创伤性骨折多见。

66 骨折后的全身表现有哪些?

答 大多数骨折只会引起局部症状,但严重骨折和多发性骨折可导致全身反应。①休克:多由出血所致,特别是骨盆骨折、股骨骨折和多发性骨折,严重者出血量可超过 2 000 ml。严重的开放性骨折或并发重要内脏器官损伤时可导致休克甚至死亡。②发热:骨折后体温一般正常。股骨骨折、骨盆骨折等的出血量较大,血肿吸收时可出现吸收热,但一般不会超过 38℃。开放性骨折出现高热时,应考虑感染的可能。

67 骨折后的局部表现有哪些?

答 (1)一般表现:①疼痛和压痛:骨折和合并伤处疼痛,移动患肢时疼痛加剧,伴明显压痛。②肿胀和瘀斑:骨折处血管破裂出血形成血肿,软组织损伤导致水肿,这些都可使患肢严重肿胀,甚至出现张力性水疱和皮下瘀斑。由于血红蛋白的分解,皮肤可呈紫色、青色或黄色。③功能障碍:局部肿胀和疼痛使患肢活动受限,完全骨折时受伤肢体活动功能可完全丧失。

(2)特有体征:①畸形:骨折段移位可使患肢外形改变,多表现为缩短、成角或旋转畸形。②反常活动:正常情况下肢体非关节部位出现类似于关节部位的活动。③骨擦音或骨擦感:两骨折端相互摩擦时,可产生骨擦音或骨擦感。具有以上特有体征三者之一即可诊断为骨折。但是,三者都不出现不能排除骨折,如裂缝骨折和嵌插骨折。不能为了检查特有体征而刻意搬动患肢,不可故意反复检查,以免加重周围组织特别是血管和神经的损伤。

68 如何进行骨折现场急救?

答 (1) 抢救生命:首先检查全身情况,优先紧急处理心跳呼吸骤停、窒息、大出血等危及生命的情况。

(2) 包扎止血:开放性骨折的伤口出血,大多可用无菌敷料或清洁布类加压包扎止血。大血管出血可采用止血带止血,并应记录时间。若有骨折端外露,绝不可现场回纳。如在包扎时自行还纳,应作好记录,以便后续进一步处理。

(3) 妥善固定:凡疑有骨折者,均应按骨折处理。可用夹板、木棒、树枝等妥善固定伤肢。在无任何材料时,可采取自体固定,如上肢骨折可将患肢固定于胸部,下肢骨折可将患肢固定于健肢。对疑有脊柱骨折的患者,应卧硬板上。颈椎受伤患者,需在颈两侧加垫固定。

(4) 迅速运送:患者经初步处理后,应尽快转运至医院进行治疗。

69 骨折的治疗原则有哪些?

答 骨折的治疗有三大原则:复位、固定和功能锻炼。

(1) 复位:复位是将移位的骨折段恢复正常或接近正常的解剖关系,重建骨的支架作用,是骨折固定和功能锻炼的基础。

(2) 固定:固定是将骨折断端维持在复位后的位置直至骨折愈合,是骨折愈合的关键。

(3) 功能锻炼:功能锻炼是在不影响固定的情况下,尽快地恢复患肢肌肉、肌腱、韧带及关节囊等软组织的舒缩活动。功能锻炼是尽早恢复患肢功能和预防并发症的重要保证。

70 骨折有哪些并发症?

答 (1) 早期并发症。①休克:严重创伤、骨折引起大出血或重要脏器损伤可致休克。②脂肪栓塞综合征:成人多见,多发生于粗大的骨干骨折,如股骨干骨折。由于骨折部位的骨髓组织被破坏,血肿张力过大,使脂肪滴经破裂的静脉窦进入血液循环,引起肺、脑、肾等部位的脂肪栓塞。通常发生在骨折后 48 小时内,典型表现有进行性呼吸困难、发绀,低氧血症可致烦躁不安、嗜睡,甚至昏迷和死亡,胸部 X 线片显示有广泛性肺实变。③重要内脏器官损伤:骨折可导致肝、脾、肺、膀胱、尿道和直肠等损伤,如骨盆骨折可导致膀胱破裂。④重要周围组织损伤:骨折可导致重要血管、周围神经和脊髓等损伤,如脊柱骨折和脱位伴发脊髓损伤。⑤骨筋膜室综合征：引起骨筋膜室内压力增高的因素，包括骨折的血肿和组织水肿使室内内容物体积增加，或包扎过紧、局部压迫使室内容积减小。当压力达到一定程度，供应肌肉血液的小动脉关闭可形成缺血-水肿-缺血的恶性循环。

（2）晚期并发症。①坠积性肺炎：主要发生于因骨折长期卧床不起者，以老年、体弱和伴有慢性病者多见。②压疮：骨突处受压时，局部血液循环障碍易形成压疮。③下肢深静脉血栓形成(deep vein thrombosis, DVT)：多见于骨盆骨折或下肢骨折患者。下肢长时间制动，静脉血液回流缓慢，以及创伤导致的血液高凝状态等，都容易导致下肢深静脉血栓形成。④感染：开放性骨折时，由于骨折断端与外界相通而存在感染的风险，严重者可能发生化脓性骨髓炎。⑤损伤性骨化：又称骨化性肌炎。关节扭伤、脱位或关节附近骨折时，骨膜剥离形成骨膜下血肿，若血肿较大或处理不当使血肿扩大，血肿机化并在关节附近的软组织内广泛骨化，严重影响关节活动功能。⑥创伤性关节炎：关节内骨折后若未能准确复位，骨折愈合后关节面不平整，长期磨损易引起活动时关节疼痛。多见于膝关节、踝关节等负重关节。⑦关节僵硬：最常见。由于患肢长时间固定导致静脉和淋巴回流不畅，关节周围组织发生纤维粘连，并伴有关节囊和周围肌肉挛缩，致使关节活动障碍。⑧急性骨萎缩：是损伤所致关节附近的痛性骨质疏松，又称反射性交感神经性骨营养不良。好发于手、足骨折后，典型症状是疼痛和血管舒缩紊乱。⑨缺血性骨坏死：骨折使某一断端的血液供应被破坏，导致该骨折段缺血坏死。⑩缺血性肌挛缩：是骨折最严重的并发症之一，是骨筋膜室综合征处理不当的严重后果。常见原因是骨折处理不当，特别是外固定过紧，也可由骨折和软组织损伤直接导致。一旦发生则难以治疗，可造成典型的爪形手或爪形足。

71 骨折愈合过程是怎样发展的？

答 根据组织学和细胞学的变化，通常将骨折后的愈合过程分为以下3个相互交织逐渐演进的阶段。

（1）血肿炎症机化期：骨折导致骨髓腔、骨膜下和周围组织血管破裂出血。伤后6～8小时，骨折断端及其周围形成的血肿凝结成血块。损伤可致部分软组织和骨组织坏死，在骨折处引起无菌性炎症反应。炎性细胞逐渐清除血凝块、坏死软组织和死骨，而使血肿机化形成肉芽组织。肉芽组织内成纤维细胞合成和分泌大量胶原纤维，转化为纤维结缔组织连接骨折两端，称为纤维联结。此过程约在骨折后 2 周完成。

（2）原始骨痂形成期：骨内、外膜增生，新生血管长入，成骨细胞大量增殖，合成并分泌骨基质，使骨折端附近内、外形成的骨样组织逐渐骨化，形成新骨，即膜内成骨。由骨内、外膜紧贴骨皮质内、外形成的新骨，分别称为内骨痂和外骨痂。填充于骨折断端间和髓腔内的纤维组织逐渐转化为软骨组织，软骨组织经钙化而成，即软骨内成骨，形成环状骨痂和髓腔内骨痂，即为连接骨痂。连接骨痂与内、外骨痂相连，形成桥梁骨痂，标志着原始骨痂形成。这些骨痂不断钙化加强，当其达到足以抵抗肌肉收缩力及剪切力和旋转力时，则骨折达到临床愈合，一般需 12～24 周。此时 X 线片上可见骨折处有梭形骨痂阴影，但骨折线仍隐约可见。

（3）骨痂改造塑形期：原始骨痂中新生骨小梁逐渐增粗，排列越来越规则和致密。随着破骨细胞和成骨细胞的侵入，完成骨折端死骨清除和新骨形成的爬行替代过程。原始骨痂被板层骨所替代，使骨折部位形成坚强的骨性连接，此过程需 1～2 年。

72 骨折愈合的标准是什么？

答（1）局部无压痛和纵向叩击痛。

（2）局部无反常活动。

（3）X 线摄片显示骨折线模糊，有连续骨痂通过骨折线。

（4）可拆除患者的外固定，通过功能锻炼，逐渐恢复患肢功能。

73 影响骨折愈合的因素有哪些？

答（1）全身因素。①年龄：不同年龄骨折愈合差异很大，如新生儿股骨骨折 2 周可达坚固愈合，成人股骨骨折一般需 3 个月左右。儿童骨折愈合较快，老年人所需时间则较长。②健康状况：健康状况欠佳，特别是患有慢性消耗性疾病者，如糖尿病、营养不良、恶性肿瘤以及钙磷代谢紊乱等，骨折愈合时间明显延长。

（2）局部因素。①骨折的类型：螺旋形和斜形骨折，骨折断面接触面大，愈合较快。横形骨折断面接触面小，愈合较慢。多发性骨折或一骨多段骨折，愈合较慢。②骨折部位的血液供应：是影响骨折愈合的重要因素，骨折的部位不同，骨折端的血液供应状况也不同。骨折端完全丧失血液供应，发生骨折不愈合的可能性较大，如股骨颈囊内骨折，股骨头血液供应几乎完全中断，容易发生骨折不愈合或缺血性坏死。③软组织损伤程度：严重的软组织损伤，特别是开放性损伤,可直接损伤骨折端附近的肌肉、血管和骨膜,破坏从其而来的血液供应,影响骨折的愈合。④软组织嵌入:肌肉、肌腱等软组织嵌入骨折端之间,阻碍骨折端的对合及接触,骨折难以愈合甚至不愈合。⑤感染:开放性骨折,局部感染可导致化脓性骨髓炎,出现软组织坏死和死骨形成,严重影响骨折愈合。

74 骨折固定有哪些方法?

答 (1)外固定。①小夹板固定:主要适用于四肢长骨的较稳定骨折,固定范围不包括骨折处的上下关节,利于早期功能锻炼。但偶有固定不牢的可能,易使骨折移位、不愈合、畸形愈合。若捆扎过紧会影响肢体血运,发生远端缺血。②石膏绷带固定:可按肢体形状塑形,干固后固定可靠,固定范围大,不易发生再移位,但不利于功能锻炼。③持续牵引固定:既有复位作用,也有外固定作用。方法包括皮肤牵引、骨牵引和兜带牵引等。④头颈及外展支具:前者主要用于颈椎损伤,后者可将肩、肘、腕关节固定于功能位,适用于肩关节周围骨折、肱骨骨折及臂丛神经损伤等。外展架使患肢处于抬高位,有利于消肿、止痛,且可避免因肢体重量的牵拉导致骨折分离移位。⑤外固定器:骨折复位后将钢针穿过远离骨折处的骨骼,利用夹头在钢管上的移动和旋转矫正骨折移位,最后用金属外固定器固定。

(2)内固定:复位准确且固定牢靠但具有创伤。内固定器材有多种,常用的有金属丝、接骨板、螺丝钉、髓内钉及加压钢板等。

75 如何护理牵引的患者?

答 (1)生活护理:持续牵引者由于制动造成活动不便,生活不能完全自理。应协助患者满足正常生理需要,如协助洗头、擦浴,教患者床上使用拉手、便盆等。

(2)保持有效牵引。①保持反牵引力:颅骨牵引时,应抬高床头;下肢牵引时,抬高床尾15～30 cm。若身体移位,抵住床头或床尾,应及时调整。②牵引重锤保持悬空:牵引期间,牵引方向与被牵引肢体长轴应成直线,不可随意放松牵引绳,牵引重量不可随意增减或移除。③皮牵引时,检查胶布、绷带、海绵牵引带有无松脱,扩张板位置是否正确,若出现移位,及时调整。④颅骨牵引时,检查牵引弓有无松脱,并拧紧螺母,防止其脱落。⑤避免过度牵引:每日测量被牵引的肢体长度,并与健侧进行对比;也可通过X线片检查了解骨折对位情况,及时调整牵引重量。

(3)维持良好的血液循环:皮牵引时密切观察患者患肢末梢血液循环情况。

检查局部包扎有无过紧、牵引重量是否过大。若局部出现青紫、肿胀、发冷、麻木、疼痛、运动障碍以及脉搏细弱时,详细检查、分析原因并及时报告医师。

（4）皮肤护理：胶布牵引部位及长期卧床患者骨突部皮肤可出现水疱、溃疡及压疮,注意观察胶布牵引患者胶布边缘皮肤有无水疱或皮炎。若有水疱,可用注射器抽吸并予换药;若水疱面积较大,立即去除胶布,暂停牵引或换用其他牵引方法;在可能发生压疮的部位放置水垫、应用减压贴或气垫床,保持床单位清洁、干燥和平整,定时翻身,并观察受压皮肤的情况。

76 牵引患者出现并发症如何护理?

答 （1）血管和神经损伤：多由于骨牵引穿针时判断不准确导致,也可因皮牵引包压过紧引起。护理：密切观察创口敷料的渗血情况、患肢末梢血运、患者生命体征及肢体运动情况,关注颅骨牵引者的意识、神经系统检查结果等,根据情况及时调整。

（2）牵引针、弓脱落：多系牵引针打入太浅、螺母未拧紧或术后未定期拧紧引起。护理：定时检查、及时拧紧。

（3）牵引针眼感染：操作时未严格执行无菌操作技术、反复穿刺、未及时清除针眼处积血及分泌物或牵引针滑动均可引起。护理。①预防。骨牵引针两端套上软木塞或胶盖小瓶;针眼处每日滴 75% 酒精 2 次;及时擦去针眼处分泌物或痂皮;牵引针若向一侧偏移,消毒后调整。②若发生感染者充分引流,严重时须拔去钢针,改变牵引位置。

（4）关节僵硬：最常见的是足下垂畸形,部分患者还可能出现膝关节屈曲畸形、髋关节屈曲畸形及肩内收畸形等。主要与腓总神经受压及患肢长期固定体位、缺乏功能锻炼有关。护理：下肢水平牵引时,在膝外侧垫棉垫,防止压迫腓总神经;可用垂足板将踝关节置于功能位。若病情许可,定时做踝关节活动预防足下垂。

（5）其他：由于长期卧床,患者还可能出现坠积性肺炎、便秘、下肢深静脉血栓及泌尿系统感染等并发症,应注意预防,加强病情观察并及时处理。枕颌带牵引时应注意避免牵引带压迫气管导致呼吸困难、窒息。

77 如何护理石膏绷带固定的患者?

答 （1）石膏干固前。①加快干固：石膏一般自然风干,从硬固到完全干固需24～72 小时。若要加快干固可创造条件,天气冷时可通过适当提高室温、灯泡烤箱、红外线照射等烘干及热风机吹干等方法,但须注意石膏传热,温度不宜过高,且应经常移动仪器位置,避免灼伤。②搬运:搬运及翻身时,用手掌平托石膏固定的肢体,切忌抓捏,以免留下指凹点,干固后形成局部压迫。注意维持肢体的位置,避免石膏折断。③体位:潮湿的石膏容易变形,故须维持石膏固定的位置直至石膏完全干固,患者需卧硬板床,用软枕妥善垫好石膏。四肢包扎石膏时抬高患肢,适当支托以防肢体肿胀及出血。下肢石膏应防足下垂及足外旋。④保暖:寒冷季节注意保温。

(2)石膏干固后。①保持清洁、干燥:平时注意勿污染及打湿石膏,石膏断裂、变形和严重污染应及时更换。②保持有效固定:行石膏管型固定者,因肢体肿胀消退或肌萎缩可导致原石膏失去固定作用,必要时应重新更换。

78 石膏绷带固定术常见的并发症有哪些?

答 (1)骨筋膜室综合征:患者一旦出现肢体血液循环受阻或神经受压的征象,立即放平肢体,并通知医师全层剪开固定的石膏,严重者须拆除,甚至行肢体切开减压术。

(2)压疮:行石膏固定术患者多需长期卧床,故容易发生骨突部位的压疮。应保持床单位清洁、干燥,定时翻身,避免剪切力、摩擦力等损伤。

(3)化脓性皮炎:多因石膏塑形不好,石膏未干固时搬运或放置不当等致石膏凹凸不平引起;部分患者可能将异物伸入石膏内搔抓石膏下皮肤,导致肢体局部皮肤受损。主要表现为局部持续性疼痛、形成溃疡、有恶臭及脓性分泌物流出或渗出石膏,一旦发生应及时开窗检查及处理。

(4)石膏综合征:部分行躯干石膏固定者可能出现反复呕吐、腹痛甚至呼吸窘迫、面色苍白、发绀、血压下降等表现,称为石膏综合征。常见原因为:①石膏包裹过紧,影响患者呼吸及进食后胃的扩张。②手术刺激神经及后腹膜致神经反射性急性胃扩张。③过度寒冷、潮湿等致胃肠功能紊乱。护理措施包括:缠绕石膏绷带时不可过紧,且上腹部应充分开窗;调整室内温度在25℃左右,相对湿度为50%～60%。嘱患者少量多餐,避免过快过饱及进食产气多的食物等。发生轻度石膏综合征可通过调整饮食、充分开窗等处理;严重者应立即拆除石膏,予禁食、胃肠减压及静脉补液等处理。

(5)废用综合征:由于肢体长期固定、缺乏功能锻炼导致肌萎缩;同时大量钙盐逸出骨骼可致骨质疏松;关节内纤维粘连致关节僵硬。

(6)出血:手术切口或创面出血时,血液或渗出液可能渗出石膏外,用记号笔标记出范围、日期,并详细记录。如血迹边界不断扩大须及时报告医师,必要时协助医师开窗以彻底检查。

（7）其他：由于行石膏固定术后长期卧床,患者还可能出现坠积性肺炎、便秘及泌尿道感染等并发症,应加强观察并及时处理。

79 石膏拆除患者如何护理?

答 拆除石膏前需向患者解释,使用石膏锯时可有振动、压迫及热感,但不会引起疼痛,不会切到皮肤。石膏拆除后,皮肤一般有一层黄褐色的痂皮或死皮、油脂等,其下的新生皮肤较为敏感,应避免搔抓,可用温水清洗后涂一些润肤霜以保护皮肤,每日行局部按摩。由于长时间固定不动,开始活动时肢体可能产生关节僵硬感或肢体肿胀,应遵医嘱加强患肢功能锻炼,逐渐恢复肢体功能。

80 骨折患者如何进行功能锻炼?

答 功能锻炼是骨科治疗的重要组成部分,是促进肢体功能恢复、预防并发症的重要保障。应遵循循序渐进、动静结合、主动与被动相结合的原则,通常分为3个阶段。

（1）初期：术后1～3周,主要目的是促进肢体血液循环,消除肿胀,防止废用综合征。此期功能锻炼病变部位应以肌肉等长舒缩运动为主,身体其他部位应加强各关节的主动活动。

（2）中期：术后2周以后,在医护人员的指导和健肢帮助下,配合简单的器械或支架辅助锻炼,逐渐增加病变肢体的运动范围和运动强度。

（3）后期：是功能锻炼的关键时期,特别是早、中期锻炼不足者,要尽早消除肢体部分肿胀和关节僵硬现象,加强关节活动范围和肌力的锻炼,并配合理疗、按摩、针灸等物理治疗和外用药物熏洗,促进恢复。

81 什么是尿频?

答 正常成人白天排尿4～6次,夜间排尿0～1次,不超过2次。尿频是指排尿次数增多而每次尿量减少,伴有排尿不尽感。

82 什么是尿急?

答 尿急是指排尿有紧迫感且不能自控,但尿量却很少,常与尿频同时存在。多见于下尿路急性炎症或膀胱容量显著缩小。

83 什么是尿痛?

答 尿痛是指排尿初、排尿过程中、排尿末或排尿后感到尿道或伴耻骨上区、会阴部位疼痛。

84 什么是排尿困难?

答 排尿困难是指尿液不能通畅地排出,必须增加腹压才能排出;病情严重时膀胱内有尿而不能排出,称尿潴留。排尿困难分为阻塞性排尿困难和功能性排尿困难两大类,表现为排尿延迟、射程短、费力、分叉、尿线无力、变细及滴沥等。

85 排尿困难的常见原因是什么?

答 排尿困难常见于膀胱颈部病变(膀胱颈部结石、肿瘤、血块),后尿道梗阻(前列腺肥大、前列腺肿瘤),前尿道疾患(前尿道狭窄、结石、肿瘤、异物),包茎及包皮口狭窄等。此外,神经系统疾患亦可引起排尿困难。

86 排尿困难的护理措施有哪些?

答 (1)评估尿潴留的原因及程度,做好心理护理,减少不利因素的影响。

(2)为患者提供一个隐蔽的环境,注意保护患者隐私,使其感到安全。

(3)早期症状较轻者可采用一些辅助手法,如听流水声诱导排尿、手掌按摩膀胱区、饮水通便排尿等。

(4)若仍然无效时,可采用留置导尿管,期间注意以下几点:①妥善固定,保证有效引流。导管勿弯曲、反折,保持引流通畅。②观察尿液的色、质、量,有异常应及时处理。③严格无菌操作,预防感染。集尿袋应始终低于腰部,定时更换集尿袋。④嘱患者多饮水,起到内冲洗的作用。⑤急性尿潴留初次引流不可过多过快,以防膀胱内出血。

87 什么是尿失禁?

答 尿失禁是指尿液不能自控而自主地流出。

88 尿失禁如何分类?

答 临床上,常分为充溢性尿失禁(假性尿失禁)、压力性尿失禁、急迫性尿失禁及持续性尿失禁(真性尿失禁)等。

89 什么是充溢性尿失禁?

答 充溢性尿失禁也可称为假性尿失禁,是指由于膀胱颈部的梗阻性病变使膀胱功能完全失去代偿,膀胱过度充盈,压力增高,而引起尿液呈不自主点滴状溢出。充溢性尿失禁常见于前列腺肥大、尿道狭窄、尿道结石及尿道恶性肿瘤病变等疾病所致的慢性尿潴留。

90 什么是急迫性尿失禁?

答 急迫性尿失禁是指当有强烈的尿意时不能由意志控制而尿液经尿道流出。通常继发于膀胱炎、神经源性膀胱炎及重度膀胱出口梗阻。

91 什么是真性尿失禁?

答 真性尿失禁又可称为持续性尿失禁。由于膀胱或尿路感染、结石、结核及肿瘤等疾患引起的膀胱逼尿肌过度收缩、尿道括约肌过度松弛,以致尿液不能被控制从膀胱流出。

92 什么是镜下血尿?

答 镜下血尿是指通过显微镜见到尿中有红细胞。一般认为,新鲜尿液离心沉淀后,镜检时每个高倍视野红细胞平均超过 3 个即可诊为镜下血尿。

93 引起血尿的常见原因是什么?

答 炎症、一些全身性疾病、肿瘤、结石及药物性因素,尿路邻近器官的病变均可引起血尿。一般来说伴有肾绞痛的血尿多为泌尿系结石所致;无痛性、间歇性全程肉眼血尿,常见于泌尿系肿瘤;伴有尿频、尿急及尿痛的血尿表示尿路感染,如膀胱炎、肾结核等。

94 什么是肉眼血尿?

答 肉眼血尿是指肉眼能见到血样或呈洗肉水样尿,一般 1 000 ml 尿液中混有 1 ml 血液即可出现肉眼血尿。

95 什么是全程血尿?

答 一次排尿,从开始到结束均为血尿叫作全程血尿,提示出血部位源于膀胱或其以上部位。

96 什么是初始血尿?

答 仅排尿开始出现血尿,以后逐渐转为清亮,叫作初始血尿,说明病变在膀胱颈部或尿道。

97 什么是终末血尿?

答 排尿终末阶段出现血尿称为终末血尿,提示病变多在膀胱三角区、膀胱颈部或后尿道。

98 常见血尿的伴随症状有哪些?

答 (1) 无痛性血尿:多为肿瘤所致,以膀胱肿瘤多见,其次是肾肿瘤。

(2) 血尿伴肾绞痛:这是肾、输尿管结石的特征。肾肿瘤出血多时,血凝块经过输尿管可引起肾绞痛。

(3) 血尿伴膀胱刺激症状:见于膀胱炎和尿道炎,同时伴有腰痛、高热及畏寒常为肾盂肾炎。

(4) 血尿伴尿流中断:见于膀胱和尿道结石。

(5) 血尿伴有水肿、高血压、蛋白尿:见于肾小球肾炎。

99 血尿患者如何护理?

答 (1) 观察血尿的颜色,是否伴有血凝块;是否伴有疼痛,疼痛的程度;血尿发生的时间(开始、中间、最后还是全过程)。

(2) 心理护理:向患者说明 1 000 ml 尿液中混有 1 ml 血液即可出现肉眼血尿,使其了解出血的程度。

(3) 嘱多饮水,每天 2 000～2 500 ml,保证一定量的尿液以起到内冲洗的作用。避免憋尿。

(4) 多卧床休息。避免剧烈运动。保护肾功能,避免肾损伤因素,如劳累、感染及感冒等。

(5) 遵医嘱使用止血药,避免应用肾毒性药物,如氨基糖苷类抗生素等。

100 什么是乳糜尿?

答 乳糜尿是指尿中含有乳糜或淋巴液,尿呈乳白色,可有乳糜凝块,亦可有脂肪滴漂浮。乳糜尿同时混有血液,尿呈现红褐色,称为乳糜血尿。

101 什么是少尿?

答 正常人 24 小时尿量 1 000～2 000 ml。少尿指 24 小时尿量＜400 ml 或每小时尿量＜17 ml。

102 什么是无尿?

答 无尿是指 24 小时尿量＜100 ml 或 12 小时完全无尿。

103 无尿与尿潴留如何区别?

答 无尿是肾排尿量减少引起的,原因可以是肾前性、肾性或肾后性。无尿的膀胱呈现空虚状态,而尿潴留是膀胱内有尿但排不出来。

104 什么是尿路刺激征?

答 尿频、尿急、尿痛三者合称尿路刺激征。一般情况下,正常人白天排尿 4～6 次,夜尿 0～1 次,不超过 2 次。日间排尿次数还随饮水量、气候情况和个人习惯等而异,但夜尿次数一般较为恒定,故夜尿次数增多的临床意义较大。

105 什么是脓尿?

答 正常尿液中有少量白细胞,如果离心尿中,尿沉渣镜检白细胞＞5 个/高倍视野,称为脓尿。常见于尿路感染。

106 什么是漏尿、遗尿?

答 漏尿是指尿液不经过尿道排出,而是从其他通道流出,如阴道或肠道。遗尿是指儿童在熟睡时出现无意识的排尿。

107 什么是晶体尿?

答 尿液中含有有机或无机物质沉淀、结晶。

108 泌尿系统疾病的患者为什么会发生腰痛?

答 肾脏及肾周疾病是腰痛的常见原因之一。肾包膜、肾盂、输尿管受刺激或张力增高时,均可使腰部产生疼痛感觉;下尿路感染时一般不会引起腰痛。肾及肾周围炎症,如肾脓肿、肾周围炎、肾周围脓肿及急性肾盂肾炎引起的腰痛为持续性剧烈胀痛,慢性肾盂肾炎引起的腰痛常为酸痛。

109　尿液常规检查有哪些?

答　尿液常规检查包括颜色、透明度、pH 值、比重、尿蛋白、糖类及显微镜检查。

110　尿液常规检查注意事项有哪些?

答　清晨患者首次尿液较浓,不受运动及饮食的影响,是收集尿液的理想时间。可取任意一次尿液做常规检查,以中段尿为宜。女性患者留取尿液前需清洗外阴,避开月经期,男性包皮过长者应翻开包皮清洗。要注意收集容器的清洁、干燥,收集的标本应尽快送检。

111　什么情况下需做尿常规检查?

答　如有尿频、尿急、尿痛及血尿等泌尿道症状时需做尿常规检查。

112　如何正确留取尿三杯试验? 尿三杯试验有何意义?

答　清洗外阴及尿道口后,将最初 5～10 ml 留于第 1 杯,中间 30～40 ml 尿留于第 2 杯,终末 5～10 ml 尿留于第 3 杯。第 1 杯尿异常,且程度最重,表示病变可能在前尿道;第 3 杯异常程度最重,表示病变在膀胱颈或后尿道;三杯均异常,病变在膀胱或上尿路。

113　如何正确留取尿液行脱落细胞学检查?

答　用于膀胱肿瘤的初步筛选或肿瘤切除后的随访。收集尿液标本的原则是要新鲜。采集方法:清晨第 1 次尿液比较浓缩,细胞受浓缩作用可发生变化,故不采用,应留取清晨第 2 次新鲜尿液 30 ml 以上,离心沉淀后涂片染色找肿瘤细胞。

114　尿液生化检查有何意义?

答　测定尿液中的代谢产物和电解质是检查肾功能的一种重要方法。测定成分包括葡萄糖、尿胆原、胆红素、pH 值、酮体、白细胞、红细胞、结晶上皮、细菌、亚硝酸盐、比重、肌酐、尿素氮、肌酸、钾、钠、钙及镁等,可以检查有无泌尿系感染,作为肾病综合征的辅助诊断。

115 肾功能检查包括哪些内容?

答 肾功能检查包括尿比重、尿素氮和血肌酐、酚磺酞排泄试验、内生肌酐清除率、血清前列腺特异性抗原、血清前列腺液检查及精液分析。

116 尿比重测定有何意义?

答 尿比重测定是判断肾功能最简单而可重复的方法,正常尿比重为 $1.010\sim1.030$,清晨时最高。尿比重固定或接近 1.010 提示肾浓缩功能严重受损。尿中多种物质如葡萄糖、蛋白质等大分子物质可使尿比重增高。

117 血肌酐和血尿素氮测定有何意义?

答 用于判断肾功能。两者为蛋白质代谢产物,主要经肾小球滤过排出,其增高的过程与肾实质损害程度成正比,故可判断病情和预后。

118 前列腺液检查有什么注意事项?

答 做前列腺液检查 3 日内避免性交,前列腺按摩收集前列腺液,细菌学检查应收集于无菌瓶内。

119 如何留取尿培养?

答 最好在用药前或停药 2 天后,用肥皂水、安尔碘棉球、无菌水清洗外阴及尿道口,留取中段尿于无菌容器中,防止无菌容器被污染,及时送检。

120 留取尿培养菌落计数有何意义?

答 每毫升尿内菌落数超过 100 000 个,提示为尿路感染;每毫升尿内菌落数小于 10 000 个,可能为污染,应重新留取;每毫升尿内菌落数介于 10 000~100 000 个,为可疑,必要时复查。

121 导尿检查的目的是什么?

答 (1) 收集尿培养标本:做实验室检查。

(2) 协助诊断:测定膀胱容量、压力、残余尿,注入造影剂,确定有无膀胱损伤,探测尿道有无狭窄或梗阻。

(3) 治疗:解除尿潴留,持续引流尿液,膀胱内药物灌注等。

（4）禁忌证：急性尿道炎。

122 肾图检测的目的是什么?

答 目的是测定肾小管分泌功能和显示上尿路有无梗阻。

123 什么是尿流率测定?

答 尿流率测定是尿流动力学最基本的检查方法,尿流率是指单位时间内通过尿道排出的尿量。主要用于诊断下尿路是否存在梗阻。

124 尿流率测定的适应证有哪些?

答 前列腺增生、尿道狭窄、尿失禁、神经源性膀胱尿道功能障碍、夜尿增多、尿流中断、急性尿潴留、膀胱残余尿量增多、遗尿等。

125 泌尿系统疾病做 B 超检查有何意义?

答 泌尿系统 B 超检查方便、无创伤性,广泛用于泌尿外科疾病的筛选、诊断和随访。能较准确地鉴别实性肿物、囊性肿物、脂肪组织、结石和肾积水、测定残余尿、测量前列腺体积等;亦应用于检查阴囊肿块或实质性肿块。多普勒超声检查可显示血管内血流情况,确定动静脉走向,诊断肾血管疾病、睾丸扭转及肾移植排斥反应等。在超声引导下,可行穿刺、引流及活检等。

126 泌尿系统 B 超检查前有哪些要求?

答 泌尿系统 B 超检查包括双侧肾脏、肾上腺、输尿管、膀胱及前列腺。检查前应饮水 300～500 ml,最好 2～3 小时内不要排尿,使膀胱充盈,尿液成为天然的造影对比剂,以便超声波能清晰地分辨出膀胱内异常回声影。肾积水应测量肾实质厚度,下尿路梗阻者应测量膀胱残余尿量。

127 泌尿系统 X 线片(KUB)检查有何意义?

答 （1）观察肾脏的位置、轮廓、大小和形状。

（2）了解泌尿系统有无结石、钙化阴影,提示有无必要做进一步造影检查。

（3）观察腰大肌阴影、骨骼系统,如脊柱侧弯、肿瘤骨转移及脱钙等。

（4）侧位片有助于确定不透光阴影的来源。腰大肌的阴影消失,提示腹膜后炎症或肾周感染。

128　做 KUB 检查前应注意什么?

答 检查前 2～3 天不吃容易产气的食物,如豆类、红薯,检查日晨或检查前 1～2 小时缓慢散步,如患者长期便秘,检查前 1～2 天给予小剂量泻药,如仍不见效,检查前当日晨做清洁灌肠。

129　静脉尿路造影(IVU)有哪些适应证?

答 (1) 泌尿系疾病,如血尿、结核、结石、肿瘤及炎症等。

(2) 用于泌尿系手术的术前准备,了解肾盂肾盏的形态及对侧肾脏的功能。

(3) 所有腹部或后腹膜肿瘤,均有做静脉尿路造影的指征。

(4) 某些疾病伴有泌尿系统病变,如痛风、糖尿病、高钙血症、盆腔疾患、霍金淋巴瘤及淋巴肉瘤等可作此项检查。

(5) 疑有泌尿系结石,但腹部平片无阳性发现者,可做造影检查。

130　IVU 有哪些禁忌证?

答 (1) 对碘过敏者。

(2) 肾功能衰竭者。

(3) 肝功能严重障碍者,心功能不全者,全身极度衰弱者。

(4) 甲亢患者。

(5) 多发性骨髓瘤。

(6) 妊娠期间。

131　IVU 应做哪些检查前准备?

答 (1) 常规肠道准备:一般在造影前 3 天就应该禁食产气食物,如豆类、奶类、面食及糖类等,造影前一天晚上服用番泻叶或恒康正清,清洁肠道,当日早晨禁食,造影前 12 小时禁饮水,有助于增强显影浓度。

(2) 造影前排空小便,使膀胱空虚。

(3) 做好碘过敏试验。

132　什么是逆行肾盂造影?

答 逆行肾盂造影是指在膀胱镜的观察下,将输尿管导管插入输尿管并注入有机碘造影剂,能清晰显示肾盂、输尿管形态。本造影的优点是显影清楚,不受肾脏自然分泌功能影响,但由于该检查痛苦大,且容易发生逆行感染,故多作选择性应用。禁忌证为急性尿路感染及尿路狭窄。

133　临床上常见导尿管的种类有哪些?

答　(1)直橡胶或乳胶导尿管:一般用于单次导尿。

(2)弯头导尿管:专门用于直导尿管不易通过的男性尿道。

(3)自留导尿管:头端形状特殊,单一管腔,管腔大,适合做膀胱造瘘管和肾造瘘管。

(4)FOLY 导尿管:即气囊导尿管,分为二腔和三腔。在导尿管末端有一气囊,可以充气或注入液体,使其扩张起到固定作用,不易滑脱,常用于长期导尿患者。三腔气囊导尿管适用于经尿道前列腺电切术、经膀胱前列腺切除术,向气囊内注入无菌生理盐水起到压迫作用,导尿管其中一腔可以在术后做膀胱持续冲洗。

134　什么是气囊导尿管? 有什么用途?

答　导尿管头端有气囊结构,可以充气或注入液体使气囊膨胀,防止导尿管下滑到膀胱颈以下,用于需长时间留置导尿管患者,固定导尿管,防止脱落。

135　留置导尿管患者的护理要点有哪些?

答　(1)保持尿道口清洁:女性患者用消毒液棉球擦拭外阴及尿道口,男性患者用消毒液棉球擦拭尿道口、阴茎头、包皮,每天 1～2 次,排便后及时清洗肛门及会阴部皮肤。

(2)妥善固定导尿管,保持引流通畅,防止弯曲折叠,如有堵塞应及时告知医生处理。

(3)保持引流密闭性,保持尿管与引流袋连接处的清洁。集尿袋高于地面,定时更换,及时排空。

(4)观察尿液的颜色、性质和量,有异常及时报告医生。

(5)定期更换导尿管,更换频率通常根据导尿管的材质决定,一般为 1～4 周更换 1 次。

(6)患者下床活动时,引流管和集尿袋应安置妥当,不可高于耻骨联合并避免挤压,防止尿液逆流,导致感染的发生。

（7）如病情允许,应鼓励患者多饮水,勤换卧位,通过增加尿量,达到自然冲洗尿道的目的。

（8）训练膀胱反射功能,可采用间歇性夹管方法。夹闭导尿管,每 3～4 小时开放一次,使膀胱定时充盈和排空,促进膀胱功能的恢复。

136 什么是呼吸道异物?

答 呼吸道异物是指喉、气管和支气管异物,是耳鼻咽喉科常见急症之一。多发生于儿童,尤以 1～5 岁为多见,3 岁以下者较多。

137 呼吸道异物常见原因有哪些?

答（1）儿童特别喜欢将物体或玩具放到口中尝试,当跌倒、突然啼哭或欢笑时,常导致异物吸入下呼吸道。此外,喂食不恰当食物(瓜子、花生及豆类等),或在喂食时逗弄、打骂、惊吓孩子,可致食物吸入下呼吸道。

（2）异物本身表面光滑,体积小,质地轻,或者物体末端圆细,容易吸入下呼吸道。

（3）不适合的抢救:用手指或借助其他东西伸入口内或咽部企图挖出异物,或钳取鼻腔异物不得法,可促使其被吸入下呼吸道。

（4）昏迷、麻醉、酒醉时义齿或松动的牙齿可成为异物。睡眠时因吞咽功能不全,可将异物吸入呼吸道。

138 呼吸道异物有哪些临床表现?

答（1）喉异物:当异物进入喉内时,因反射性喉(声带)痉挛而引起吸气性呼吸困难及刺激性剧咳,咽下疼痛或咽下困难,可伴有声音嘶哑或双手握颈部示意异物嵌顿。

（2）气管异物:异物经过声门进入气管,可立即引起剧烈呛咳、憋气甚至窒息。

（3）支气管异物:早期症状与气管异物相似,异物进入分支支气管后,停留在支气管内,刺激较少,咳嗽相对较轻。一侧支气管异物多无明显呼吸困难;双侧支气管异物可出现呼吸困难,并发肺气肿、肺不张、肺炎等。

139 如何预防呼吸道异物?

答（1）家长应管理好孩子的玩具及食物,教育幼儿不要将细小物件放入口内。

（2）幼儿吃东西时应注意力集中、细嚼慢咽,避免在嬉笑、哭闹、追逐下进食,6岁内不宜吃花生、瓜子、豆类及果冻等食物。

（3）教育幼儿不要养成口中含物的习惯,如口内有异物,不能强行从口内挖出,应诱导其自行吐出。

（4）加强对昏迷、酒醉及全身麻醉患者的护理,防止呕吐物吸入下呼吸道,卧床患者活动的义齿在不使用时应取下。

140 什么是海姆立克急救法?

答 海姆立克急救法是应用于喉、气管异物的一种常见急救方法。

（1）应用于成人:抢救者站在患者背后,用两手臂环绕患者的腰部,一手握拳,将拳头的拇指一侧放在患者胸廓上和脐上的腹部,用另一手抓住拳头,快速向上重击压迫患者的腹部,重复以上手法直到异物排出。

（2）应用于婴幼儿:①使患儿平卧,面部向上,躺在坚硬的地面或床板上,抢救者跪下或立于其足侧。②取坐位,使患儿骑在抢救者的两大腿上,面部朝前。抢救者以两手的中指或示指,放在患儿胸廓下和脐上的腹部,快速向上重击压迫,使异物排出。

141 什么是喉梗阻?

答 喉部或其邻近组织的病变,使喉部通道(特别是声门处)发生狭窄或阻塞,引起呼吸困难,称喉阻塞,亦称喉梗阻。它不是一种独立的疾病,而是一个症状。

142 喉梗阻的常见原因有哪些?

答 喉部急性炎性疾病、喉外伤、喉水肿、喉痉挛、喉肿瘤、先天性喉畸形及声带麻痹等。

143 喉梗阻时呼吸困难如何分度?

答 一度:安静时无呼吸困难表现,活动或哭闹时有轻度呼吸困难。稍有吸气性喘鸣及吸气性胸廓周围软组织凹陷。

二度:安静时也有轻度吸气性呼吸困难,吸气性喘鸣和吸气性胸廓周围软组织凹陷。活动时上述症状加重,但饮食、睡眠好,无烦躁不安表现,脉搏尚正常。

三度:吸气性呼吸困难明显,喘鸣声较响,胸骨上窝、锁骨上窝等处软组织凹陷显著。出现烦躁不安、不易入睡、不愿进食等现象。

四度：患者有更为严重的三度呼吸困难症状，并伴随意识改变，表现为坐卧不安、手足乱动、出冷汗、面色苍白或发绀等明显缺氧征象，甚至昏迷、大小便失禁、窒息以至呼吸心跳停止。

144 急性中耳炎局部症状有哪些？

答 （1）耳痛：常为深部胀痛或搏动性跳痛，疼痛可向咽部或同侧颞顶部放射。严重者可伴有耳后压痛感，流脓后耳痛即缓解。

（2）听力障碍可伴耳鸣。

（3）鼓膜穿孔后出现耳流脓。

（4）检查可见鼓膜紧张部穿孔，分泌物可呈闪光样搏动涌出。

145 为什么得了中耳炎需要将药液从鼻腔滴入？

答 人的耳、鼻、咽、喉各器官从表面上看并不相通，但实际上，它们都是以咽部为中心彼此相通的。咽鼓管（又叫耳咽管）是沟通鼓室与鼻咽部的通道，一端开口于鼓室，另一端开口于鼻咽部的侧壁。婴幼儿、儿童是中耳炎的高发人群，因为婴幼儿的咽鼓管较短、宽而平直，通过擤鼻涕感染中耳炎的机会更多。此外，当发生急性上呼吸道感染时，如急性鼻炎、急性鼻咽炎及急性扁桃体炎等，炎症向咽鼓管蔓延，咽鼓管黏膜发生充血、肿胀、纤毛运动障碍，局部免疫力下降，致病菌趁虚侵入中耳。中耳炎患者使用将药液从鼻腔滴入，可减轻鼻黏膜肿胀，有利于恢复咽鼓管的功能。

146 如何预防中耳炎？

答 （1）加强锻炼，增强体质，预防和治疗上呼吸道感染及鼻咽部疾病。

（2）鼓膜穿孔及鼓室置管者，禁止游泳，洗浴时防止污水流入耳内。

（3）采取正确的哺乳方法及哺乳姿势，避免婴儿溢奶、呛咳。

（4）避免不恰当擤鼻或咽鼓管吹张，采取正确的滴鼻、耳方法。

147 耳滴药的目的及适应证是什么？

答 （1）软化耵聍，利于清除。

（2）治疗外耳道及中耳疾病，如外耳道炎、中耳炎等。

（3）杀死外耳道昆虫类异物，使之易于取出。

148 耳滴药的注意事项有哪些?

答 (1)滴药前应彻底清洗干净外耳道脓液,取侧卧位或坐位,患耳向上。

(2)将耳廓向后、上、外(婴儿向后、下)方向牵拉,拉直外耳道。将药液滴入耳内 3～5 滴,保持体位 10 分钟(如为软化耵聍,滴入药液应灌满外耳道,保持体位 30 分钟)。

(3)滴入药液温度以接近体温为宜,不可过冷或过热,以免刺激内耳迷路,引起眩晕、恶心及呕吐等不适。

(4)滴药时滴瓶不可接触外耳道壁及耳廓,以免污染药液。

149 什么是耳廓假性囊肿?

答 耳廓假性囊肿指耳廓软骨夹层内的非化脓性浆液性囊肿。多发生于一侧耳廓的外侧前面上半部,内有浆液性渗出液,形成囊肿样隆起。

150 耳廓假性囊肿术后为什么要加压包扎?

答 防止出血,减少渗出,促进创面愈合(皮肤与耳软骨紧密贴合)。

151 什么是眩晕?

答 眩晕是平衡障碍的一种主观感觉的症状,感觉自身或外界景物发生运动,患者无意识障碍,神志始终清楚,只感到周围景物向一定方向旋转,常伴平衡失调、头重脚轻、眼球震颤、呕吐及面色苍白等症状。

152 眩晕对机体有什么影响?

答 (1)易引起外伤。

(2)对听力有影响:如耳鸣、听力障碍等。

(3)易引起呕吐。

(4)心理影响:紧张、焦虑、烦躁及恐惧等。

153 发生眩晕怎么办?

答 (1)急性发作时,应绝对卧床休息,房间应安静、昏暗,避免头部活动,减少陪伴及探视人员。

(2)眩晕时常让人感到恐惧,应给予心理支持,减轻患者恐惧、忧郁的情绪。

（3）明确引起眩晕的疾病,针对疾病进行治疗。

154 什么是耳鸣?

答 耳鸣为无相应的外界声源或电刺激,而主观上在耳内或者颅内有声音的感觉。耳鸣是一组症状(如:机械轰鸣声、鸟叫声等)而非一种疾病,耳鸣常为许多疾病的伴发症状,也是一些严重疾病(听神经瘤)的首发症状,常与听觉疾病同时存在,如耳聋及眩晕,且表现为首发症状,故临床上应加以重视。

155 耳鸣给人带来哪些影响?

答 家庭、婚姻、职业、意外事件等方面的精神压力可导致耳鸣发生,而耳鸣可使人过分忧虑,出现烦躁、情绪波动、忧郁等心理障碍,心理障碍又加重耳鸣,从而互相影响,出现恶性循环。疲劳时耳鸣加重,心情愉快可使耳鸣减轻,大部分人卧位时耳鸣会加重,女性经期可使耳鸣加重,奶酪类、巧克力、含咖啡因的饮料、酒精、烟草也可加重耳鸣,噪声的暴露可致原有的耳鸣加重,但也可使耳鸣减轻或缓解(故可采用掩蔽声治疗耳鸣)。

156 出现耳鸣怎么办?

答 （1）提供安静、舒适的休息环境,保证充足睡眠。

（2）通过听音乐、散步、看报等改变不良生活习惯、调整心态,从而缓解耳鸣症状。

（3）了解耳鸣的发生原因、性质及持续时间、规律、有无伴随症状等,为治疗用药提供依据。

157 什么是阻塞性睡眠呼吸暂停低通气综合征(OSAHS)?

答 OSAHS是指睡眠时上气道塌陷阻塞引起的呼吸暂停和通气不足,伴有打鼾、睡眠结构紊乱、频繁发生血氧饱和度下降、白天嗜睡等病症。呼吸暂停是指睡眠过程中口鼻气流停止≥10秒,在7小时的夜间睡眠期内,至少有5次以上呼吸暂停发作。低通气(通气不足)是指睡眠过程中呼吸气流强度较基础水平降低50%以上,并伴动脉血氧饱和度下降≥4%。打鼾是OSAHS突出的症状。

158 OSAHS的病因有哪些?

答 （1）鼻腔阻塞:鼻中隔偏曲、鼻息肉、鼻腔鼻窦肿瘤及鼻腔异物等。

（2）鼻咽部病变：腺样体肥大、鼻咽纤维血管瘤等。

（3）咽部病变：扁桃体肥大、咽部畸形、咽部肿瘤及咽淋巴组织弥漫性肿大等。

（4）舌部因素：舌肿瘤、巨舌症及舌根后坠等。

（5）其他：喉部病变、某些先天性颌面部发育畸形、全身性疾病、女性绝经期后的内分泌紊乱以及肥胖等。

159 为什么肥胖者易发生 OSAHS?

答（1）肥胖者舌体肥厚，且软腭、悬雍垂和咽壁有过多的脂肪沉积，易致气道阻塞。

（2）腹腔脂肪增多导致其容量增加，使横膈升高，腹式呼吸减弱，又因脂肪沉积在膈肌和肋间肌，降低了呼吸动作的力度。

（3）咽腔开放程度与肺的体积变化有关，肥胖者能明显减少肺体积，从而产生肥胖性肺换气不足综合征。

160 OSAHS 对人有哪些影响?

答（1）白天症状有头痛、困倦、容易疲劳、嗜睡（吃饭、看书、看电视、开汽车时常打瞌睡），情绪紊乱、性格怪僻、行为怪异，思想不易集中、记忆力衰退、分析判断能力下降及工作效率减退等。

（2）夜间症状有大声打鼾、呼吸暂停、张口呼吸、不能安静入睡、容易从噩梦惊醒。为了拮抗呼吸暂停，患者可有时乱动、挣扎，甚至坐起或站立，使患者和家属有恐惧感。

（3）OSAHS 可影响患儿生长发育，引起"腺样体面容"。

第二章

胃肠、直肠肛管外科疾病问答

（161～264 问）

病例 1(161～174 问)：胃窦癌(胃大部根治毕Ⅱ式吻合术)

简要病情 男性，76 岁。中上腹不适 1 个月，伴恶心、呕吐，呕吐物为酸臭胃内容物，2～3 次/天。无呕血、黑便，肛门有排气排便。外院予以抑酸、抗炎等对症治疗，症状未好转。来院后行胃镜检查提示"胃窦癌，胃潴留"，入院治疗。查体：体温(T)36.5℃，脉搏(P)82 次/分，呼吸(R)20 次/分，血压(BP)145/75 mmHg。既往史：患者有高血压病史 5 年，口服氯沙坦钾片 1 片/次，1 次/天，血压控制在 135/80 mmHg 左右。

辅助检查 血常规检查提示红细胞计数 $3.69×10^{12}$/L，血红蛋白 100 g/L，血小板计数 $352×10^9$/L，白细胞计数 $8.7×10^9$/L。胃镜检查提示胃窦癌伴胃潴留。CT 检查提示胃窦部胃壁增厚、胃癌可能。

入院诊断 胃窦癌，幽门梗阻。

目前治疗要点 入院后予禁食，补液支持治疗，持续胃肠减压，完善各项术前检查。限期行胃癌根治毕Ⅱ式吻合术。

161 什么是幽门梗阻？

答 幽门梗阻指的是胃的幽门部因溃疡或癌瘤等病变所导致的食物和胃液通过障碍，可分为完全性梗阻和不完全性梗阻两大类。幽门梗阻主要表现为上腹部胀痛与反复发作的呕吐，尤其是在饭后更明显，多发生在下午或晚间，可以吐出隔夜的食物残渣，有酸腐味，一般无胆汁，呕吐量大，呕吐后自觉胃部饱胀改善，但这些症状可以反复出现,严重者可引起水电解质和酸碱平衡紊乱,乃至代谢性碱中毒。

162 哪些因素会导致胃癌发病?

答 (1) 地域环境。我国西北与东部沿海地区胃癌的发病率明显高于南方地区。

(2) 饮食生活。长期食用腌制、熏、烤食品者胃癌的发病率高,吸烟者的胃癌发病风险较不吸烟者高 50%。

(3) 幽门螺杆菌感染。引发胃癌的主要因素。

(4) 癌前疾病和癌前病变。癌前疾病:慢性萎缩性胃炎、胃息肉、胃溃疡及残胃炎等。癌前病变:胃黏膜上皮细胞的不典型性增生属于癌前病变,可分为轻、中、重 3 度,重度不典型性增生易发展成胃癌。

(5) 遗传因素。胃癌有明显的家族聚集倾向。

163 胃癌有哪些临床表现?

答 早期胃癌患者多数无明显症状,疼痛伴体重减轻是进展期胃癌最常见的临床症状。患者常有上腹部饱胀不适、隐痛或疼痛规律发生改变、食欲下降、反酸、嗳气、乏力及不明原因的消瘦。除以上这些基本症状,根据肿瘤部位不同,胃癌也可有不同的表现:胃底贲门癌可有胸骨疼痛和进行性吞咽困难,幽门胃癌有幽门梗阻表现,肿瘤破坏血管后可有呕血、黑便等消化道出血症状,腹部持续疼痛常提示肿瘤已经穿透浆膜层,肿瘤扩散至盆腔,可引起卵巢肿块。此外,晚期胃癌还可以出现锁骨上淋巴结肿大、腹水、贫血、消瘦及恶病质表现。

164 患者入院后行纤维胃镜检查,检查前后的护理措施有哪些?

答 (1) 告知患者检查目的和配合方法,取得合作。

(2) 肝炎患者和非肝炎患者胃镜检查要分开,所以检查前要检验患者血清乙肝表面抗原及血清丙氨酸氨基转移酶(ALT)情况。

(3) 为清楚了解消化道黏膜及其病变情况,检查前 3 天进易消化饮食,术前晚 22 时起禁食,检查当日清晨 5 时后禁饮、禁服药物。

(4) 检查前告知医生有无既往史和有无药物过敏史,并于检查前取下活动义齿,检查前 15 分钟使用消泡剂并作咽部麻醉。

165 胃癌的转移方式有哪些?

答 转移方式有直接浸润、淋巴转移、血行转移、腹腔种植转移四种,其中淋巴转移是最主要的转移方式。

166 什么是毕Ⅰ式吻合术?

答 即胃大部切除-胃十二指肠吻合术,行远端胃大部切除后将残胃与十二指肠吻合。毕Ⅰ式吻合多用于胃溃疡患者,其优点是:①方法简单,符合生理。②能减少或避免胆汁、胰液反流入残胃,从而减少了残胃炎、残胃癌的发生。③胆囊收缩素分泌细胞主要位于十二指肠内,毕Ⅰ式吻合术后食物经过十二指肠,能有效地刺激胆囊收缩素细胞分泌胆囊收缩素,降低了手术后胆囊炎、胆囊结石的发病率。

167 什么是毕Ⅱ式吻合术?

答 手术行根治性远端胃大部切除术后,残胃和近端空肠端侧吻合,十二指肠残端关闭。毕Ⅱ式吻合术的优点是即使胃切除较多,胃空肠张力也不会过大,适用于胃癌和胃溃疡的手术治疗。但这种吻合方式改变了正常解剖生理关系,胆胰液流经胃肠吻合口,术后并发症较毕Ⅰ式多。

168 胃癌的治疗方法有哪些?

答 早期发现、早期诊断和早期治疗是提高胃癌疗效的关键。外科手术是治疗胃癌的主要手段,也是目前能治愈胃癌的唯一方法。对中晚期胃癌,积极辅以化学治疗、放射治疗及免疫治疗等综合治疗以提高疗效。

169 胃癌手术前护理有哪些?

答 (1)术前准备:协助完成相关检查,如血常规、肝肾功能及电解质、凝血试验、心电图、胸部 CT、腹部增强 CT 等,并遵医嘱备血。

(2)心理护理:护士要经常关心患者,主动和患者沟通,告知手术的必要性和注意事项,缓解患者焦虑的心情,积极配合治疗。

(3)生活护理:皮肤准备。术前 1 天沐浴,更换清洁衣物,训练床上大小便、翻身、深呼吸,预防术后并发症。

(4)营养支持:胃癌,尤其是有梗阻和出血的患者往往会有食欲减退、恶心、呕吐等营养不良的情况,对于不能进食的患者需要进行肠外营养支持,改善患者营养状况,提高手术耐受性。

(5)胃肠道准备:有幽门梗阻的患者需禁食、禁水、胃肠减压,并在术前3天起每日用3%的温盐水洗胃,以洗净胃内食物残渣、减轻胃黏膜水肿。一般情况无梗阻的患者术前1天进流食,术前遵医嘱禁食、禁水。

170 胃癌根治术的手术室护理要点有哪些?

答 (1)术前一日访视患者,了解病情。

(2)术中注意隐私保护,患者入室后脱去病服时应加以遮盖。手术开始前手术区域也应加以覆盖,不应在患者面前谈及与癌症相关话题。

(3)体位摆放正确舒适,充分暴露手术野。

(4)手术切皮前,再次核对患者基本信息和手术部位标识。

(5)术中密切观察患者生命体征变化。

(6)严格执行无菌操作和无瘤技术操作。术中接触肿瘤的器械和被消化道分泌液污染的纱巾等物品均应及时更换,切口周围用治疗巾隔离,关闭腹腔前,手术人员必须更换手套。

(7)腹腔冲洗用45℃灭菌注射用水(蒸馏水),促进肿瘤细胞灭活,防止肿瘤细胞种植。

(8)术中密切观察术野,积极主动配合,正确传递器械并检查器械的完整性,防止术中脱落遗留在体腔。

(9)清扫的淋巴结依次标明放入标本袋并妥善保管。

171 胃癌术后护理有哪些?

答 (1)病情观察:密切观察血压、脉搏及呼吸,正确记录24小时出入量。

(2)体位:术后取半卧位,血压平稳后取低半卧位,可减轻腹部切口张力,减轻疼痛,有利于循环和呼吸。在病情允许的情况下鼓励患者早期床上活动。

(3)遵医嘱予鼻导管吸氧3 L/min,观察患者呼吸频率、深度和血氧饱和度情况。

(4)保持各引流管连接正确和通畅,固定牢固,各类导管标识清楚。翻身时注意导管的通畅,勿折叠、扭曲、受压。

(5)密切观察切口有无渗血、渗液,观察和记录各引流液的颜色、性质及量。

(6)术后因禁食、胃肠减压,需加强口腔护理。留置导尿期间做好会阴护理。

(7) 根据患者的实际情况实施个性化的护理干预。

172 胃癌术后可能出现的并发症有哪些?

答 (1) 术后胃出血:一般术后 24 小时内可出现少量渗血,颜色呈暗红色或咖啡色,一般量在 100～300 ml,若短期引流管里出现大量鲜红色的血液,应警惕术后出血,应立即报告医生,根据医嘱采取有效的止血措施,做好再次手术的准备。

(2) 十二指肠残端破裂:是毕Ⅱ式胃大部切除术后早期严重并发症,多发生在术后 24～48 小时,患者出现突发性上腹部剧痛、发热和腹膜刺激征,白细胞计数增加,腹腔穿刺可抽得胆汁样液体。

(3) 吻合口破裂或吻合口瘘:是胃癌术后严重的并发症之一,多发生在术后 1 周内。患者出现高热、脉速等全身中毒症状,腹膜炎及腹腔引流管引流出含肠内容物的浑浊液体。如发生较晚,多形成局部脓肿或外瘘。

(4) 胃排空障碍:也称胃瘫。常发生在术后 4～10 日,患者出现上腹饱胀、钝痛和呕吐,呕吐含胆汁的胃内容物。消化道 X 线造影可见残胃扩张、无张力、蠕动波少而弱,造影剂通过胃肠吻合口不畅。

(5) 术后梗阻:根据梗阻部位可分为输入袢梗阻、输出袢梗阻和吻合口梗阻,前两者见于毕Ⅱ式胃大部切除术后。①输入袢梗阻。急性完全性输入袢梗阻:突起上腹部剧烈疼痛,频繁呕吐,量少,多不含胆汁,呕吐后症状不缓解,且上腹有压痛性肿块。病情进展快,不久即出现烦躁、脉速、血压下降等休克表现。应紧急手术治疗;慢性不完全性输入袢梗阻:进食后出现上腹胀痛或绞痛,随即突然喷射性呕吐出大量不含食物的胆汁,呕吐后症状缓解。由于消化液滞留在输入袢内,进食后消化液分泌明显增加,输入袢内压力增高,刺激肠管发生强烈的收缩,引起喷射样呕吐,也称"输入袢综合征"。②输出袢梗阻:上腹饱胀,严重者呕吐出食物和胆汁。③吻合口梗阻:进食后出现上腹饱胀感和溢出性呕吐;呕吐物含或不含胆汁。X 线钡餐检查可见造影剂完全停留在胃内。

(6) 倾倒综合征:分为早期和晚期。早期多发生在进食后半小时内,表现为心悸、心动过速、出汗、面色苍白及胃肠道症状,如上腹部饱胀不适、恶心及呕吐等。晚期发生在餐后 2～4 小时,表现为头晕、心慌及出冷汗等低血糖症状。早期的处理为调整饮食,进餐后平卧 10～20 分钟;晚期出现症状时进食糖类即可缓解。

173 胃癌术后饮食指导尤为重要,那么怎样做好术后的饮食指导?

答 胃大部切除患者术后禁食、禁饮、胃肠减压,等肛门排气后可拔除胃管,当日可给予少量温开水,每次 4～5 汤匙,2 小时 1 次。若无不适反应,次日可进少量流质饮食,每次 50～80 ml,2 小时 1 次。第 3 天可以流质饮食加量,每次 100～150 ml。若无不适,第 4 天可进稀饭、蛋汤等半流质饮食。第 10～14 天可进软食。刚开始每天 5～6 餐,以后逐渐减少进餐次数,增加进餐量,一般需 6～12 个月才能恢复正常的 3 餐饮食。全胃切除的患者经口进食往往需延迟到术后第 8 天。术后第 8 天先给少量饮水,若无不适反应,第 9 天可进少量流质饮食,如米汤、面汤等,每次 50～100 ml,2 小时 1 次。若无不适,3 天后改为半流质饮食,如稀饭、蒸鸡蛋等,每天 5～6 次。若无不适,2 周后逐步过渡到软食。注意少量多餐,忌暴饮暴食。

174 胃癌的术后出院指导有哪些?

答 (1) 生活要有规律,保持心情舒畅,适当进行锻炼,避免劳累。

(2) 饮食指导:饮食规律,避免暴饮暴食,术后 1 个月内每日 5～6 餐,为高营养、易消化、无刺激性、少渣软食,以后逐渐适应正常进餐。饮食宜低碳水化合物、高蛋白,忌食生硬、油炸、浓茶、烟酒及糯米等食物,尤其应避免过甜、过浓的流质食物,进食后平卧 10～20 分钟,餐时限制饮水、喝汤。

(3) 自我监测:进食后出现腹痛、腹胀及呕吐等不适,或出现黑便、血便时及时就诊。如无不适,也要定期复诊。

病例 2(175～184 问):结肠癌(右半结肠癌切除术)

简要病情 男性,66 岁。因腹部不适、右下腹疼痛、腹部肿块、大便习惯改变 4 个月余来院诊治。排便次数改变,由每日 1 次成形大便变为每日 4～6 次黄色稀便,无便血,无排便不尽和肛门下坠感。继而出现大便次数变少的便秘症状,发病后体重减轻 5 kg 左右。无家族疾病史。体格检查:T 36.7℃,P 84 次/分,R 18 次/分,BP 140/90 mmHg,体重 65 kg,身高 175 cm。贫血貌,右下腹可扪及一 4 cm×5 cm 肿块,中等硬度,表面光滑。既往有吸烟史 40 年。

辅助检查 血常规检查提示血红蛋白70 g/L。肠镜检查提示升结肠有一菜花样肿块,占肠腔1周。

入院诊断 右半结肠癌。

目前治疗要点 入院后给予补液支持治疗,完善相关术前检查,限期在全麻下行右半结肠癌根治切除术。

175 什么是结肠癌?

答 结肠癌是常见的发生于结肠部位的消化道恶性肿瘤,以40~55岁年龄组发病率最高,男女之比为2~3∶1,发病率占胃肠道肿瘤的第3位。结肠癌主要为腺癌、黏液腺癌及未分化癌。

176 哪些因素与结肠癌发病有关?

答 (1)高蛋白质、高脂肪及低纤维素饮食可导致致癌物质产生。

(2)吸烟:长期吸烟患者容易患病。

(3)遗传因素方面:家族性多发息肉病等发生的概率远高于正常人。

(4)血吸虫感染也是结肠癌诱发因素之一。

177 结肠癌有哪些临床表现?

答 (1)排便习惯改变与粪便性状改变:常为首先出现的症状,多表现为大便次数增多,大便不成形或稀便、腹泻、便秘、便中带血。当出现部分梗阻时,可出现腹泻和便秘交替的现象。由于肿瘤表面常发生溃疡、出血及感染,常表现为血性、脓性或黏液性。

(2)腹痛:常为腹部定位不准的隐痛不适,出现肠梗阻时则腹痛加重或为阵发性绞痛。

(3)腹部肿块:肿块质硬,形状不规则,表面呈结节状。早期有一定的活动度,当肿瘤穿透肠壁伴有继发感染时可表现为固定压痛的肿块。

(4)肠梗阻症状:多为晚期症状。早期出现腹部不适、隐痛和排气不畅的感觉,晚期逐渐出现低位性肠梗阻症状。结肠完全性梗阻时,易形成闭袢性肠梗阻,造成结肠极度扩张,甚至肠壁坏死和穿孔,出现腹膜炎症状和体征。

(5)全身表现:患者因有慢性失血、癌肿破溃、感染及毒素吸收等,可出现贫血、消瘦、水肿、乏力和恶病质等表现。

(6)其他表现:晚期出现肝大、腹水及直肠前凹肿块等。

178 怎么定义右半结肠癌与左半结肠癌?

答 右半结肠癌:右半结肠包括盲肠、升结肠、结肠肝曲和部分横结肠,这些肠管发生的肿瘤称为右半结肠癌。

左半结肠癌:左半结肠从横结肠中部开始,包括结肠脾曲、降结肠和乙状结肠,这些肠管发生的肿瘤称为左半结肠癌。癌肿的好发部位依次为乙状结肠、盲肠、升结肠、降结肠和横结肠。

179 右半结肠与左半结肠临床表现的不同之处有哪些?

答 (1)右半结肠肠腔较大,癌肿多呈肿块型,突出于肠腔,粪便稀薄,出现腹泻、便秘交替等。临床特点是贫血、腹部包块、消瘦乏力,腹痛多为隐痛,但肠梗阻症状不明显。

(2)左半结肠肠腔相对较小,癌肿多倾向于浸润型生长引起环状缩窄,且粪便已经充分吸收成形,临床上以肠梗阻症状较多见,腹痛多为胀痛。肿瘤破溃时,可有便血或脓液。

180 结肠癌术前为什么要进行肠道准备?

答 肠道准备是为了清洁肠道,排空肠内容物,减少肠腔内细菌的含量,减少切口感染、吻合口瘘的发生。

181 如何做好肠道准备?

答 手术前 3 日进少渣半流质饮食,手术前 2 日起进流质饮食,以减少粪便的产生。术前 12 小时禁食,6～8 小时禁水。手术前 1 日口服肠道抗生素(庆大霉素、甲硝唑),同时补充维生素 K。手术前 1 日口服缓泻剂,如复方聚乙二醇电解质散溶液,也可给患者番泻叶 6 g 代茶饮,以排出肠道内积存的粪便。手术前 1 日晚及手术日晨清洁灌肠,灌肠时选用合适的灌肠管,操作时动作轻柔,禁用高压灌肠,以防刺激肿瘤导致癌细胞扩散。若患者有慢性肠梗阻症状,应适当延长肠道准备的时间。还有口服甘露醇肠道准备法,较简便,对患者影响较小,但因甘露醇在肠道内可被细菌酵解,产生易爆气体,手术中使用电刀时应注意。对于年老体弱、心肾功能不全者禁用。

182 右半结肠切除术的手术室护理要点有哪些?

答 (1) 手术前 1 日访视患者,了解病情。

(2) 术中注意隐私保护,患者入室后脱去病服时应加以遮盖。手术开始前手术区域也应加以覆盖,不应在患者面前谈及与癌症相关的话题。

(3) 体位摆放正确舒适,充分暴露手术野。

(4) 手术切皮前,再次核对患者基本信息和手术部位标识。

(5) 术中密切观察患者生命体征的变化。

(6) 手术中巡回护士记录腹腔引流物的性质、颜色和量,及时向医生汇报。

(7) 切除肠管过程中,洗手护士关注手术人员隔离技术,已经污染的器械和敷料要及时更换。

(8) 凡是与肠腔接触过的器械一律放在弯盘内,防止污染手术区。

183 结肠癌术后并发症有哪些?

答 (1) 吻合口瘘:为最严重的并发症,一般发生于手术后 5～7 天,表现为发热、心率增快、全身乏力等症状。局限性瘘可合并引流管粪液流出等症状,扩散性瘘除上述症状可出现腹膜刺激征。一旦出现应立即禁食、胃肠减压、给予抗生素治疗,做好急诊手术准备。

(2) 腹腔出血:一般在手术后 24 小时内发生,应密切观察生命体征,有无血压下降等早期休克表现,保持引流管的通畅,观察引流液的颜色、性质、量,如果短期内引流血性液超过 200 ml 提示有活动性出血,应及时报告医生。

(3) 输尿管的损伤:观察留置导尿管里尿液的颜色、性质、量,以及腹腔引流管内有无尿液渗出,做好会阴护理,预防泌尿系统感染。

(4) 造口坏死:及时观察造口的血运及排便排气情况,有异常及时处理。

184 结肠癌患者的出院后饮食指导有哪些?

答 (1) 膳食均衡,荤素搭配:多吃含膳食纤维丰富的蔬菜如芹菜、韭菜及白菜等,这些含膳食纤维丰富的蔬菜可刺激肠蠕动,增加排便次数,从粪便中带走致癌物及有毒物质。

(2) 健康烹饪,减少油脂的摄取,避免高脂肪膳食:无论是动物性脂肪还是植物性油脂,都尽可能减少摄入。过多的油脂,尤其是动物性脂肪可在小肠内刺激胆酸分泌。肠内胆酸量过高时,易变成致癌物,诱发结肠癌。

（3）不吃咸肉、火腿、香肠及烟熏食物。

（4）注意水分补充,防止大便干结。

（5）避免摄入刺激性强的食物,如生冷、辛辣、强酸食物,避免刺激肠道。

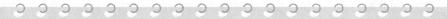

病例 3（185～198 问）：直肠癌（直肠癌经腹会阴联合切除术）

简要病情　女性,45 岁。主诉大便性状改变,黏液血便 3 月余。近 1 月出现便意频繁,便不尽感,于门诊就诊。直肠指诊提示距肛缘 4 cm 直肠前壁可扪及高低不平的质硬肿块,肠腔狭窄,指套退出时染有血迹及黏液。肠镜检查提示：距肛缘 4 cm 处可见一 2.5 cm×4 cm 环形溃疡,占肠腔 3/4 周,取 3 块组织行病理活检。病理检查结果：直肠低分化腺癌。体格检查：T 36.8℃,P 78 次/分,R 18 次/分,BP 120/70 mmHg,身高 160 cm,体重 52 kg。发病以来体重减轻 6 kg,既往身体健康,无家族史。

辅助检查　入院后行胸部 CT、腹部 B 超、心电图检查,结果均正常。

入院诊断　直肠癌。

目前治疗要点　执行术前准备,在全麻下行直肠癌经腹会阴联合切除术（Miles 术）。

185　什么是直肠癌?

答 直肠癌是指从齿状线至直肠、乙状结肠交界处之间的癌,是消化道常见的恶性肿瘤之一。直肠癌位置低,容易被直肠指检及乙状结肠镜检查诊断。我国直肠癌发病年龄在 45 岁左右,青年人发病有上升趋势。

186　直肠癌的临床表现有哪些?

答 直肠癌早期常无明显症状,仅有少量便血及大便习惯改变,患者往往不会察觉。当肿瘤生长到一定程度,会有大便次数增多、里急后重、大便带血或脓血便,后期则有排便梗阻、极度消瘦等表现。当肿瘤侵犯膀胱、尿道及阴道等周围器官时会出现尿路刺激征、会阴部疼痛、下肢水肿等。

187 直肠癌经腹会阴联合切除术的手术室护理要点有哪些?

答 (1)术前一日访视患者,了解患者病情及基本身体状况。

(2)患者入室后要注意隐私保护,脱去病服时应有棉被遮盖,手术开始前手术区域也应加以覆盖,不应在患者面前谈及与癌症相关的话题。

(3)摆放截石位时,由于术者站在患者右侧,故要使患者右侧下肢低于左侧下肢,便于医生操作。肩部和腘窝处加软垫,注意平整无皱褶,防止局部组织的压伤。大腿与小腿纵轴角度应≥90°,过小会使腘窝受压,引起小腿血液循环障碍,导致静脉血栓。双下肢之间的角度应≤90°,过大易压迫腓骨小头,引起腓总神经损伤,导致足下垂。

(4)手术切皮前,再次核对患者基本信息和手术部位标识。

(5)术中密切观察患者生命体征的变化。

(6)术中手术人员应避免压迫患者肢体,造成局部组织损伤。

(7)直肠韧带组织较厚,应及时清洁超声刀头黏附的碳化污物,使超声刀保持良好状态,达到有效切割和止血的作用,利于术者操作。

(8)术中注意无菌技术操作,严格区分腹腔操作器械与肛门操作器械,不可混淆。接触过肠腔的手术器械不可再用于其他部位。

(9)术中注意无瘤技术操作,接触过肿瘤的器械应用灭菌注射用水浸泡或更换。

188 直肠癌术后如何做好留置导尿管护理?

答 直肠癌根治术后,导尿管一般放置1~2周,比胃肠道其他手术放置时间要长。在此期间要保持导管通畅,防止扭曲,观察尿液情况,并做好记录。每日做好尿道口护理,防止泌尿系统感染。拔管前必须先行夹管,每4~6小时或患者有尿意时开放,训练膀胱功能,防止排尿功能障碍。

189 如何指导患者进行盆底肌的训练?

答 具体方法为:患者可取坐位、站立位或平卧位,放松大腿、臀部和腹部肌肉。在同一时间收缩肛门、阴道、尿道周围,令盆底肌肉向上、向内收缩,维持收缩5~10秒,然后放松10秒,此过程称为1次盆底肌训练。每做10次称为1回,每天训练至少5回。注意做盆底肌训练时,动作要正确到位,呼吸要维持正常,不应闭气。肛门功能的恢复需要较长期的康复训练。

190 造口出血的并发症如何处理?

答 造口出血多发生在术后 72 小时内,多数是肠造口黏膜与皮肤连接处的毛细血管及小静脉出血,或造口袋内见较多的鲜红色血性液体。少量渗血时,用棉球和纱布稍加压迫即可止血。若出血较多、较频,可以用 1‰肾上腺素溶液浸湿的纱布压迫;更多的出血则可能需要拆开 1~2 针黏膜皮肤缝线,寻找出血点加以钳扎,彻底止血。

191 造口缺血坏死如何处理?

答 造口缺血坏死是肠造口术后最严重的并发症,多发生在术后 24~48 小时。正常黏膜颜色为牛肉红或粉红色,紫红色提示有早期缺血,深棕色至黑色提示有严重的缺血,此时需解除所有压迫造口的物品,用呋喃西林溶液或生理盐水冲洗造口,每天 3~4 次,每次 30 分钟,照射后用生理盐水溶液持续湿敷。如果短期内造口全变黑,应立即报告医生,行急诊手术切除坏死肠段,重做肠造口。

192 造口皮肤黏膜分离怎么处理?

答 造口皮肤黏膜分离表现为造口黏膜与皮肤脱开,出现大小不等的腔隙,发生皮肤黏膜分离时,需用无菌生理盐水冲洗干净。若皮肤黏膜之间腔隙较深,可选用合适敷料填充,覆盖在创面上,然后贴上造口袋,避免粪便污染,2~3 天更换 1 次。积极治疗引起造口皮肤黏膜分离的诱因,如控制血糖水平、加强营养等。

193 造口缩窄怎么处理?

答 造口缩窄表现为大便变细、排便困难,造口皮肤开口细小,指诊时手指难于进入,肠管周围组织紧缩。情况不严重者,可用手指扩宽造口,留意是否有粪便堵塞造口。告知患者有关肠梗阻的症状和体征,如发生肠梗阻应及时入院。若狭窄严重不能再扩张或扩张无效,需要外科手术治疗。

194 发生造口旁疝时怎么处理?

答 造口旁疝为一部分肠管经由筋膜缺口穿孔至皮下组织,局部膨出,以致粘贴造口袋困难,患者有局部坠胀不适感。建议患者重新选择造口袋,如用轻柔性底盘外加腰带固定减轻腹压,咳嗽时用手按压造口部位。严重者需要行造口旁疝修补手术。

195 发生了造口皮肤问题怎么处理?

答 造口皮肤问题为造口最常见并发症,与粪水外渗、对底板过敏等因素有关。表现为皮肤发红、瘙痒、皮疹、溃疡、疼痛等,需协助患者选择合适的护理产品,并帮助患者掌握正确使用的方法。可常规辅助使用一些皮肤保护产品,如皮肤保护粉和皮肤保护膜。调节饮食,不吃刺激性及易腹泻食物。适当使用药物改变粪便性状。

196 发生造口脱垂怎么处理?

答 肠管由造口内向外脱出,会引起水肿、出血、溃疡、梗阻或缺血坏死。建议选择正确尺寸的一件式造口袋,可容纳脱垂的肠管。轻微脱垂可先行回纳,加压包扎,防止再次脱垂。造口脱垂严重者,必要时行造口重建术。

197 出现造口回缩或内陷怎么办?

答 造口低于周围皮肤平面,形状可发生改变,导致造口袋粘贴困难,易发生造口周围皮肤问题。可使用凸面底盘,加造口腰带固定,必要时使用防漏膏。若造口回缩严重,需重新行肠造口术。

198 造口患者日常生活应注意哪些?

答 结肠造口患者改变了排便习惯,生活中注意用激励式方法帮助患者适应改变。注意营养均衡和饮食卫生,多喝水,多吃新鲜蔬菜和水果。避免一次进食过多,如无不良反应,下次再多吃一些。不食刺激性食物及产气食物,养成细嚼慢咽的习惯。不宜使用吸管喝饮料,以避免腹部胀气。穿着以宽松为宜,尽量不压迫造口。运动方面选择不会对造口有影响的运动即可,如慢跑、爬山、散步、游泳、打太极拳等。应避免剧烈运动,尤其是腹压增加的活动,例如提重物和举哑铃等。每天可沐浴,但建议采用淋浴,可提前用防水胶布贴在底盘四周,也可取下造口袋。

病例 4(199～209 问):肠梗阻(肠段切除术)

　　简要病情　女性,52 岁。主诉入院 2 天前无明显诱因下出现腹痛,为阵发性绞痛,继而出现腹胀、恶心,无呕吐。发病后停止排便排气。急诊来院就诊,以肠梗阻收入院治疗。患者 46 岁时因子宫肌瘤行手术治疗,既往无其他疾病史。体格检查:T 37.2℃,P 80 次/分,R 22 次/分,BP 120/80 mmHg。神志清楚,自主体位,查体合作。下腹正中可见陈旧性手术瘢痕,腹膨隆明显,右下腹可见肠型,无肠蠕动波。全腹均有不同程度压痛,以右下腹为重,可触及一包块,质中,似扩张之肠管。肝脾肋下未及,腹部叩诊呈鼓音,肠鸣音弱,移动性浊音(+)。

辅助检查 腹部 X 线检查提示卧位时见腹部弓形充气扩张肠曲,立位见腹部数个液平阶梯状排列,考虑小肠机械性梗阻。

入院诊断 肠梗阻。

目前治疗要点 入院后完善各项术前准备,急诊在全麻下行剖腹探查术。术中见近回盲部小肠扭转坏死,遂行坏死小肠切除＋端端吻合术。

199 什么是肠梗阻?

答 任何原因引起的肠内容物不能正常运行、不能顺利通过肠道,即称为肠梗阻。它是外科常见的急腹症之一,发病率仅次于急性阑尾炎和胆道疾病。

200 肠梗阻如何分类?

答 (1) 按发生的原因可分为 3 类:机械性肠梗阻、动力性肠梗阻及血运性肠梗阻。

(2) 根据有无血运障碍分为单纯性肠梗阻和绞窄性肠梗阻。

(3) 根据梗阻部位分为高位肠梗阻和低位肠梗阻。

(4) 根据梗阻程度分为完全性肠梗阻和不完全性肠梗阻。

(5) 根据发病的快慢分为急性肠梗阻和慢性肠梗阻。

201 常见的机械性肠梗阻有哪些?

答 (1) 粘连性肠梗阻。

(2) 肠扭转。

(3) 肠套叠。

（4）蛔虫性肠梗阻。

（5）肠肿瘤。

202 肠梗阻的主要临床表现是什么?

答 肠梗阻的主要临床表现为腹痛、腹胀、呕吐及停止排便排气四大症状。

（1）腹痛：单纯性机械性肠梗阻表现为阵发性剧烈绞痛,绞窄性肠梗阻往往为持续性腹痛伴有阵发性加重。

（2）腹胀：高位肠梗阻不明显,低位肠梗阻明显。

（3）呕吐：低位肠梗阻呕吐迟且少,呕吐物为粪样,高位肠梗阻呕吐出现早且频繁,呕吐物为胃及十二指肠内容物。若呕吐物呈棕褐色或血性,表明肠管有血运障碍,即为绞窄性肠梗阻。

（4）停止排便、排气：见于急性完全性肠梗阻,尤其是高位肠梗阻。

203 肠梗阻的重要体征有哪些?

答 （1）视诊：机械性肠梗阻可见腹部膨隆、肠型和异常蠕动波,绞窄性肠梗阻可见不对称性腹胀,麻痹性肠梗阻则腹胀均匀。

（2）触诊：单纯性肠梗阻时因肠管膨胀,可有轻度压痛,但无腹膜刺激征。绞窄性肠梗阻时可有固定压痛和腹膜刺激征。

（3）叩诊：麻痹性肠梗阻全腹呈鼓音;绞窄性肠梗阻腹腔有渗液时,可有移动性浊音。

（4）听诊：机械性肠梗阻者肠鸣音亢进,有气过水声或金属音。麻痹性肠梗阻者肠鸣音减弱或消失。

（5）直肠指检：如触及肿块,可能为直肠肿瘤、极度发展的肠套叠的套头或肠腔外肿瘤。

204 肠梗阻 X 线检查的特点是什么?

答 肠梗阻发生 4～6 小时后,立位或侧卧位腹部平片可见多个阶梯状排列的气液平面。绞窄性肠梗阻可见孤立、突出胀大的肠袢且不受体位时间的影响或有假肿瘤阴影。低位小肠梗阻,扩张的肠袢在腹中部,呈"阶梯状"排列,结肠梗阻时扩大的肠袢分布在腹部周围,可见结肠袋。

205 绞窄性肠梗阻的表现有哪些?

答 (1)腹痛发作急骤,起始即为持续性剧烈疼痛。

(2)病情发展迅速,早期出现休克,抗休克治疗后改善不显著。

(3)有明显的腹膜刺激征,体温上升,脉率增快,血白细胞计数及中性粒细胞比例增高。

(4)腹胀不对称,腹部有局部隆起或扪及有压痛的肿块。

(5)呕吐物、胃肠减压抽出液、肛门排出物为血性,或腹腔穿刺抽出血性液体。

(6)腹部 X 线检查显示孤立、突出胀大的肠袢,不因时间而改变位置,或有假肿瘤阴影。

206 肠梗阻的治疗方法有哪些?

答 (1)非手术治疗:包括禁食、胃肠减压,纠正水、电解质失衡及酸碱平衡失调,必要时输注血浆、全血。应用抗生素防治腹腔内感染。对起病急伴缺水者应留置尿管观察尿量。禁用强导泻药、强镇痛药,防止延误病情。可给予解痉药、低压灌肠、针灸等非手术治疗措施,并密切观察病情变化。

(2)手术治疗:对非手术治疗不能缓解的肠梗阻患者,应在最短的时间内,运用最简单的方法解除梗阻,恢复肠腔通畅。手术方法包括粘连松解术、肠切开取异物、肠切除吻合术、肠扭转或套叠复位术、短路术或肠造口术。

207 肠梗阻解除怎么判断?

答 自觉腹痛明显减轻或基本消失。有排便、排气,解稀便,有大量的气体随大便排出。排便排气后腹胀明显减轻或基本消失,高调肠鸣音消失,腹部 X 线平片显示液平面消失,小肠内气体减少,大量气体进入结肠内。

208 肠梗阻术后采取什么体位? 为什么?

答 肠梗阻患者在血压稳定的情况下,应采取半卧位,以利于胃肠内积液的引流,使腹腔内炎性渗出液流至盆腔,预防膈下脓肿,并能使腹肌放松,横膈下降,改善呼吸和循环功能。病情允许时,床上勤翻身,鼓励患者早期下床活动,促进肠蠕动恢复,防止肠粘连。

209 肠梗阻患者术后饮食应注意什么？

答 术后禁食,通过静脉补充营养。待肠蠕动恢复、肛门排气后,可拔除胃肠减压管,开始进少量流质饮食,若无不适,逐步过渡至半流质饮食及普食。应提供易消化高蛋白、高热能和高维生素的食物。

病例 5(210～231 问)：腹股沟疝(腹股沟疝无张力修补术)

　　简要病情 男性,72 岁。7 年前患者自己发现左腹股沟可复性肿块,当时直径 3～4 cm,质软,咳嗽时肿块突起。后肿块逐渐增大,站立时可进入阴囊,平卧时可消失。7 年来时有左腹股沟区不适感,无明显疼痛,无腹痛、发热等症状。近来不适感加重,遂来院就诊,为行手术治疗收治入院。体格检查：T 37.2℃,P 72 次/分,R 19 次/分,BP 130/80 mmHg。神志清,精神尚可,查体合作。专科检查：腹平软,无压痛。肝脾肋下未及,移动性浊音(一)。左腹股沟区可扪及直径约 5 cm 质软肿块,入阴囊,平卧后可自行回纳,内环口松弛。

　　入院诊断 左腹股沟斜疝。

　　目前治疗要点 入院后完善各项相关检查,择期手术。拟在全麻下行腹股沟疝无张力修补术。

---

210 什么是疝？

答 体内某个脏器或组织离开其正常解剖位置,通过先天或后天形成的薄弱点、缺损或孔隙进入另一部位,即称为疝。

211 什么是腹外疝？

答 腹外疝是由腹腔内的脏器或组织,连同腹膜壁层经腹壁薄弱点或孔隙,向体表突出所形成,腹部疝中以腹外疝为多见。

212 常见的腹外疝有哪些？

答 常见的腹外疝有腹股沟斜疝、腹股沟直疝、股疝、脐疝、切口疝和白线疝,其命名依据疝的部位而决定。

213 腹外疝的组成有哪些?

答 典型的腹外疝由疝环、疝囊、疝内容物及疝外被盖组成。

214 腹外疝的主要发病原因有哪些?

答 腹壁强度降低和腹内压增高是腹外疝发病的两个主要原因。

215 腹外疝的分型有哪些?

答 腹外疝有易复性疝、难复性疝、嵌顿性疝及绞窄性疝等。

216 如何区分腹股沟斜疝和腹股沟直疝?

答 腹股沟疝可分为斜疝和直疝两种。疝囊经腹壁下动脉外侧的腹股沟管深环(内环)突出,向内、向下、向前斜行经过腹股沟管,再穿出腹股沟管浅环(皮下环),并可进入阴囊,称为腹股沟斜疝。斜疝最多,占75%~90%。疝囊经腹壁下动脉内侧的直疝三角区直接由后向前突出,不经过内环,也不进入阴囊,称为腹股沟直疝。

217 易复性斜疝有哪些临床表现?

答 除腹股沟区有肿块和偶有胀痛外,并无其他症状。常在站立、行走、咳嗽或用力时出现肿块,肿块多呈带蒂柄的梨形,可降至阴囊或大阴唇。患者平卧休息时可用手将肿块向腹腔推送,使肿块回纳而消失。

218 难复性斜疝有哪些临床表现?

答 除胀痛稍重外,主要特点是疝块不能完全回纳。滑动性斜疝多见于右侧腹股沟区,除了疝块不能完全回纳外,尚有消化不良和便秘等症状。

219 嵌顿性疝有哪些临床表现?

答 多发生于斜疝。其主要原因是强体力劳动或用力排便等使腹内压骤增。表现为疝块突然增大,伴有明显疼痛,平卧或用手推送不能使之回纳。肿块紧张、发硬,且有明显触痛,还可伴有腹部绞痛、恶心、呕吐、腹胀、停止排便及排气等机械性肠梗阻的临床表现。若为大网膜,局部疼痛常较轻微。疝一旦嵌顿,自行回纳的机会较少。多数患者的症状逐步加重,若不及时处理,终将发展成绞窄性疝。

220　绞窄性疝有哪些临床表现?

答 临床症状多较严重。因疝内容物发生感染,侵及周围组织,会引起疝块局部软组织的急性炎症和腹膜炎的表现,严重者可发生脓毒症。但在肠祥坏死穿孔时,可因疝内压力骤降而使疼痛暂时有所缓解。因此,疼痛减轻但肿块仍存在时,不可当作是病情好转。

221　腹股沟直疝有哪些临床表现?

答 患者站立时,在腹股沟内侧端、耻骨结节外上方出现一半球形肿块,不伴有疼痛或其他症状。因疝囊颈宽大,平卧后肿块多能自行回纳腹腔而消失。直疝不进入阴囊,故极少发生嵌顿。常见于年老体弱者。

222　股疝有哪些临床表现?

答 股疝为腹内器官通过股环、经股管向股部卵圆窝突出形成的疝,多见于 40 岁以上的妇女。妊娠是腹内压增高引起股疝的主要原因。在腹外疝中股疝嵌顿者最多。疝块往往不大,多在腹股沟韧带下方卵圆窝处有一半球形的突起。平卧回纳后,疝块可消失或不完全消失。若发生股疝嵌顿,除局部明显疼痛外,常伴有较明显的急性机械性肠梗阻症状。

223　脐疝的临床表现是什么?

答 脐疝是腹内器官通过脐环突出形成的疝,小儿多见。表现为脐部易复性肿块,啼哭时疝块脱出,安静时消失,极少发生嵌顿和绞窄。成人脐疝较少见,多数为中年妇女。由于疝环狭小,成人脐疝发生嵌顿或绞窄者较多。

224　切口疝有哪些临床特点?

答 切口疝是发生于腹壁手术切口处的疝。腹壁切口处逐渐膨隆,有大小不一的肿块出现,平卧休息时缩小或消失。较大的切口疝有腹部牵拉感,伴食欲缺乏、恶心、便秘、腹部隐痛等表现。疝内容物回纳后,多数能扪及切口裂开处形成的疝环边缘。切口疝的疝环一般比较大,故较少发生嵌顿。

225 腹股沟疝有哪些手术方法?

答 (1) 传统疝修补术。

(2) 无张力疝修补术。

(3) 经腹腔镜疝修补术。

226 什么是无张力疝修补术?

答 无张力疝修补术以人工生物材料作为补片用以加强腹股沟管后壁,不仅使内环口消失,而且成型补片放置于精索后方,同时覆盖腹股沟管内环及海氏三角,使腹股沟管后壁更牢靠。这项技术在治疗上更符合人体的生理解剖结构,具有无张力的特点。

227 无张力疝修补术有什么优点?

答 传统的手术都是将不同结构的解剖层次强行缝合在一起,存在缝合张力大,术后手术部位牵扯感,疼痛和修补的组织愈合差、易复发等缺点,增加了患者的痛苦和经济负担。无张力疝修补术最主要的优点体现在两方面:①手术部位疼痛较轻;②复发率低。另外,无张力疝修补术疼痛轻、无需制动、几乎不影响工作和休息,也极大地避免了术后卧床带来的并发症。

228 腹股沟疝无张力修补术的手术室护理要点有哪些?

答 (1) 术前一日访视患者,了解患者病情及基本身体状况。

(2) 患者入室后要注意隐私保护,脱去病服时应有棉被遮盖,手术开始前手术区域也应加以覆盖。

(3) 体位摆放正确舒适,充分暴露手术野。

(4) 严格核查手术部位与手术标识,若为小儿或表达不清楚的患者,应向其家属核实。

(5) 疝修补手术患者多为老年患者,术前应严格控制输液速度,以免造成膀胱充盈,影响手术。

(6) 术中使用的补片,巡回护士复述型号、厂家、有效期,正确无误后才能上台使用。

229 腹股沟疝术后有哪些护理措施?

答 (1) 病情观察:密切监测患者生命体征的变化。观察伤口渗血情况,及时更换浸湿的敷料;观察阴囊血肿情况,予抬高并对症处理,估计并记录出血量。

(2)体位:取平卧位,膝下垫一软枕,使髋关节微屈,以松弛腹股沟切口的张力和减少腹腔内压力,利于切口愈合和减轻切口疼痛。

(3)饮食:一般患者待麻醉清醒后遵医嘱进食、进水。行肠切除吻合术者,术后应禁食,待肠道功能恢复后方可进食。

(4)活动:采用无张力疝修补术的患者,做好伤口和疼痛护理的前提下,可以早期离床活动。年老体弱、难复性疝、绞窄性疝及巨大疝患者可适当延迟下床活动时间。

(5)防止腹内压升高:剧烈咳嗽和用力大小便等均可引起腹内压升高,不利于愈合。

230 腹股沟疝术后有哪些并发症?

答 阴囊血肿、积液、切口感染、尿潴留及术后疝复发等。切口感染是疝复发的主要原因。

231 腹外疝术后出院的健康指导有哪些?

答 (1)活动:患者出院后适当活动,参加强度不大的体育锻炼,如打太极拳等。保持良好的生活习惯,一般术后 1 个月以后可从事较轻的活动,术后 3 个月内避免重体力劳动。

(2)饮食:多进食营养丰富、易消化的粗纤维食物及各种汤类、粥等,多进食新鲜蔬菜和水果,保持大便通畅。少吃油炸食物及辛辣刺激性食物。

(3)积极治疗增加腹压的慢性疾病,如有慢性咳嗽、腹水及便秘等疾病应积极治疗,予以控制,以免疝复发。

(4)注意伤口愈合情况,如有不适立即就诊。

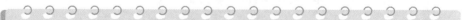

病例 6(232～240 问):急性阑尾炎(阑尾切除术)

简要病情 男性,21 岁。主因"转移性右下腹痛 10 小时"来我院急诊科就诊。患者 10 小时前无明显诱因下出现上腹部持续性隐痛,伴恶心,呕吐胃内容物 2 次,腹泻 2 次,为稀便、无黏液和脓血,呕吐及腹泻后腹痛缓解不明显。腹痛逐渐加重,部位渐转向右下腹,于 2 小时前右下腹出现持续性腹痛,伴发热,最高体温为 38.5℃。查体:T 38.3℃,P 96 次/分,R 24 次/分,BP 130/80 mmHg。发病以来食欲减退,小便如常,无肛门停止排气排便。既往:无特殊疾病史。无手术外伤史。拟诊断"急性阑尾炎"收住入院。

辅助检查 血常规:白细胞计数 $13.8 \times 10^9/L$,中性粒细胞百分比 77%,C 反应蛋白 69 mg/L。电解质:钾 3.1 mmol/L。

入院诊断 急性阑尾炎。

目前治疗要点 入院后完善各项相关检查,急诊行阑尾切除术。

232 阑尾的解剖生理位置?

答 阑尾是位于盲肠内后方的一个蚯蚓状盲管,可分为基底、体、尖端 3 部分。长短、粗细变异很大,平均长 5~9 cm,直径约 0.5 cm。基底与盲肠相通,两者交界处有阑尾瓣。但其尖端可指向任何方向,常见的有回肠后位、盲肠后位、盆腔位及盲肠内侧位等。阑尾系膜短于阑尾本身,故使阑尾呈弧形或袢状改变,并容易扭曲。

233 急性阑尾炎的病因是什么?

答 (1)阑尾腔梗阻是急性阑尾炎最常见的病因。阑尾管腔细长,开口狭小,因种种原因极易造成阑尾腔的梗阻。常见的原因有:①淋巴滤泡增生压迫;②粪石与粪块;③阑尾扭曲;④管腔狭窄;⑤寄生虫及虫卵堵塞管腔。一旦梗阻,腔内压力增高,血运障碍,有利于细菌的繁殖及炎症的发生而导致阑尾炎。

(2)细菌感染阑尾炎的病理改变为细菌感染性炎症,致病菌多为各种革兰氏阴性杆菌和厌氧菌。当机体抵抗能力低下时,阑尾腔内的细菌可直接侵入损伤黏膜或细菌经血循环到达阑尾而产生炎症。

234 急性阑尾炎的病理分型是什么?

答 急性阑尾炎在不同的发展阶段可出现不同的病理变化,可归纳为 4 种临床类型。

（1）急性单纯性阑尾炎：炎症局限于阑尾黏膜及黏膜下层，逐渐扩展至肌层、浆膜层。阑尾轻度肿胀，浆膜充血，有少量纤维素性渗出物。阑尾壁各层均有水肿和中性粒细胞浸润，黏膜上有小溃疡形成。

（2）化脓性阑尾炎：炎症发展到阑尾壁全层，阑尾显著肿胀，浆膜充血严重，附着纤维素渗出物，并与周围组织或大网膜粘连，腹腔内有脓性渗出物。此时阑尾壁各层均有大量中性粒细胞浸润，壁内形成脓肿，黏膜坏死脱落或形成溃疡，腔内充满脓液。此型亦称蜂窝织炎性阑尾炎。

（3）坏疽或穿孔性阑尾炎：病程进一步发展，阑尾壁出现全层坏死、变薄而失去组织弹性，局部呈暗紫色或黑色，可局限在一部分或累及整条阑尾，极易破溃穿孔，阑尾腔内脓液呈黑褐色而带有明显臭味，阑尾周围有脓性渗出。穿孔后感染扩散，引起局限性腹膜炎或门静脉炎、脓毒症等。

（4）阑尾周围脓肿：化脓或坏疽的阑尾被大网膜或周围肠管粘连包裹，脓液局限于右下腹而形成阑尾周围脓肿或炎性肿块。

以上各型阑尾炎如能得到及时治疗，可在不同的阶段上得到控制，趋向好转或痊愈。

235 急性阑尾炎的临床表现是什么？

答 （1）转移性右下腹痛：有 70％～80％ 的急性阑尾炎患者具有这种典型的腹痛，痛多起始于上腹部或脐周围，是阵发性疼痛并逐渐加重，数小时后，有时甚至 1～2 天，疼痛转移至右下腹部，腹痛的性质和程度与阑尾炎的病理类型有一定的关系。单纯性阑尾炎多呈隐痛或钝痛，程度较轻；化脓性阑尾炎一般为阵发性剧痛或胀痛；坏疽性阑尾炎开始多为持续性跳痛，程度较重；当阑尾坏疽后即变为持续性剧痛。

（2）胃肠道症状：初期常伴有恶心、呕吐、腹泻或便秘、食欲减退。引起弥漫性腹膜炎时可出现麻痹性肠梗阻。

（3）全身症状：早期一般并不明显，体温正常或轻度升高，可有头晕、头痛、乏力等症状。当体温升高至 38～39℃，应注意到阑尾有化脓、坏疽穿孔的可能性。少数坏疽性阑尾炎或导致门静脉炎时，可有寒战、高热，体温高达 40℃ 以上。

236 急性阑尾炎的诊断性检查有哪些？

答 （1）腹部平片：盲肠扩张和气液平，偶尔可发现粪石及异物影。

（2）超声检查：可检出右下腹肿胀的阑尾、脓肿或积液,可定位、引导操作。

（3）CT 检查：与超声类似,对阑尾周围脓肿诊断有较大的帮助,也可同时观察腹盆腔其他脏器的情况,有利于鉴别诊断。

（4）实验室检查：多数患者在实验室检查中可发现白细胞计数及中性粒细胞比例显著升高。

237 急性阑尾炎的治疗方法是什么?

答 （1）手术治疗：早期外科手术治疗既安全又可防止复发,可预防并发症的发生,是迄今为止治疗急性阑尾炎最重要的手段之一。其主要方法是阑尾切除术,可通过传统的开腹或者腹腔镜手术完成。对于腹腔渗液严重,或腹腔已有脓液的急性化脓性或坏疽性阑尾炎,应同时行腹腔引流;对于阑尾周围脓肿,如有扩散趋势的可行脓肿切开引流。

（2）非手术疗法：适用于急性单纯性阑尾炎、轻型化脓性阑尾炎、阑尾周围脓肿。①抗生素治疗：根据阑尾炎的临床类型和全身情况选择有效的抗生素和补液治疗。②腹腔穿刺抽脓和穿刺置管引流：对较大和脓液较多的阑尾周围脓肿,除药物治疗外,可进行脓肿穿刺抽脓,或在合适的位置放入引流管,以减轻脓肿的张力,改善血循环,并能进行冲洗或局部应用抗生素,有利于脓肿的吸收消散。③其他一般疗法：卧床休息,采用有效的半卧位;静脉补液纠正水、电解质平衡失调;根据腹膜炎的轻重进食流质或禁食;出现弥漫性腹膜炎伴有肠麻痹者,应行胃肠减压;严密观察病情变化,治疗期间如病情加重,应改用手术治疗。

238 阑尾切除术手术室护理要点有哪些?

答 （1）择期手术患者,术前访视时了解患者的病史及相关病情,做好术前宣教,耐心解答疑问,使患者积极配合手术。

（2）急诊手术患者,了解术前检查、禁食水情况,快速做好术前准备,保证物品准备充分,以应对阑尾根部穿孔、坏疽,难以用腹腔镜满意处理时中转开腹情况。

（3）注意保护患者隐私,手术开始前在不影响各项操作的前提下,对患者手术及隐私区域要加以覆盖。

（4）使用气腹机时,开始应用低流速充气比较安全,充气过快可能对腔静脉回流和膈肌运动产生急剧影响,引起心律失常。

（5）安全使用冷光源。导光束未连接镜头时,禁止开启开关,以免发生布类燃烧;确认使用完毕后妥善放置镜头,及时关闭,以延长灯泡使用寿命。注意镜头不可接触皮肤,以防止余热灼伤皮肤。

(6)术中注意无菌操作,用弯盘接取阑尾并及时放于指定位置。接触阑尾的器械要单独放置。

(7)术毕,先放余气再拔出 Trocar,再次消毒切口后缝合,防止切口感染;与手术医生交接标本送病理。

(8)在拔管、复苏阶段,妥善固定患者,防止发生脱管、坠床等问题。

239 急性阑尾炎未及时治疗可能出现哪些并发症?

答 (1)腹腔脓肿:在阑尾周围形成脓肿最为常见,有时脓液也可能积聚于盆腔、肠间甚至膈下而形成相应部位的脓肿。可表现为麻痹性肠梗阻、压痛性包块和感染中毒症状。确诊可选择超声及 CT 检查,并可以在超声引导下穿刺抽脓或置管引流,同时应用有效抗生素。脓肿治愈后 3 个月以后可择期切除阑尾。

(2)内、外瘘形成:为阑尾脓肿未能及时引流的结果。行消化道造影或经外瘘管造影有助于诊断,以手术治疗为主。

(3)化脓性门静脉炎:由阑尾静脉中的感染血栓回流至门静脉所致,表现为寒战、高热、肝大、剑突下压痛、轻度黄疸等,可进一步发展为感染性休克、脓毒症、细菌性肝脓肿等,应及时行阑尾切除术并应用大剂量有效抗生素。

240 阑尾切除术后应注意患者哪些情况?

答 (1)患者生命体征,有无腹腔出血。

(2)实施疼痛干预护理,落实饮食和锻炼指导,促进康复。

(3)预防感染,监测体温。如出现体温高,应结合血常规等检查除外可能存在的感染,常见的如肺部、泌尿系统、导管相关的感染,同时应注意伤口感染和腹腔感染。腹腔感染可能由术中无菌操作技术的不当或阑尾切断后阑尾管腔的细菌污染导致。

(4)观察胃肠道功能恢复情况,功能恢复即可进食。

病例 7(241~251 问):肛门直肠周围脓肿(脓肿切开引流术)

  简要病情 男性,30 岁。自诉入院 3 天前无明显诱因肛旁出现硬结,

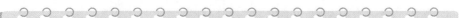

逐渐增大,伴持续性疼痛、不能端坐、坐卧不安、发热、畏寒。门诊 CT 扫描示直肠右侧间隙内条带状低密度灶,以"肛门直肠周围脓肿"收治入院。体格检查:T 37.4℃,P 84 次/分,R 20 次/分,BP 120/60 mmHg。专科情况:直肠右侧壁可触及肿块,有波动,触痛。

入院诊断 肛门直肠周围脓肿。

目前治疗要点 入院后完善各项相关检查,限期行肛门直肠周围脓肿切开引流术。

241 什么是肛门直肠周围脓肿?

答 肛门直肠周围脓肿是细菌感染导致的软组织急性化脓性疾病,简称肛周脓肿,中医学称为肛痈。

242 肛门直肠周围脓肿有哪些?

答 (1)肛门周围脓肿最常见。

(2)坐骨直肠窝脓肿(坐骨肛管间隙脓肿)较常见。

(3)骨盆直肠间隙脓肿(骨盆直肠窝脓肿)较少见。

243 肛门周围脓肿的临床表现有哪些?

答 主要症状为肛周持续性跳动性疼痛,排便、咳嗽、受压时加重。行动不便,坐卧不安,全身感染症状不明显。初起时肛周皮肤红肿、发硬,压痛明显,边界不清。脓肿形成后出现波动感,穿刺可抽出脓液。

244 坐骨直肠窝脓肿有哪些临床表现?

答 坐骨直肠窝脓肿(坐骨肛管间隙脓肿)多由肛腺感染经外括约肌向外扩散形成。由于其间隙较大,形成的脓肿亦较大而深,容量可达 60～90 ml。发病时患侧肛周持续性胀痛,逐渐加重,继之为持续性跳痛。排便、行走时疼痛加重,可有排尿困难和里急后重,全身感染中毒症状明显。早期局部症状不明显,后期出现患侧肛周红肿,双臀部不对称。局部触诊或肛门指诊患侧有深压痛,局限性隆起。脓肿形成后有波动感,并向下穿出形成肛瘘。

245 肛门直肠周围脓肿好发于哪些人?

答 (1)男性青年:男性青壮年时期雄性激素分泌较女性高,且男性肛腺弯曲,较易发生淤积。

(2)出生 3 个月的小儿:早期直肠黏膜分泌型 IgA(sIgA)缺如或减少导致局部免疫功能发育不成熟、直肠黏膜屏障不完善,小儿腹泻也是损坏肠道免疫功能的诱因之一。

246 肛门直肠周围脓肿是不是都能形成肛瘘?

答 不是。非肛瘘性脓肿比较少见,占 5% 左右。肛瘘性脓肿临床多见,占 95% 左右。肛瘘性脓肿和肛瘘是同一疾病的两个不同阶段,即急性脓肿期和慢性肛瘘期。

247 肛瘘性脓肿可以分为哪几期?

答 共分为 7 期:①肛窦炎期;②肛周蜂窝织炎期;③脓肿形成期;④脓肿破溃期;⑤肛瘘活动期;⑥肛瘘静止期;⑦肛瘘急性炎症期。

248 肛瘘性脓肿常见的致病菌有哪些?

答 肛门直肠周围脓肿多为需氧菌和厌氧菌混合感染,其特点是肠源性、多菌性和厌氧菌高感染率。脓液有奇臭味,多为大肠埃希菌或厌氧菌,说明是肠源性感染,术后多形成肛瘘,常需二次手术治愈。若为金黄色葡萄球菌,说明是皮源性感染,术后形成肛瘘较少,需二次手术的不多。细菌培养可作为二次手术的参考。

249 肛瘘性脓肿的手术治疗方法有哪些?

答 (1)切开引流术:适用于坐骨直肠间隙脓肿、高位脓肿、无切开挂线条件者,也是各种式式的基础。禁忌证:血液病晚期合并的脓肿,只能穿刺抽脓,然后注入敏感抗生素。

(2)切开挂线术:适应于坐骨直肠间隙脓肿、肌间脓肿、肛管后间隙脓肿、前位脓肿、高位肛瘘性脓肿、门诊及婴幼儿肛瘘性脓肿。

(3)内口切开术:于脓肿波动明显处做放射状切开,同时切开引流。

（4）保留括约肌一次根治术。

（5）缝合内口、提脓化腐保存括约肌术。

250 肛瘘的护理要点有哪些?

答 肛瘘不能自愈,只有手术切开或切除。

（1）术后观察伤口敷料有无渗血、渗液,根据情况及时更换。

（2）肛瘘术后饮食应以高蛋白、低脂肪为主,忌辛辣,多食蔬菜、水果,保持大便通畅,必要时予以缓泻剂,养成良好的排便习惯。

（3）加强肛周皮肤护理,术后第 2 天起,每天早晚及便后用 1∶5 000 高锰酸钾溶液温水坐浴,浴后擦干局部,涂以抗生素软膏。

（4）术后疼痛会随着脓肿的消除而减轻,关注疼痛护理,可最大限度缓解患者疼痛感。

251 如何做好肛门直肠周围脓肿患者出院后健康指导?

答 （1）做好患者的心理护理,克服畏惧、紧张情绪,积极做好本病的自我保健和治疗。

（2）忌辛辣刺激性食物,忌烟酒,多食蔬菜水果,保持大便通畅。

（3）大便后用 1∶5 000 高锰酸钾液坐浴。保持肛周皮肤清洁卫生。

（4）工作时尽量避免长时间坐位,多走动,促进局部血液循环。

（5）一定要穿全棉的内裤,特别是中青年男性,肛周分泌物较多,保持肛周清洁干燥尤为重要。

（6）如病情变化,应及时到医院检查治疗,避免疾病进一步发展。

（7）3 个月后到门诊复查,检查治疗情况,防止瘘管形成。如已形成瘘管,应确定进一步的治疗方案。

病例 8(252～264 问):痔(吻合器痔上黏膜环切术)

　　简要病情　男性,52 岁。大便带血伴肿物脱出 9 余年,便秘病史约 8 年,肛门坠胀感、便后出血症状加重 2 周入院。体格检查:T 36.7℃,P 80 次/分,R 20 次/分,BP 128/76 mmHg,体重 78 kg,身高 172 cm。肛门视诊(膝胸位)：患者做排便动作时肛门处可见肿物脱出，有红肿，无流脓。

直肠指检(膝胸位)：齿状线以上可见黏膜隆突、柔软，肛管及直肠下端未及硬性肿块，指套退出未见血迹。

入院诊断 混合痔。

目前治疗要点 入院后完善术前检查，择期行混合痔吻合器痔上黏膜环切术(PPH 术)。

252 什么是痔？

答 痔是指直肠下端黏膜下或肛管皮肤下静脉丛扩张、迂曲所形成的静脉团块，是最常见的肛肠疾病。

253 哪些因素易引发痔？

答 (1) 患者常有肛门瘙痒、疼痛、有分泌物等肛窦、肛腺慢性感染的病史。

(2) 有长期饮酒、好食辛辣等刺激性食物史。

(3) 有长期腹内压增高的病史或职业因素。

(4) 直肠局部解剖因素。

254 对痔有哪些检查？

答 (1) 肛门视诊：血栓性外痔为肛周暗紫色长条圆形肿物，表面皮肤水肿、质硬及压痛明显。

(2) 直肠指检：检查肛管直肠壁有无肿块、触痛，注意指套有无黏液血迹。

(3) 肛门镜检查：不仅见到痔块的情况，还可观察到直肠黏膜有无充血、水肿、溃疡及肿块等。

255 痔在临床上如何分类？

答 (1) 内痔：位于齿状线以上，表面覆盖直肠黏膜，好发于直肠下端的左侧、右前或右后方(截石位 3、7、11 点)。

(2) 外痔：位于齿状线下方，表面覆盖肛管皮肤。

（3）混合痔：因直肠上下静脉丛互相吻合，由齿状线上下静脉丛互相吻合同时曲张而形成。

256 内痔怎么分期？

答 内痔分4期。第1期：无明显自觉症状，仅于排便时出血，痔块不脱出肛门；第2期：排便时内痔脱出，便后自行回纳；第3期：内痔脱出后不能自行回纳，需用手辅助才可回纳；第4期：内痔长期脱出肛门外，不能回纳，或回纳后又立即脱出。

257 内痔的临床表现有哪些？

答 内痔的主要表现是无痛性便血和肿物脱出。无痛性、间歇性便出鲜血，是内痔早期常见症状。轻者大便带血，继之滴血，重者可为喷射状出血。大量出血或长期出血均可导致贫血。

258 外痔有哪些临床表现？

答 外痔的主要表现为肛门疼痛、潮湿，肛缘突起，有时伴局部瘙痒。若形成血栓性外痔，则有剧痛。排便、咳嗽时加剧，数日后可减轻，在肛门表面可见红色或暗红色硬结。

259 混合痔主要有哪些临床表现？

答 混合痔临床上兼有内痔、外痔的临床表现，严重者可呈环状脱出肛门，呈梅花状，又称环状痔。若发生嵌顿，可引起充血、水肿甚至坏死。

260 痔的治疗方法有哪些？

答 （1）非手术治疗。①一般治疗：包括健康饮食，即多饮水，多吃蔬菜和水果，少吃辛辣刺激性食物。温水坐浴可改善局部血液循环，有利于抗炎及减轻瘙痒症状。保持会阴部清洁，保持大便通畅。②药物治疗：为内痔首选的治疗方法，能解除和减轻症状；痔疮栓（膏）塞肛有止血和收敛作用。③其他疗法：包括物理治疗、注射疗法、扩肛疗法及胶圈套扎疗法等。

（2）手术治疗：包括内痔结扎术、血栓外痔剥离术、外剥内扎术、吻合器痔上黏膜环切术（PPH）、开环式微创痔吻术和痔动脉闭合术等术式，其中PPH微创无痛，是目前国内外首选的治疗方法。

261 PPH 手术的常见并发症是什么？

答 PPH 手术常见并发症是吻合口出血。

262 痔手术前应做哪些准备？

答 行痔手术时，术前 3 日进流质饮食，术前 1 日晚给予缓泻剂，术日晨禁食，术前排空大便，必要时手术当日早晨清洁灌肠。患者灌肠时肛管应轻轻插入，以防擦伤黏膜，引起出血。

263 痔的术后护理要点有哪些？

答 (1) 体位：平卧位或侧卧位，臀部垫气圈，以防伤口受压引起疼痛。

（2）饮食：术后禁食 1 日，24 小时后可进流质饮食，2～3 日内少渣饮食。

（3）观察病情：手术后 12 小时内应警惕出血，查看创口敷料渗血情况，观察生命体征变化。如有出血征象，及时通知医生。

（4）减轻疼痛：肛门对痛觉非常敏感，加上有止血纱条的压迫，术后患者常有疼痛。可遵医嘱给予止痛剂，并告诉患者不要穿过紧的内裤。

（5）保持大便通畅：便秘是痔手术后常见并发症，实施预见性护理干预，3 日内通过饮食管理等尽量不解大便，以保证手术切口良好愈合，一般在 7～10 日内不灌肠。

（6）换药与坐浴：术后应保持局部清洁，肛门伤口要每日换药，便后温水坐浴，坐浴后再更换敷料。

264 痔的出院后健康教育有哪些？

答 (1) 直肠肛管疾病常与排便不畅有关，应保持大便通畅；养成每天定时排便的习惯；在排便时避免读书看报，避免延长蹲坐的时间，否则易造成肛管持续下坠，加剧局部静脉的扩张淤血；鼓励患者多饮水，多吃蔬菜、水果等含粗纤维的食物，避免辛辣、刺激性食物；不宜饮烈性酒；粪便干结时宜口服缓泻剂。

（2）鼓励年老体弱的患者进行适当的活动，长久站立或坐位工作的人要坚持做保健操，做肛门括约肌锻炼活动。

（3）局部清洁，常肛门坐浴。

（4）积极治疗直肠肛管疾病。

第三章

肝胆胰脾外科疾病问答
（265～370 问）

病例 1(265～286 问)：胆囊炎、胆囊结石(腹腔镜胆囊切除术)

简要病情　患者女性,52 岁,因"间歇性右上腹痛 1 年半"来院就诊。主诉 1 年半前进食油腻食物后出现上腹部剧烈疼痛,以右上腹及剑突下为著,持续十几分钟后自行缓解,无寒战、发热,无恶心、呕吐、腹泻,无呕血及黑便。原有慢性胃炎,自认为胃痛不适,未予重视。近 1 周发作次数频繁,遂来院就诊。既往史、个人史无特殊。查体：皮肤、巩膜无黄染,腹部平坦,右上腹深压痛,无反跳痛及肌紧张,墨菲征(—),肠鸣音活跃,未闻及气过水声。诊断"胆囊炎、胆结石"收住入院。体格检查：T 36.5℃,P 65 次/分,R 18 次/分,BP 138/80 mmHg。

辅助检查　肝功能检查提示总胆红素 13 μmol/L,血常规检查提示白细胞计数 5.3×10⁹/L,B,超检查提示胆囊结石。

入院诊断　胆囊炎、胆结石

目前治疗要点　入院后予补液及对症治疗,完善各项术前检查,择期行腹腔镜下胆囊切除术。

265　胆道系统的解剖结构是什么?

答　胆道系统包括肝内胆管和肝外胆管两部分,起自肝内的毛细胆管,许多毛细胆管汇成胆管。根据肝脏的左半和右半两部分,可分为左肝管和右肝管,左右肝管在肝门处汇合,形成长约 4 cm 的肝总管。肝总管再与来自胆囊的胆囊管合并形成胆总管,胆总管与胰管汇合后开口于十二指肠乳头。而位于肝脏下面的胆囊床中的胆囊具有储存胆汁、浓缩胆汁、排出胆汁、分泌黏液的功能。当进餐后,胆囊平滑肌收缩,Oddi 括约肌松弛,胆汁由胆囊排出,经胆总管排入十二指肠,起促进消化作用。

266 胆囊结石是如何生成的?

答 胆结石是胆汁中部分成分异常沉淀凝集形成的病理物质。这些病理物质根据沉积的部位不同可分为胆囊结石、肝胆管结石及胆总管结石。3/4 的胆汁由肝脏分泌,其余 1/4 由胆管分泌。肝细胞分泌的胆汁不断进入肝内的胆小管,肝内许多胆小管汇集成较大的胆管,这些较大的胆管再汇集成左、右肝管,左右肝管最后汇集成一条胆总管,胆总管的末端开口于十二指肠。当胆囊受胆汁淤积、胆道感染、胆道异物及代谢紊乱等因素的影响后,使胆汁在胆囊内沉淀凝集而致结石形成。

267 胆囊结石的好发人群有哪些?

答 胆囊结石好发于 40 岁以上人群,女性多于男性,其发病率不断增加,随着年龄的增加而发病率增高。临床表现完全取决于结石在胆囊内是否引起梗阻和炎症及其程度。因此,胆囊结石的临床表现差异很大,可无任何症状,或仅有胃肠道症状。

268 胆囊结石的典型症状是什么?

答 腹痛是主要的临床表现,起病常在饱餐、进食油腻食物后,或在夜间发作。主要表现为突发右上腹阵发性剧烈绞痛,疼痛常放射至右肩或右背部,伴恶心、呕吐及畏食等,病情重者还会有畏寒、发热,部分患者可有轻度黄疸。

269 为明确诊断胆囊结石患者,还需要做何检查?

答 除了详细询问病史外,还应进行体格检查,而诊断胆结石最为有效的手段则是 B 超检查。对于胆囊结石的诊断其准确率可达 95%～98%;也可观察肝内外胆管有无扩张、胆道有无梗阻,以及梗阻的部位和原因。但是部分患者由于腹腔肠管气体干扰,会影响胆总管下端结石的诊断。

270　患有胆囊结石症的患者睡觉时应采取何种体位?

答 患有胆囊结石症的患者睡觉应平卧或右侧卧位,胆囊位于右上腹部,形如小瓶。左侧卧位睡眠时囊口向下,如胆囊内有结石,便会在重力作用下落入胆囊颈部而发生嵌顿,引起胆绞痛。

271　患有胆石症但没有症状,是否需要进行治疗?

答 有些患者虽有胆石症,但无明显症状,只是由于偶然的机会才被发现。这种结石一般都生在胆囊内,而且往往是结石数目少而体积大。表面光滑的胆固醇结石,常常沉在胆囊的底部或漂浮在胆液中,它在胆囊内来回滚动幅度小,不易堵住胆囊颈管,也难以通过狭小的胆囊管而进入胆总管。由于 B 超检查的广泛应用,体检发现的无症状结石日益增多,一旦发现又会给人增加烦恼,如何对待,众说不一。专家们比较一致的意见是:不必急于治疗,可以"和平共处",待出现症状时再治疗也不晚。在观察期间,可每 6 个月到 1 年做一次 B 超检查,根据其发展趋势再决定治疗方案。

272　为什么夜间常会发生胆绞痛?

答 胆囊结石夜间发生胆绞痛主要与胆囊结石在胆囊内的位置改变有关。胆囊呈梨形,底大颈小,患者取站立或坐位时,胆囊底朝下,结石沉在底部,不易嵌顿。仰卧睡下时,胆囊底便朝上,颈朝下,处在最低位置,胆囊里的结石由于重力关系容易滑到胆囊颈部或胆囊管内,并且出现嵌顿,影响胆囊内胆汁的排放,胆囊为了排空胆汁,代偿性强烈收缩,导致胆绞痛的发生。如果改变一下体位,如取右侧卧位或站起来,结石可能发生松动或回到胆囊底部,则疼痛可立即减轻或消失。其次,晚餐吃得过饱、过好是诱发胆绞痛的一个重要因素。所以为了预防胆绞痛的发作,患有胆石症者建议晚餐吃得不宜过饱,并以清淡饮食为宜,禁止饮酒。

273　胆囊结石的治疗方法有哪些?

答 主要有两大类。

(1) 非手术治疗:对于无症状的胆囊结石可以不治疗。此种胆结石往往是在体检经 B 超检查时发现,定期复查即可。而症状轻微的患者,则可以采取非手术治疗,口服消炎利胆类药物如消炎利胆片、胆宁片及金胆片等能有效缓解症状。另外,对于合并严重心血管疾病不能耐受手术的老年患者也采用非手术治疗。

（2）手术治疗：手术治疗是治疗胆囊结石最有效、彻底的方法。有症状的胆囊结石患者 95% 都有不同程度的急性或慢性胆囊炎症。保胆取石虽能解决结石问题,但对于此类易患结石体质的患者,以后隐患还是较多,所以临床以胆囊切除术居多,根据病情可选择经腹或者腹腔镜行胆囊切除。

274 腹腔镜胆囊切除术(LC)的优点有哪些?

答 自 1987 年 Philippe Mouret 报道首例 LC 以来,LC 已经历了 30 年,其主要有创伤小、安全、疼痛轻、术后恢复快及住院时间短等优点。

275 LC 的原理是什么?

答 患者在气管内插管全麻下,医师对患者先建立人工气腹。经典四孔法：先沿脐下缘或上缘做一长约 10 mm 的弧形切口,深及皮下即可。置入气腹针,注入二氧化碳气体,建立气腹,直至腹腔内压力达到 1.7～2.0 kPa。此时,腹腔内一般已有足够大的空间,适合手术操作。拔出脐部气腹针,插入 10 mm 套管,拔出穿刺锥,连接气腹机,放入腹腔镜。用腹腔镜检查腹腔内各脏器情况,可观察胆囊大小、位置及其与周围脏器关系。在腹腔镜和电视屏监视下,于正中线剑突下稍偏右处、右肋缘下锁骨中线处、右肋缘下腋前线处分别置入 10 mm、5 mm、5 mm 的 3 个套管。剑突下套管为术者主要操作路径,可置入解剖钳、电凝钩、剪刀、施夹器及冲洗吸引管等。另外两个 5 mm 套管路径为辅助操作孔,可置入抓钳、胆囊造影管等。三孔法：即省去右肋缘下腋前线处的辅助操作孔。临床上胆囊息肉样病变和简单的胆囊结石病例行三孔法,复杂的 LC 宜选择四孔法。

276 如何指导腹腔镜手术患者术前准备工作?

答 （1）心理护理：虽然 LC 是微创手术,但患者难免会有紧张、焦虑及畏惧的情绪,护士应及时了解患者心态,做好术前宣教,介绍手术的过程、安全性、可靠性及术后注意事项,消除患者顾虑。

（2）皮肤准备：术前 1 天清洁手术区域皮肤,尤其是脐部。要先使用无刺激的植物润肤油（如杏仁油、松节油、液状石蜡）软化脐部污垢,然后用肥皂水或沐浴液清洁脐孔,最后用温水清洗并擦干,注意保持皮肤完整性。

（3）胃肠道准备：术前进食营养丰富、清淡、易消化的食物,术前 2 天避免进食易产气类食物,如低脂牛奶、豆类、洋葱等。术前晚应进食流质食物,常规术前禁食 8~12 小时,禁饮 4 小时,以免术中因恶心、呕吐发生窒息及吸入性肺炎,还可防止术后腹胀。

(4)功能锻炼:术前注意保暖,避免上呼吸道感染,以减少呼吸道分泌物,且教会患者正确的咳嗽、咳痰方法。练习床上大小便,使用便器,以解决术后床上排便问题。

277 LC 的手术室护理要点有哪些?

答 (1)术前一日访视患者,了解患者病情及基本身体状况。

(2)患者入室后要注意隐私保护,脱去病服时应有棉被遮盖,手术开始前手术区域也应加以覆盖。

(3)体位摆放正确舒适,充分暴露手术野。

(4)手术切皮前,再次核对患者基本信息和手术部位标识。

(5)术中密切观察患者生命体征的变化,做好保温工作。

(6)密切观察患者氧饱和度,如 CO_2 充气过度造成患者腹压过高影响呼吸功能,应立即停止充气或降低充气压力。

(7)连接或撤收摄像头导线时,器械护士和巡回护士交接稳妥,避免坠地损坏。术中腔镜器械及导光束需轻拿轻放,传递锐利器械应避免划伤光源镜头及腹腔镜套,各种线路勿打折。

(8)切开胆囊、胆管前做好隔离,被胆汁污染的纱垫及器械不再使用。

(9)按要求认真检查腹腔镜器械的各种配件,确保腹腔镜器械的完整性及功能正常,防止术中遗留于体腔。

(10)术中若使用取石网,在递给术者使用前和使用后一定要检查网篮是否有损坏,取出结石应妥善保管好,术后交医生处理。

(11)术后,胆道镜、腹腔镜器械彻底清洗,保养。

278 LC 术后如何护理?

答 (1)术后患者行心电监护、吸氧,静脉输液,补充水电解质,注意观察心率、脉搏、血压及氧饱和度等生命体征。

(2)注意观察患者有无腹痛、腹胀、发热,腹部有无压痛及反跳痛等体征,及早发现、及早诊断、及时处理胆瘘。

(3)急性化脓性胆囊炎可使用抗菌药物抗感染,一般无须预防性使用。

（4）进行早期护理干预，患者术后 6 小时可下床活动，试饮水，术后第 1 天进清淡流质饮食。

（5）放腹腔引流管者，注意观察引流液的量及颜色，无胆瘘者，引流液少于 10 ml，术后第 2 天拔除引流管，无明显不适即可出院。

279 LC 术后有哪些并发症？

答 （1）腹内脏器损伤：在脐部放置第 1 个套管时，可造成腹内肠管损伤，尤其是既往腹部手术致腹腔局部区域严重粘连者或胃肠道高度胀气者；术中牵拉内脏显露手术野时，可能误伤肝脏、胃肠道等器官；术中应用电凝器械时直接灼伤内脏或因热电传递间接灼伤引起延迟性内脏损伤。

（2）出血：在放置第 1 个套管时，气腹针或穿刺锥穿入腹腔时用力过猛，技术不当，刺入或刺穿腹膜后大血管；也可因穿刺锥刺破腹壁血管，造成出血；分离胆囊三角时，会发生胆囊动脉及其分支出血，或误伤周围血管；助手在协助暴露过程中误伤肠系膜血管或网膜血管，导致操作区域外出血；还有就是切除或分离胆囊床时，导致胆囊床肝面损伤过深、肝脏出血。

（3）胆漏：由于操作者原因或胆囊管粗大导致夹闭不当、夹闭不全等；术后因残留胆管结石或炎症致胆道内压力增加而诱发胆漏；抑或行胆总管探查术时胆总管缝合不紧密、T 形管扭曲所致。

（4）胆囊管结石残留：术前或术中显影不充分，存在小结石；胆囊切除过程中有小结石滑入胆囊管；胆囊管内胆囊黏膜保留完整，成石因素存在，继发感染上皮细胞脱落，异物残留还可形成结石。

（5）胆管损伤：是 LC 较常见、最严重的并发症之一。主要是未辨明胆囊管、胆总管及肝总管三者关系的解剖关系，将胆总管误认为胆囊管切除、盲目分离严重粘连的胆囊三角、单极电凝的电热效应，都可引起胆总管损伤。

280 LC 为什么有可能中转开腹胆囊切除术？

答 LC 术中转开腹胆囊切除术是一个保证手术治疗效果和减少手术并发症的补救措施，而不是手术失败。中转开腹的原因主要如下。

（1）病变原因：胆囊急慢性炎症、胆囊周围粘连及腹腔粘连使 LC 难以进行。

（2）技术原因：手术中出现难以控制的出血为 LC 手术常见的并发症之一。

281 胆囊炎在什么情况下需要手术治疗?

答 胆囊炎急性期若出现了明显的全身中毒症状、腹膜刺激征、黄疸加重时应紧急手术。急性胆囊炎具备急诊手术指征,宜在发病48小时内实施急诊手术。胆石症、胆道炎症、出现并发症者应尽量在非发作期间行择期手术。

282 急性胆囊炎的急诊手术指征有哪些?

答 急性胆囊炎患者若发生严重并发症(如化脓性胆囊炎、化脓性胆管炎、胆囊穿孔、败血症及多发性肝脓肿等)时,病死率高,应注意避免。在治疗过程中若出现以下情况,应行急诊手术或尽早手术:

(1) 寒战、高热,白细胞计数在 $20 \times 10^9/L$ 以上。

(2) 黄疸加重。

(3) 胆囊肿大。

(4) 局部腹膜刺激征。

(5) 并发重症急性胰腺炎。

(6) 60岁以上的老年患者,容易发生严重并发症。

283 胆囊切除后对身体有什么影响吗?

答 胆囊的生理功能有浓缩储存胆汁、排出胆汁、分泌黏蛋白以润滑胆囊并保护胆囊黏膜免受胆汁的溶解。但是,胆囊切除后并不会从根本上影响到胆汁的产生和分泌,虽然失去了胆囊浓缩和储存胆汁的功能,但对患者的消化和吸收功能并无较大影响。胆囊切除后,胆管壁会增厚,胆管的黏液腺会增多,胆管经常将胆汁排入十二指肠,同时也不至于影响脂肪的消化和吸收。当然,手术后身体的恢复及代偿功能的建立要有一个过程,在这个过程中,不宜摄入太多动物脂肪和鸡蛋,食物中的脂肪含量也应逐渐增加,使身体有一个逐渐适应的过程。

284 胆囊切除术后的患者为什么会出现腹泻?

答 胆囊切除术后,由于失去胆囊对胆汁的储存、浓缩功能,机体对脂肪的消化作用短期减弱,部分患者出现了消化不良、脂肪性腹泻。这种情况一般发生在胆囊切除后的2周内。

285 胆囊切除后的饮食应如何指导?

答 胆囊切除术术后以低热量、低脂肪、低胆固醇、高蛋白、高维生素饮食为原则,控制进食总量,每餐应七八分饱(特别是晚餐要少吃),控制体重。术后3个月内尤为重要。戒烟酒及少食生冷、坚硬、辛辣食物。烹饪最好采用炖、煮、蒸等少油的方式,避免油炸、烧烤、烟熏、半生半熟的方法,尽量少用调味品,以适应手术后胆道功能的改变,减轻消化系统的负担。

286 如何预防胆囊炎、胆结石?

答 (1)有规律的进食:按时进餐是预防结石的最好方法,尤其是早餐,按时进食能促使胆囊收缩及排空胆囊,防止结石的形成。

(2)合理的饮食结构:日常生活中应避免进食过多高蛋白、高脂肪、高热量的食物。适当食用含纤维素丰富的食物,以改善胆固醇的排泄,防止结石形成。减少动物性脂肪摄入,如肥肉及动物油脂,适量增加玉米油、葵花籽油、花生油及豆油等植物油的摄入比例,保证新鲜蔬菜、水果的供给。绿叶蔬菜可提供必要的维生素和适量的纤维素。

(3)家族中有胆结石的人群,更应该注意合理饮食,定期检查腹部B超、血脂,及早发现胆囊结石,防患于未然。

病例2(287~296问):胆管结石(胆总管切开取石术)

简要病情 女性,58岁,因"右上腹疼痛不适2年余,加重伴皮肤黄染10天"来我院门诊就诊。患者2年前无明显原因出现上腹部疼痛,以右上腹及剑突下为著,为隐痛,可忍受,无放射痛,可自行缓解。无寒战、发热,无腹胀、腹泻、恶心及呕吐。后上述症状反复出现,在当地医院就诊,腹部超声检查提示"肝内高密度影、胆管扩张"。未特殊处理,症状无明显好转。近10天发作次数较前频繁,皮肤黄染,遂来我院就诊。体格检查:T 37.8℃,P 90次/分,R 16次/分,BP 140/78 mmHg。皮肤轻度黄染,既往有冠状动脉搭桥病史2年余,幼年时有"蛔虫"病史,个人史、家族史无特殊。

辅助检查 肝功能提示总胆红素93 μmol/L,直接胆红素69 μmol/L,谷氨酰转肽酶495 U/L;血常规检查提示白细胞计数8.5×10⁹/L;B超检

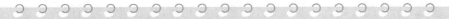

查提示肝内高密度影,胆管扩张;CT 检查提示胆总管结石;心电图检查提示 T 波变化。

入院诊断 胆总管结石。

目前治疗要点 入院后予禁食、补液及对症等支持治疗,完善各项检查,择期行胆总管切开取石术。

287 什么是胆管结石?

答 胆管结石是发生在肝内胆管和肝外胆管的结石。

(1)肝外胆管结石:多数是胆色素结石或以胆色素为主的混合型结石,大多为原发性胆管结石,另有一部分结石是自胆囊降至胆管内的胆固醇结石,其中多数在胆总管下端。

(2)肝内胆管结石:多为胆色素结石或以胆色素为主的混合型结石,可分布在左、右肝管或肝内小胆管。

288 胆管结石有哪些临床表现?

答 胆管结石病情的轻重缓急取决于胆道有无梗阻和感染及其严重程度。当结石阻塞胆管并继发胆道感染时,临床表现为反复发作的腹痛、寒战高热和黄疸,称为夏柯(Charcot)三联征,肝内胆管结石大多与肝门或肝外胆管结石并存。

(1)肝外胆管结石。①腹痛:腹痛多发生在剑突下或右上腹部,若结石嵌顿于胆总管壶腹部时则为阵发性绞痛,或为持续性疼痛阵发性加剧,可向右肩背部放射,常发生在进油腻食物或体位改变后。②寒战、高热:如果胆管内结石不能顺利地排入肠道,继续阻塞胆管,将会导致胆管内炎症感染。同时胆管内压升高,胆道内的细菌将会逆行扩散,导致病菌和毒素通过肝静脉,向上逆行进入全身血管内引起全身感染中毒症状,如寒战、高热,一般表现为弛张热,体温可达39～40℃。③黄疸:通常在胆总管完全梗阻 24 小时之后发生,一般先有腹痛、高热,后有黄疸。黄疸的轻重与胆管梗阻的程度、是否合并胆道感染和有无胆囊炎症等因素有关;④消化道症状:多数患者有恶心,少有呕吐,可有腹胀、嗳气和厌油腻食物等表现。

（2）肝内胆管结石。常与肝外胆管结石并存,其临床表现与肝外胆管结石相似。当胆管梗阻和感染仅发生在部分肝叶、肝段胆管时,患者可无症状或仅有轻微的肝区和患侧胸背部胀痛。

289　如何为胆管结石的患者做术前准备?

答 （1）保肝治疗,改善肝脏储备,如拟行肝切除,可行肝脏体积测定,评估残肝体积。

（2）评估心肺功能,如合并内科疾病予以控制纠正。

（3）如胆红素明显升高($>256\ \mu mol/L$),可考虑行经皮肝穿刺胆管引流(PTCD)或经内镜鼻胆管引流(ENBD),并经鼻肠管行胆汁回输。

（4）补充维生素 K_1,纠正凝血功能紊乱。

（5）加强营养支持,改善患者一般情况。

（6）积极控制胆道感染。

290　肝外胆管结石的治疗方法是什么?

答 肝外胆管结石的治疗以手术为主。手术治疗原则如下：手术中取尽结石,去除感染的病灶,解除狭窄和梗阻,保证手术后引流通畅。

常用手术方法如下。

（1）胆总管切开取石、T 管引流术。此手术适用于单纯胆管结石而胆管无狭窄或其他病变者。

（2）胆肠吻合术。此手术适用范围如下：胆总管扩张、直径$\geqslant 2.0\ cm$、胆管下端有炎性狭窄且用手术方法难以解除者;泥沙样胆管结石,不易手术取尽者;对胆结石引起胆管不完全性梗阻,初次发作,临床症状较轻,经对症治疗症状可缓解者,应待急性发作期过后择期行手术治疗。

291　肝内胆管结石的治疗方法有哪些?

答 肝内胆管结石的主要治疗方法是以手术为主的综合治疗。

（1）手术治疗：手术治疗原则为解除梗阻、去除病灶及通畅引流。去除结石和解除狭窄造成的梗阻是手术治疗的核心和关键,去除病灶是解除梗阻的重要手段。常用手术方法如下：①高位胆管切开取石。②去除肝内病灶：肝内胆管结石反复并发感染,形成局限性病灶,引起肝局部纤维化,同时有肝叶萎缩者,可行病变肝叶切除术。③胆肠内引流术：肝内胆管多发性结石,特别是泥沙样结石,手术很难取尽,应借助胆肠内引流将残余结石或复发结石排入肠道,胆肠内引流术还能减少感染,防止新的结石形成。

(2) 中西医结合治疗:只有在完成"解除梗阻、去除病灶和通畅引流"三个基本要求后,配合针灸和服用消炎利胆类中药,对控制炎症和排出结石才有一定作用。

(3) 胆道残余结石的处理:术后经 T 管或肝胆管引流管造影者,发现胆管有残留结石,可在窦道形成后(术后 6～8 周)拔除引流管,经窦道置入纤维胆道镜,用取石钳、网篮等在直视下取石,还可通过置入扩张导管纠正胆管狭窄,再取出狭窄近端胆管内的残石。

292　胆管结石患者术后如何处理?

答 (1) 术后对患者进行心电监护、吸氧、静脉输液。选择性使用抗生素,推荐使用三代头孢菌素,如头孢曲松、头孢哌酮舒巴坦钠等。

(2) 另行雾化吸入、抑酸、保肝、营养支持等治疗。鼓励患者深呼吸、咳痰,以预防肺不张及肺部感染。

(3) 注意监测胃管、尿管、腹腔引流管、T 管引流量及性状。胃管及尿管于术后第 2 天拔除;腹腔引流管如引流量连续 2 天小于 20 ml,可考虑拔除腹腔引流管;T 管一般 6 周以上拔除,老年患者、营养状况差的患者应延长拔管时间。拔除 T 管前应常规行 T 管造影,了解胆道有无结石残留,如有残石,可经 T 管窦道置入胆道镜取石。

293　胆道探查术后为什么要放置 T 形引流管?

答 (1) 引流胆汁和减压:胆总管切开后,可引起胆道水肿,胆汁排出受阻,胆总管内压力增高,胆汁外漏可引起胆汁性腹膜炎、膈下脓肿等并发症。

(2) 引流残余结石:使胆道内残余结石,尤其是泥沙样结石通过 T 管排出体外;亦可经 T 管行造影或胆道镜检查、取石。

(3) 支撑胆道:防止胆总管切开处粘连、瘢痕狭窄等导致管腔变小。

294　留置 T 管期间有哪些注意事项?

答 (1) 妥善固定:T 管不宜太短,严防因翻身、搬动、起床活动时,T 管被牵拉而脱出。

(2) 保持有效引流:防止 T 管被扭曲、压迫。配合医护人员观察 T 管内引流物的颜色、性状和量及有无沉淀物。鼓励患者早期下床活动,活动时引流袋的位置应低于腹部切口高度,平卧时不能高于腋中线,防止胆汁反流逆行感染。但引流袋也不能放置太低,以免胆汁过度流失。翻身时,要当心 T 管过度牵拉滑脱,导致严重后果。

(3)术后 T 管放置时间根据病情而定,一般需要放置 1 个月左右,若胆汁仍混浊,有沉淀物,可用抗菌药物、等渗盐水溶液冲洗,以防胆红素沉淀而阻塞 T 管。术后 4 周待体温正常,黄疸消失,无结石残留可考虑拔管。

(4)带 T 管出院者应避免提举重物或过度活动;穿宽松柔软的衣服;避免盆浴,淋浴时可用塑料薄膜覆盖放置 T 管处;胆汁刺激性大,易侵蚀皮肤,若发现敷料浸湿,应立即更换。

295 T 管的拔管指征是什么?

答 黄疸消退、无腹痛、无发热、无脓液和结石、无沉渣及絮状物,可考虑拔管。拔管前在 X 线下经 T 管行胆道造影,了解胆道下端是否通畅,若胆道通畅,可试行夹管 1～2 天(先饭前、饭后各夹管 1 小时,再全日夹管 1～2 天),若无发热、腹痛及黄疸,即可拔除 T 管。

296 胆管结石术后常见并发症有哪些?

答 (1)胆道残石:发生率 20%～40%,术后可经 T 管窦道胆道镜多次取石。如仍有结石无法取出,也可采用机械碎石、液电碎石等方法。

(2)胆瘘:胆管切开缝合不严密,肝断面小、胆管结扎不牢靠,迷走胆管损伤等均可引起术后胆瘘。

(3)术后出血:包括腹腔出血、胆道出血及消化道出血等,术中应严密止血,术后如有出血可局部压迫、使用止血药物、介入栓塞等,必要时二次手术治疗。

(4)感染并发症:包括腹腔感染、切口感染、肺部感染、急性胆管炎及肝脓肿等,术中应严格无菌操作,并根据细菌培养及药敏结果,使用抗生素抗感染。

病例3(297～306 问):胆道感染

　　简要病情　患者女性,48 岁,来自四川凉山,农民,2 天前无明显诱因下突发右上腹持续性痛、阵发性加剧,疼痛向右肩部放射,伴寒战、发热、恶心、呕吐,呕吐物为胃内容物。体检:T 39.6℃,P 126 次/分,R 32 次/

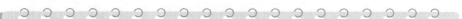

分,BP 80/60 mmHg。神志淡漠、精神萎靡,皮肤、巩膜明显黄染。腹肌紧张,右上腹压痛,反跳痛,肝大,肝区有叩击痛,Murphy 征阳性。腹部叩诊呈鼓音,移动性浊音阴性,肠鸣音 3 次/分。既往有胆结石病史 3 年。

辅助检查　肝功能生化电解质 K^+ 2.6 mmol/L,白蛋白 29 g/L,血常规检查示白细胞计数 15.9×10^9/L。MRCP 检查显示胆管轻度扩张,周围炎症反应。

入院诊断　胆道感染。

目前治疗要点　入院后予禁食、补液及对症等支持治疗,完善各项检查,择期行经内镜逆行性胰胆管造影术(ERCP)或 PTCD。

297　什么是胆道感染?

答 胆道感染为各种因素导致的胆囊、胆道系统的炎症反应,按发病部位可分为胆囊炎和胆管炎,根据有无结石又可分为结石性和非结石性。常见疾病包括急性胆囊炎、慢性胆囊炎及急性胆管炎。

298　为什么会发生胆道感染?

答 (1) 梗阻因素:急性胆道感染的重要原因就是结石所致的梗阻。除结石外,胆道寄生虫病、粘连、十二指肠乳头炎以及胆囊功能性病变都可因梗阻使胆汁潴留。这时胆酸浓度过高,尤其是结合胆酸有显著的致炎性,从而引起胆道的急性炎症。胆胰的共同通路梗阻时,胰液逆流入胆道,被激活的胰酶也会因其消化作用使胆囊发生严重病变。

(2) 感染因素:无论有无梗阻,细菌可由多种途径侵入胆道,如全身或局部感染病灶经血行而导致胆道感染、邻近器官的炎症扩散、肠道上行感染等。尤其是在胆道梗阻的情况下,细菌不易随胆汁排出,容易在胆道内繁殖而发生胆道感染。

(3) 血管因素:常发生于非胆道手术、严重创伤、烧伤、大量失血以及其他一些危重患者中,因血管强力痉挛使血流淤滞,甚至小血栓形成,胆囊黏膜屏障受到损害,抵抗力降低,极易导致感染。

（4）结石因素：结石长期反复刺激胆道黏膜使之发生损伤，造成胆道梗阻。

299　胆道感染的临床表现是什么？

答 腹痛、寒战高热及黄疸是胆总管梗阻、感染而致急性胆管炎的典型症状，也称为 Charcot 三联征，出现神志改变、血压下降等中毒性休克与中枢神经系统抑制征象时，称为急性梗阻性化脓性胆管炎（acute obstructive suppurative cholangitis，AOSC），即雷诺（Reynolds）五联征表现。

300　哪些情况易发生急性梗阻性化脓性胆管炎（AOSC）？

答 AOSC 的常见原因是胆道结石，其次为蛔虫、胆管狭窄或胆管、壶腹部的肿瘤等。引起胆道感染的致病菌有大肠埃希菌、变形杆菌及厌氧菌等。

301　AOSC 如何治疗？

答（1）抗休克治疗：首先尽快补充血容量，如静脉输液、输血补充血容量等。若血压仍偏低，可选用多巴胺等升压药物治疗。有些患者出现代谢性酸中毒，经输液、纠正休克后酸中毒即可纠正，有时仍需适量应用碱性药物来纠正。预防急性肾功能不全的发生及使用肾上腺皮质激素。

（2）抗感染：胆道感染选用抗生素的原则是根据抗菌谱、毒性反应及药物在血液中浓度及胆汁中排出多少而选择。

（3）全身支持治疗：如止痛、解痉、纠正脱水和静脉内给予维生素 K、维生素 C 等。全身治疗的目的是改善患者的情况并为手术治疗做准备。部分患者经全身支持治疗后，若病情在数小时内趋于稳定，血压平稳，腹痛减轻，体温下降，全身情况好转者，度过急性期之后，可择期手术。

（4）手术治疗：包括非开腹手术胆道减压和开腹手术治疗。手术治疗的目的应是解除梗阻和引流胆汁。

302　AOSC 非开腹手术的方法有哪些？

答（1）经内镜鼻胆管引流（ENBD）和 Oddi 括约肌切开：此法具有快捷、简便等特点，但对于高位胆管阻塞引流常难以达到治疗目的。另外，鼻胆管管径较细，易被黏稠脓性胆汁和胆泥所堵塞。因此，泥沙样胆结石者，不宜采用 ENBD。如导管反复插入胰管，也可能会引起感染扩散，可诱发胰腺炎，甚至发生急性重症胰腺炎。

（2）经内镜胆管内支撑管引流：经纤维内镜置入胆管内支撑管引流,可以解除胆管梗阻,通畅胆汁引流,排出淤滞的胆汁,但最常见的并发症是胆汁引流不通畅导致支撑管堵塞。

（3）经皮肝穿刺胆管引流（PTCD）：操作简单,能及时减压,对较高位胆管或非结石性阻塞效果较好,在老年、危重不能耐受手术者,可作为首选对象。但引流管容易脱落和被结石堵塞,对于凝血机制严重障碍、腹腔积液、有出血倾向或肝肾功能接近衰竭者,应视为禁忌证。

303 AOSC 的手术时机如何选择？

答 手术时机应掌握在 Charcot 三联征至 Reynold 五联征之间,恰当地掌握手术时机是提高疗效的关键。若出现下列情况时应及时手术：

（1）经积极非手术治疗,病情无明显好转,黄疸加深、加剧,体温在 39℃以上,胆囊胀大并有持续压痛。

（2）出现精神症状或预示出现中毒性休克。

（3）肝脓肿破裂、胆道穿孔引起弥漫性腹膜炎。年老体弱或有全身重要脏器疾病者,因代偿功能差,易引起脏器损害,一旦发生,难以逆转,故应放宽适应证,尽早手术。

304 AOSC 患者术后如何处理？

答 （1）术后体位：患者手术多为全身麻醉,术后去枕平卧位,头偏向一侧,持续低流量氧气吸入,保持呼吸道通畅。病情平稳后采取半卧位,有利于呼吸、循环及腹腔内渗血、渗液的引流,有效预防膈下感染的发生。

（2）严密监测生命体征：术后应严密观察患者生命体征（体温、心率、呼吸、脉搏、血压、神志、尿量）及血氧饱和度的变化,15～30 分钟测量 1 次,休克患者5～10 分钟测量 1 次。

（3）扩充血容量：有效血容量不足是感染性休克的突出矛盾,如不及时补充和改善微循环及心排出量,则休克难以纠正。扩容的液体包括胶体液、晶体液和葡萄糖液。

（4）纠正酸中毒：根据生化检查结果调整酸中毒治疗。

（5）抗菌药物治疗：根据细菌培养和药敏试验结果,调整抗生素应用。

（6）营养和代谢：术后患者须禁食,待术后 24 小时患者生命体征稳定并排气后可进食少量流质饮食;待病情稳定后,给予低脂、高蛋白、易消化食物,应少食多餐。

（7）注意肝脏功能变化：AOSC 往往引起肝脏功能的严重损害，因此必须高度重视肝脏功能的保护。

（8）**防止肾衰竭**：感染、中毒、脱水、电解质失调以及高胆红素血症常导致肾脏的损害，应在充分补足液体量的同时间断应用利尿药，以利于排除毒性物质。

（9）预防肺部炎症：术后患者由于切口疼痛，痰液咳出困难，可每 4～6 小时给予雾化吸入。另外，鼓励患者早期活动，有利于呼吸、胃肠功能的恢复及肺栓塞、下肢深静脉血栓的预防。

（10）引流管管理（见下题）。

305 如何做好 AOSC 患者术后的引流管护理？

答 急性重症胆管炎患者术后一般要放置多根引流管，如 T 管、腹腔引流管、胃管和尿管，应妥善固定各种引流管，防止引流管扭曲、折叠而发生引流不通畅。同时密切观察腹腔引流管及 T 管引流液的颜色、性质和引流量，有无腹腔出血、胆道出血等。如：

（1）胆汁量及颜色的变化反映了病情的变化。若为血性，提示胆道有出血；胆汁变绿，提示仍有胆道感染；若胆汁异常稀薄，引流量每日超过 1 500 ml，提示患者肝功能差，且有水电解质失衡的可能；若胆汁突然减少，则考虑可能为残石堵塞等。

（2）观察引流是否通畅，引流口周围有无胆汁渗出。若引流不畅，应查明原因，必要时可用少量无菌等渗盐水缓慢冲洗，但不可加压。

（3）患者下床活动时，注意 T 管应低于腰部位置，避免胆汁逆流感染。

（4）术后 2～3 天，无腹胀、肠鸣音恢复或排气后可拔除胃管。

（5）术后腹腔引流液清亮，引流量 10 ml 以下，可考虑拔除腹腔引流管。

（6）1 周后抬高 T 管，如无腹痛、腹胀、发热等不适，可持续夹闭 T 管。术后适当延长留置 T 管时间，以 6 周为宜，以保证窦道形成完全。拔除 T 管前先接引流袋充分引流，再经 T 管行胆道造影或胆道镜检查，明确胆道有无残留结石。

306 AOSC 术后主要并发症有哪些？

答 （1）多器官功能衰竭（MOF）：是导致 AOSC 患者死亡的主要原因。发生 MOF 的主要原因是严重感染、梗阻性黄疸。

（2）胆道出血：AOSC 由于胆管阻塞合并感染，大量细菌和毒素进入血液循环，导致凝血因子破坏，术后可能渗血较多。

（3）胆瘘：主要由于胆管切开，T 管固定缝合处因炎性水肿致胆汁渗漏，表现为自腹腔引流管或 T 管周围渗出黄色胆汁样液体。

（4）十二指肠穿孔：术中游离胆囊或显露胆管过程中误伤十二指肠，助手显露过程中按压十二指肠过度用力或长时间压迫，都可导致十二指肠缺血、坏死及穿孔。

（5）腹腔感染：常由无菌技术操作不严格、胆汁渗漏及胆道出血等引起。

（6）肺部感染：AOSC 患者病情严重，多数年老体弱，常合并多种基础疾病，术后切口疼痛，患者因害怕疼痛不敢或无力咳嗽以及误吸等均易诱发肺部感染。

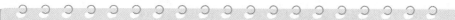

病例 4(307～315 问)：阻塞性黄疸(经内镜逆行性胰胆管造影术)

简要病情　女性，85 岁，主诉"上腹胀痛不适半月，皮肤黄染 1 周"来院就诊。患者半个月来感上腹胀痛，为持续性钝痛。食欲缺乏，有恶心，无呕吐。小便尿色深黄，大便色浅。查肝功能提示总胆红素 52 μmol/L，直接胆红素 12 μmol/L，拟"阻塞性黄疸"来院治疗。

查体： T 36.9℃，P 88 次/分，R 17 次/分，BP 135/86 mmHg。皮肤巩膜黄染，腹平软，右上腹压痛，无肌卫、反跳痛。既往史：胆管结石 3 年，脑梗死 10 余年，慢性支气管炎 15 年余。

辅助检查　肝功能提示总胆红素 52 μmol/L，直接胆红素 12 μmol/L，谷氨酰转肽酶 75 U/L，白蛋白 29 g/L。

入院诊断　阻塞性黄疸。

目前治疗要点　入院后予禁食、补液及对症治疗，同时完善各项检查，择期行 ERCP。

307　什么是阻塞性黄疸?

答　胆管结石、胆囊结石、慢性胰腺炎导致胰头部肿大、胆道出血，以及胰腺、胆管恶性肿瘤等原因造成胆道系统梗阻、胆汁淤积,则阻塞或淤积的上方胆管内压力不断增高,胆管不断扩张,最终必然导致肝内小胆管或微细胆管、毛细胆管发生破裂,使结合胆红素从破裂的胆管溢出,反流入血液中而发生黄疸。黄疸的程度取决于梗阻的程度以及是否继发感染,梗阻不完全,则黄疸程度轻,若为完全性梗阻,则黄疸进行性加深,可有全身皮肤黄染、瘙痒,巩膜黄染、尿色变黄等症状。

308 阻塞性黄疸患者治疗方法有哪些?

答 (1)手术切除:恶性肿瘤引起的梗阻性黄疸在临床上以根治性手术切除为首选的治疗方法。

(2)姑息性手术治疗:对于不能行根治性手术的患者,可考虑行姑息性手术治疗,尤其是在剖腹探查术中发现无法行根治性手术时可考虑行胆肠内引流术,以达到改善肝功能、减少阻塞性黄疸全身性损害的目的。

(3)介入内镜治疗:通过 ERCP 术等影像学检查已确定无行根治性手术可能,且黄疸严重、引流时间长、身体条件差的患者,不能耐受开腹手术时,可考虑内镜下或经皮经肝穿刺行姑息性内外引流术。低位胆道梗阻内引流主要采用内镜下胆道支架置入术(ERBD);对不能耐受手术治疗的高位胆道梗阻患者可考虑行经皮经肝胆管穿刺置入支架内引流术;也可行 ENBD 或 PTCD 的外引流术。

309 什么是经内镜逆行性胰胆管造影术(ERCP)?

答 应用纤维或电子十二指肠镜,找到十二指肠乳头开口并插入造影管,然后注入造影剂后摄片。ERCP 可以获得胆囊、胆管和胰管的清晰影像,能够区别肝内外梗阻的范围、部位和性质。由于可直接观察到十二指肠乳头,因此,对于鉴别低位胆管和乳头的病变意义重大。

310 什么是经内镜鼻胆管引流(ENBD)?

答 患者取左侧位,先用 ERCP 导管沿胆管方向插入十二指肠乳头行胆胰造影判断引流范围,插导丝至胆管理想引流区,将鼻胆管顺导丝插入预定位置,然后退出导丝,在 X 线监视下进鼻胆管退出十二指肠镜,最后将鼻胆管从鼻腔引出,建立胆汁体外引流途径,妥善固定后接无菌引流袋。

311 什么是经皮肝穿刺胆管引流(PTCD)?

答 经皮肝穿刺胆管造影(PTC)可在 X 线、B 超或 CT 的引导下进行,证实刺中胆管后注入造影剂摄片,可显示梗阻近端胆道,以便判断梗阻的部位及原因,适用于高位胆道梗阻的患者。PTCD 在 PTC 的基础上,在导丝的引导下向胆管内插入引流管进行减压引流,既可达到诊断目的,又可术前减黄;对不能手术的梗阻性黄疸患者还可作为永久性治疗措施。

312 行 ERCP 治疗的目的有哪些?

答 (1)直接观察十二指肠及乳头的情况和病变,并可行活检。
(2)收集十二指肠液、胆汁和胰液进行理化及细胞学检查。
(3)通过造影显示胆道系统和胰腺导管的解剖和病变。
(4)可行鼻胆管引流、内镜括约肌切开术(EST)、胆总管下端取石等。

313 ERCP 患者术前、术后要注意些什么?

答 术前禁食、禁水 8 小时,术前 30 分钟肌内注射阿托品 0.5 mg、地西泮 5~10 mg 以起到镇静、松弛平滑肌及减少腺体分泌的作用。术前半小时口服利多卡因胶浆 20 ml,对特别紧张的患者给予哌替啶 50 mg 肌内注射。术后绝对卧床休息,禁食 24 小时,并于术后 3 小时抽查血、尿淀粉酶,24 小时复查血、尿淀粉酶。

314 ERCP 术后的自我保健有哪些?

答 (1)患者术后返回病房,应卧床休息,减少活动,避免因管道刺激咽喉部引起剧烈呕吐或引流管不慎脱出的情况。妥善固定引流导管,做好管道标记,记录标记刻度,观察引流液的量和性状。若有异常问题,及时通知医生处理。术后 24 h 患者无其他不适可下床活动。
(2)手术后仍需禁食,禁食时间的具体长短,应由医生根据血、尿淀粉酶检查的情况而定。一般术后 24 h 若患者无腹痛症状,复查血淀粉酶正常,则开始从流质饮食逐步过渡到正常饮食。
(3)禁食期间如果体力允许,可自行刷牙或使用漱口液,保持口腔清洁。不可饮水,以免食物刺激胰腺分泌而引起一系列并发症。
(4)并发症的观察:观察患者有无腹痛、发热等情况,随时警惕急性胰腺炎的发生。当患者出现面色苍白、头晕、呕血或便血等症状时,需警惕吻合口出血,应及时通知医生处理。

315 ENBD 如何护理?

答 (1) 妥善固定:将体外鼻胆管固定于鼻翼及耳廓,注意体外鼻胆管留有足够长度便于患者活动,做明显标记便于观察导管有无脱出。导管末端接无菌引流袋,并确定两管连接牢固,引流袋位置应低于床边,减少逆行感染的机会。

(2) 保持鼻胆管通畅:勿使引流管扭曲、折叠,详细记录每日引流物的性质及量,及时更换引流袋。若引流液量＞300 ml/d,一般无须冲洗鼻胆管,以免增加逆行感染的机会;如有严重胆道感染,可用生理盐水 250 ml 加庆大霉素或甲硝唑缓慢冲洗导管 2 次/d;如合并有胆道出血者可用 1∶1 000 肾上腺素盐水 20～30 ml 冲洗,2～3 次/d;若引流液量突然减少或胆汁量＜100 ml/d,且黏稠伴絮状物,同时患者有发热、寒战、黄疸等情况,多怀疑有鼻胆管堵塞或脱离引流区,护士应及时通知医生查找原因,如确定为前述原因,则用生理盐水冲洗使其通畅。冲洗时应注意:①严格无菌操作,避免强行用力抽吸;②抽吸时注射器呈负压,多与导管位置深、导管扭曲有关,应由医生在 X 线下调整引流位置;③注射器抽出空气或肠液表明导管脱出,应拔除导管重新置管,如置管时间较长,引流不畅,经冲洗不能通畅,应考虑更换导管。

(3) 引流液的观察:①引流期间准确记录引流液的量、色、性质,胆汁引流量应＞300 ml/d,1～2 天内呈黑绿色混有少量絮状物,3～4 天后可能转为棕黄色或淡黄色,之后引流液逐渐变成正常胆汁,呈清亮淡黄色,一般 24 小时分泌量为 800～1 000 ml;②通过观察引流液的变化,可辨别胆汁与胰液从而确定导管位置,如引流量少(100～200 ml/d)且色泽由淡黄变为无色,则考虑导管可能置入胰管内,应及时报告医生,由医生调整治疗方案;③急性梗阻化脓性胆管炎患者,鼻胆管开始可涌流出大量脓性胆汁,之后逐渐变为金黄清亮胆汁;④长期胆道梗阻者胆汁为深黄或墨绿色,化脓性胆管炎患者胆汁有脓性絮状物,两者通常经鼻胆管引流 2～4 天可逐渐变成正常胆汁,同时腹痛、腹胀、发热等缓解或逐渐减轻,表示引流效果理想,否则提示梗阻。

(4) 拔管时间:引流时间依病情而定,体温、血常规、血尿淀粉酶正常,腹痛、腹胀、黄疸缓解 3 天后可拔管。有胆管残余结石者需待胆道环境改善,取石后拔管。

病例 5(316～328 问):急性胰腺炎

简要病情 男性,50 岁,因"突发上腹痛 4 小时"于我院急诊科就诊。患者 4 小时前进食油腻食物后突发中上腹痛,疼痛为持续性,并放射至背部,伴有腹胀,无发热,无恶心、呕吐,无腹泻,来院治疗。查体:T 37.2℃,P 102 次/分,R 21 次/分,BP 140/85 mmHg。神志清楚,急性痛苦面容,皮肤、巩膜无黄染,腹稍膨隆,腹肌稍紧张,中上腹及左上腹压痛,无反跳痛,疼痛评分 8 分,Murphy 征阴性,腹部未触及肿物,肠鸣音 4 次/分,无亢进。既往史:超声检查发现"慢性胆囊炎伴胆囊泥沙样结石"5 年,未治疗,平时无症状。

辅助检查 肝功能提示血淀粉酶 564 U/L;B 超检查提示胆囊增大;CT 扫描提示胰腺肿大,胰周渗出明显。

入院诊断 急性胰腺炎。

目前治疗要点 入院后予禁食、补液及对症等治疗。

316 胰腺在人体的什么部位?

答 胰腺位于人体的上腹部,在腹膜后,相当于第 1～2 腰椎水平,斜向左上方,长 12～15 cm,宽 3～4 cm,厚 1～3 cm,从右向左可划分为胰头、胰颈、胰体和胰尾 4 部分。

317 胰腺有什么作用?

答 胰腺是人体重要的消化和内分泌器官,是人体的第二大腺体,仅次于肝脏,具有外分泌和内分泌两种功能。内分泌功能主要是胰腺组织中的胰岛细胞分泌胰岛素、胰高血糖素、胰胃泌素等多种激素;外分泌功能主要是分泌胰蛋白酶、胰脂肪酶及胰淀粉酶等多种消化酶。其中,胰岛素是人体内唯一的一种能降低血糖水平的激素。

318 什么是急性胰腺炎?

答 急性胰腺炎是指胰腺消化酶被异常激活后对胰腺自身及其周围脏器产生消

化作用而引起的炎症性疾病,是常见的外科急腹症。急性胰腺炎按病程及严重程度可分为两种。

(1) 轻型胰腺炎:也称急性水肿型胰腺炎,该病情较轻,预后好。

(2) 重症急性胰腺炎:又叫急性出血坏死性胰腺炎,主要表现为胰腺广泛的胰周及胰内脂肪坏死、胰实质坏死及出血,病情凶险,发展快,并发症多,严重者伴有休克、呼吸衰竭及肾衰竭,病死率高。常见腹部体征有上腹部明显的压痛、反跳痛、肌紧张、腹胀、肠鸣音减弱或消失等,可有腹部包块,偶见腰肋部皮下瘀斑征(Grey – Turner 征)和脐周皮下瘀斑征(Cullen 征)

319 急性胰腺炎的病因是什么?

答 主要是胰胆管于十二指肠壶腹部共同开口的阻塞,造成胆汁反流入胰管内和各种原因造成的胰液分泌增多或排出障碍,50%～70%的急性重症胰腺炎是由胆道疾病、酗酒和暴饮暴食所引起的。

(1) 胆道结石:有研究表明,70%的特发性急性胰腺炎是由胆道微小结石引起的,其形成与肝硬化、胆汁淤积、溶血、酗酒、老龄等因素有关。

(2) 肝胰壶腹括约肌功能障碍:肝胰壶腹括约肌功能障碍可使得壶腹部的压力升高,影响胆汁与胰液的排泄,甚至导致胆汁逆流入胰管,从而引发急性胰腺炎。

(3) 酗酒和暴饮暴食:因酗酒和暴饮暴食引起急性重症胰腺炎的患者以男性青壮年为主。酗酒和暴饮暴食后可因大量食糜进入十二指肠、酒精刺激促胰液素和缩胆囊素释放而使胰液分泌增加,进而引起乳头水肿和壶腹部括约肌痉挛,最终导致急性重症胰腺炎。

320 急性胰腺炎的主要临床表现是什么?

答 (1) 腹痛:多为急性发作,呈持续性,剧烈疼痛,一般止痛剂不能缓解,位于上腹部正中偏左。胆源性胰腺炎开始于右上腹,后转至正中偏左,并向左肩、左腰背部放射,严重时两侧腰背部都有放射痛,以左侧为主。疼痛的发生大多有饮食的诱因,如油腻饮食、暴饮暴食和酗酒。

(2) 腹胀:腹膜后的广泛炎性渗出和腹腔内渗液的刺激导致肠麻痹是腹胀的原因,常同时有排气、排便中止。患者腹部膨隆,肠鸣音多减弱甚至消失。腹胀一般都较严重,是大多数急性胰腺炎的共有症状。

(3) 恶心、呕吐:发作早且频繁,呕吐后不能使腹痛缓解。

(4) 发热：早期只有中度发热,38℃ 左右。重症胰腺炎均有持续性发热,体温多在 38.5℃ 以上,继发于胆道感染者可出现寒战。

(5) 休克：急性重症胰腺炎可出现面色苍白、呼吸加快、血压下降、四肢厥冷、出冷汗、少尿等休克症状。

321 诊断急性胰腺炎的生化指标是什么?

答 诊断急性胰腺炎的生化指标是血、尿淀粉酶。

血清淀粉酶正常值是 40～180 U/L;尿淀粉酶的正常值是 80～300 U/L。

322 急性胰腺炎的诊断指标是什么?

答 (1) 有胆道疾病、酗酒、暴饮暴食等病史。

(2) 突发上腹部剧烈疼痛,呕吐后不能缓解。

(3) 血、尿淀粉酶明显升高,超过正常值的 3 倍以上。

(4) 腹部 B 超或 CT 等影像学检查提示胰腺炎改变。

323 急性胰腺炎的治疗方法有哪些?

答 (1) 非手术治疗：原则是尽量减少胰液分泌,防止感染,阻止其向重症发展,这是急性胰腺炎的基础治疗,轻型经此治疗即可痊愈。①禁食、胃肠减压；②抑制胰液分泌及抗胰酶药物的应用,如奥美拉唑、生长抑素；③镇痛解痉,诊断明确者可给予止痛剂,同时给予解痉剂,但禁用吗啡,以免引起 Oddi 括约肌痉挛；④支持治疗,每日输液根据液体出入量及热量需要计算,按计划供给,保证水与电解质平衡；⑤防止感染。

(2) 手术治疗：常用的手术方法有引流术、坏死组织清除术。

324 生长抑素及其类似物(奥曲肽)的作用是什么?

答 生长抑素及其类似物可以通过直接抑制胰腺外分泌而发挥作用,主要在急性重症胰腺炎治疗中应用。奥曲肽用法：首次剂量 0.1 mg 静脉注射,继以 25～50 μg/h 维持治疗。生长抑素用法：首次剂量 250 μg,继以 250 μg/h 维持。停药指征：临床症状改善、腹痛消失和(或)血清淀粉酶活性降至正常。

325 急性重症胰腺炎为什么病死率高?

答 胰液中的酶原在十二指肠内被激活产生消化作用,由于各种因素的存在,造成胰酶提前在胰管或者腺泡内被激活,对胰腺及周围组织产生自身消化,使胰腺出血和坏死。胰腺广泛充血、水肿、出血、坏死,在腹腔和腹膜后渗出大量的血性渗液,使患者早期即出现微循环障碍和休克。由于胰腺实质及周围组织的自身消化,进一步促使各种有害物质释出,因细菌移位继发感染。渗出的大量胰酶和有毒物质被腹膜吸收入血,可导致肝、肾、心、脑、肺等重要脏器的损害,从而引起多器官功能障碍综合征。

326 急性胰腺炎时为什么会造成血糖波动?

答 急性胰腺炎时,由于胰酶在胰腺组织内被激活,引起胰腺自身消化,导致胰腺发生不同程度的水肿、出血、坏死。这些病理改变必然影响到散布在胰腺中的 α 细胞、β 细胞,使胰高血糖素分泌增加和胰岛素分泌减少,引起血糖升高。有 8%～35% 的患者出现血糖升高。

急性轻型胰腺炎,由于胰岛病理损害较轻,血糖升高大部分是一过性的,胰岛细胞功能可以恢复正常。急性重症胰腺炎,由于胰岛病理损害严重,特别是胰岛 β 细胞被破坏,胰岛素数量不足,可以引起糖尿病。慢性胰腺炎,也可引起血糖升高与糖尿病症状,主要是因为胰腺组织长期受炎症刺激引起胰腺结缔组织增生纤维化,使胰岛 β 细胞变性、数量减少,出现胰岛素分泌不足、血糖升高、糖耐量降低、尿糖阳性等。胰腺炎造成的血糖升高以治疗胰腺炎为主,胰腺炎治疗好了,血糖可恢复。

327 急性胰腺炎有哪些并发症?

答 出血坏死性胰腺炎可出现胰腺脓肿、急性肾衰竭、急性呼吸窘迫综合征、消化道出血、败血症与弥散性血管内凝血等。

328 急性胰腺炎患者如何做出院指导?

答 (1) 指导患者卧床休息,有利于减轻胰腺负担,促进组织恢复和体力的恢复。指导患者采取舒适的卧位,勤翻身,进行取深呼吸及有效的咳嗽。

(2) 饮食指导:患者急性期要禁食,待血清淀粉酶正常,腹痛、呕吐基本消失后嘱其进食不含脂肪的流质饮食,如米汤、藕粉、杏仁茶、果汁、菜汁等。恢复期可进食低脂肪软食,以不饱和脂肪为主;嘱患者多食碳水化合物、维生素类食物,少食多餐,禁烟酒,忌暴饮暴食。

(3) 指导患者保持良好的心情,正确对待疾病,避免不必要的精神负担。合理安排工作与休息,注意劳逸结合,适当进行体育锻炼以增强体质。

(4)定期门诊随访:监测腹部体征、血尿淀粉酶、血常规、B 超等。患者如有腹痛不适,立即禁食、禁饮,并来院就诊,以免延误治疗。

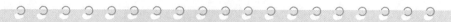

病例 6(329～339 问):胰腺癌(胰腺癌根治术)

简要病情 男性,53 岁,因"上腹部胀痛不适 1 个月,皮肤及巩膜黄染 2 周"来我院门诊就诊。患者 1 个月来感上腹部疼痛,为持续性钝痛,向肩背部及腰背部放射,无反酸、嗳气、呕吐等,小便色深,呈酱油色,大便呈白色,皮肤及巩膜黄染,逐渐加重,故来院治疗。发病以来,精神欠佳,食欲减退明显,体重下降约 3 kg。查体:T 37.6℃,P 90 次/分,R 20 次/分,BP 138/76 mmHg。皮肤及巩膜黄染,腹平软,中上腹扪及一肿块,轻压痛,无肌紧张、反跳痛。既往史:7 年前外院诊断为"2 型糖尿病",治疗后血糖控制尚可。吸烟 30 余年,20 支/日。无手术外伤史。

辅助检查 CT:胰头占位。

入院诊断 胰头癌。

目前治疗要点 入院后予禁食、补液及对症等治疗,完善术前相关检查,拟行胰腺癌根治术。

329 什么是胰腺癌?

答 胰腺癌是恶性程度很高的一种肿瘤,临床上诊断和治疗非常困难。其发病率和病死率有明显上升趋势。患病后 5 年生存率极低,预后非常差。发病率男性高于女性,其多好发于胰头部,其次为胰体尾,全胰很少见。

330 胰腺癌与什么因素有关?

答 导致胰腺癌的直接病因尚不清楚。在胰腺癌的致病因素中,吸烟是唯一公认的风险因素。高蛋白、高胆固醇饮食可促进胰腺癌的发生。糖尿病、慢性胰腺炎、遗传因素、长期的职业和环境暴露等可能是胰腺癌的致病因素。

331 胰腺癌的检查方法有哪些?

答 临床上常见的有 B 超、CT、MRI、MRCP、PTCD、ERCP、肿瘤标志物测定等,对胰腺癌的诊断有相当大的帮助。一般情况下,B 超是最先选择的检查方法,糖类抗原(CA)199、癌胚抗原(CEA)和胰腺癌胚抗原(POA)可作为辅助性检查。CA199 对胰腺癌敏感性和特异性较好,一旦有异常变化,则可通过 CT 检查来进行确诊。

332 胰腺癌患者的临床表现有哪些?

答 (1)上腹部疼痛、饱胀不适是常见的首发症状。因肿块压迫胰管,使胰管不同程度的梗阻、扩张、扭曲及压力增高,出现隐痛或上腹不适。早期症状不明显,易被忽视。当患者出现腰背部疼痛时多由于肿瘤侵犯腹膜后神经丛,为晚期表现。

(2)黄疸是胰头癌最主要的临床表现,由胰头癌压迫或浸润胆总管所致,呈进行性加重。多数患者出现黄疸时已属中晚期,伴皮肤瘙痒,久之可有出血倾向。小便深黄,大便陶土色。

(3)消化道症状、食欲降低和消瘦。

333 胰腺癌患者为什么会发生黄疸?

答 黄疸是胰腺癌,特别是胰头癌的重要临床症状,大部分患者都会出现,临床上许多患者往往是先发生黄疸,检查后才发现胰腺癌。黄疸是由胆总管下端受侵犯或被压,导致胆汁无法有效地排出,从而反流入血引起。黄疸随着病情的加重而加深,但不可能完全消退。胰体尾癌患者在累及胰头时才出现黄疸。有些胰腺癌患者晚期出现黄疸是肝转移所致。患者若有黄疸一般会伴有皮肤瘙痒、深黄色小便及陶土色大便。

334 胰腺癌患者出现皮肤瘙痒怎么办?

答 首先保持床铺的清洁干燥,坚持用温水擦浴,避免使用对皮肤刺激大的碱性肥皂或沐浴液,对于皮肤瘙痒严重的患者可遵医嘱涂擦止痒药物(炉甘石洗剂等),同时告诉患者避免抓挠皮肤,尽量穿棉质、宽松的衣物。

335 胰腺癌患者有哪些治疗方法?

答 胰腺癌的治疗主要包括手术治疗、放射治疗、化学治疗以及介入治疗等。

336 胰腺癌的好发部位在哪里?

答 胰腺癌多发于胰腺头部,占70%～80%,其次为体尾部,全胰癌较少见;少数可为中心癌。

337 胰腺癌根治术的手术室护理要点有哪些?

答 (1)术前一日访视患者,了解患者病情及基本身体状况。

(2)患者入室后要注意隐私保护,脱去病服时应有棉被遮盖,手术开始前手术区域也应加以覆盖。不应在患者面前谈及与癌症相关的话题。

(3)体位摆放正确舒适,充分暴露手术野。

(4)手术切皮前,再次核对患者基本信息和手术部位标识。

(5)使用暖风机或变温毯给患者保暖,随时观察肢体颜色。术前备38℃左右温盐水和43℃温蒸馏水用于术中冲洗腹腔。输注液体时使用液体加温仪,以防止术中低体温发生。

(6)术中注意无菌操作,接触过空腔脏器被污染的器械及敷料应及时取下,更换未被污染的器械及敷料,参加手术人员也应更换手套。

(7)手术中取下的标本应放于弯盘内,妥善保管。

(8)恶性肿瘤手术,术中注意无瘤技术操作,防止肿瘤细胞的种植。

(9)术中使用缝针、缝线和敷料多,应仔细做好手术物品的清点工作。

(10)使用吻合器前应仔细检查型号,吻合组件的钛钉是否完整,使用前勿打开保险,避免缝合钉过早推出;使用后先勿丢弃,由手术医师检查两个环形胃肠壁组织是否完整。

(11)术中密切观察患者生命体征,如遇大出血时应反应迅速,及时取血,配合抢救工作。

(12)手术结束时注意观察呼吸情况,防止舌后坠堵塞咽腔。

338 胰腺癌的术后并发症有哪些?

答 (1)胰瘘:凡术后7天仍引流出含淀粉酶的液体者应考虑胰瘘的可能,通用的诊断标准是腹腔引流液中的酶含量大于血清值的3倍,每日引流量大于50 ml。

（2）术后出血：在手术后 24 小时以内为早期出血，超过 24 小时为晚期出血。主要包括腹腔内出血和消化道出血。

腹腔出血：急性出血主要由凝血功能障碍导致创面广泛渗血、手术中止血不确切或吻合口出血引起。

消化道出血：应激性溃疡出血。多发生在手术后 3 天以上，其防治主要是术前改善患者营养状况，尽量减轻手术和麻醉的打击。

（3）胃排空障碍（胃瘫）：①目前无统一的标准，常用的诊断标准是经检查证实胃肠道无梗阻，胃液＞800 ml/d，10 天后无明显水电解质及酸碱平衡异常，无导致胃乏力的基础疾病，未使用平滑肌收缩药物；②胃瘫的治疗主要是充分胃肠减压，加强营养心理治疗或心理暗示治疗，应用胃肠道动力药物，治疗基础疾病和营养代谢的紊乱。

（4）胆瘘：多发生于术后 5～7 天，表现为腹腔引流管流出大量胆汁，每日数百至一千毫升不等。应充分引流，严重者可行手术治疗。

（5）感染：以腹腔内局部细菌感染最常见。术后密切观察患者有无高热、腹痛和腹胀、白细胞计数增高等。遵医嘱合理应用抗生素，加强全身支持治疗，形成腹腔脓肿者，可在超声下行脓肿穿刺置管引流术。

339 胰腺癌术后要注意观察什么？

答 （1）落实心理护理和疼痛护理，调整患者不良情绪，提高治疗依从性和降低术后疼痛感受，促进身心健康。

（2）观察患者生命体征，注意有无腹腔出血，引流液的颜色、性状、量；纠正代谢紊乱，维持营养平衡等。

（3）观察胃肠道功能恢复情况：观察每日胃肠减压量，有无腹胀，肠鸣音恢复情况和排气与否。胃肠道功能恢复后可拔除鼻胃管，并循序渐进地恢复饮食。

（4）防治感染：预防可能发生的腹腔内感染，治疗性使用抗生素，应根据细菌培养及药敏结果调整抗生素。

（5）观察有无消化道瘘：一旦发现，应积极引流，必要时手术治疗。

病例 7（340～349 问）：胆囊癌（胆囊癌根治术）

　　简要病情　女性，59 岁。因"右上腹隐痛不适 1 个月"来我院门诊就诊。患者 1 个月来感觉右上腹疼痛，为持续性隐痛，不伴反酸、嗳气、呕吐

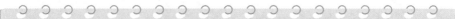

等症状。按"胆囊结石、胆囊炎"自己服用"消炎利胆片"治疗,效果不佳。腹痛于近日有所加重。发病以来,食欲减退明显,体重下降4kg,大小便正常。查体:T 37℃,P 78 次/分,R 18 次/分,BP 120/75 mmHg。腹平软,右上腹压痛,无肌卫、反跳痛。既往史:胆结石病史 10 余年,间断发作,服用消利胆片后腹痛可缓解。无手术外伤史。家族史无特殊。

辅助检查 血常规提示 C 反应蛋白 51 mg/L,肝功能检查提示直接胆红素 48 μmol/L,B 超检查提示胆囊占位性病变。

入院诊断 胆囊癌。

目前治疗要点 入院后予禁食、补液及对症等治疗,完善各项检查,择期予胆囊癌根治术。

340 胆囊癌的流行病学有哪些特征?

答 胆囊癌系常见的胆管系统肿瘤,占我国全部癌肿的 0.76%~1.2%。胆囊癌的男女发病比为 1:2~1:4;以老年患者居多,50 岁以上发病率明显增高。胆囊癌起病隐匿,早期无特异性的临床表现,且常合并胆囊疾病,50%~95%胆囊癌患者合并胆囊结石。由于多年胆囊疾病发作史的干扰,易延误诊断,多数胆囊癌确诊时已属中晚期,早期诊断率低。胆囊癌的恶性程度高,根治切除率低,预后极差,术后 5 年生存率多数报道不足 5%。手术是目前治疗胆囊癌的首选方法,放、化疗的应用价值还有待进一步研究。

341 胆囊结石与胆囊癌的关系如何?

答 胆囊结石与胆囊癌的发生关系密切。有胆囊结石者发生胆囊癌的危险性较无胆囊结石者高出 6~15 倍。50 岁以上的胆囊结石患者中 6%~10%可发生胆囊癌,发病年龄越早,胆囊癌发病风险越大。Mirizzi 综合征的胆囊癌发病率为 27.8%,显著高于一般胆结石患者。胆囊结石诱发胆囊癌的进程:胆石症/胆囊炎→胆囊黏膜上皮增生→部分不典型增生出现→轻者引起原位癌,重度不典型增生则引发浸润癌。

342 胆囊癌的高危因素有哪些?

答 (1) 50 岁以上的女性,胆囊结石患者。

(2) 胆结石病程>5 年或结石直径>2 cm。

(3) 胆囊颈部结石或 Mirizzi 综合征。

(4) 超声检查提示胆囊壁不均匀、局限性增厚或萎缩。

(5) 胆囊腺肌症、胆囊息肉样病变,尤其发生在颈、体部,直径>1 cm 者。

(6) 瓷样胆囊者。

(7) 曾行胆囊造瘘术者。

(8) 异常胰胆管连接者。

343 胆囊癌的临床表现有哪些?

答 胆囊癌发病隐匿,早期无特异性症状,部分患者可因胆囊切除时意外发现。合并胆囊结石或慢性胆囊炎者,早期多表现为胆囊结石或胆囊炎的症状。当肿瘤侵犯浆膜层或胆囊床时,出现右上腹痛,可放射至肩背部,伴有食欲下降等。胆囊管梗阻时可触及肿大的胆囊。胆囊癌晚期,可在右上腹触及肿块,并出现腹胀、体重减轻或消瘦、贫血、黄疸、腹水及全身衰竭等。少数肿瘤可穿透浆膜,导致胆囊急性穿孔、急性腹膜炎及胆道出血等。

344 胆囊癌的病理类型和生物学特性有哪些?

答 80%～98%的胆囊癌为腺癌,少数为腺鳞癌、鳞癌、黏液癌及未分化癌等。按大体形态可分为肿块型和浸润型。胆囊癌的恶性程度高、转移早,最常见的转移方式是淋巴转移,进展期胆囊癌的淋巴结转移率可高达 62.5%～73.0%。胆囊癌易侵犯肝脏、十二指肠、胆管、胃窦及结肠等周围脏器。

345 胆囊息肉样病变与胆囊癌的关系如何?

答 胆囊息肉样病变系指胆囊黏膜局限性隆起或向胆囊腔内隆起的病变,包括胆固醇性息肉、炎性息肉、胆囊腺肌增生症等良性息肉和腺瘤、平滑肌瘤、脂肪瘤等肿瘤性息肉。其中单发、无蒂、直径>1 cm 的腺瘤具有明显的癌变趋向。胆囊息肉样病变恶变的高危因素包括:①单发病变,直径>10 mm,蒂粗大,尤其是位于胆囊颈部或底部者;②多发病变,伴有胆囊结石,有症状,年龄>50 岁;③病变有增大趋势或形态有变化;④超声检查病变有丰富血供提示为恶性新生物;

⑤CA199、CEA 明显升高且除外其他胃肠道肿瘤者;⑥胆囊息肉样病变,有明显症状且反复发作者。对胆囊息肉样病变不要盲目施行胆囊切除术,无上述指征者,仅需定期 B 超检查随访观察。

346 为了预防胆囊癌的发生,出现哪些危险因素时应考虑行胆囊切除术?

答 (1)直径大于 3 cm 的胆囊结石。

(2)合并有胆囊壁不均匀钙化、点状钙化,或多个细小钙化的胆囊炎以及瓷性胆囊。

(3)胆囊息肉直径≥10 mm,胆囊息肉直径<10 mm 合并胆囊结石、胆囊炎,单发或无蒂的息肉且迅速增大者(增长速度 6 个月>3 mm)。

(4)胆囊腺肌症。

(5)胰胆管汇合异常合并胆囊占位性病变。

(6)胆囊结石合并糖尿病。

347 胆囊癌的手术方式是什么?

答 手术切除是胆囊癌患者获得长期生存的唯一治疗方法。胆囊癌的治疗方式包括胆囊切除、胆囊癌根治性手术、胆囊癌扩大根治术以及胆囊癌姑息性切除、胆道内外引流术等。

348 胆囊癌术后如何护理?

答 (1)注意患者生命体征变化及术后尿量,术后 24 小时注意引流液颜色、引流量,警惕有无腹腔活动性出血,必要时密切动态监测血红蛋白变化,腹腔出血量较多时应果断手术干预。

(2)注意监测患者肝肾功能,特别是进行大范围肝切除的患者,应警惕术后肝功能衰竭的发生,注意营养支持、维持出入量平衡、纠正电解质紊乱。

(3)注意控制感染。行联合脏器切除、消化道吻合的病例术后还应密切观察腹腔引流的颜色、性状和引流量,注意有无吻合口漏,拔除腹腔引流管前常规行超声检查,必要时行腹部 CT 检查以明确有无腹腔积液和感染。

(4)观察胃肠道功能恢复情况。患者排气、胃肠道功能恢复后可拔除胃管,并循序渐进地恢复饮食。

349 如何做好胆囊癌患者的术后随访工作?

答 原发性胆囊癌恶性程度高,易延误诊断,早期诊断率较低,进展迅速,预后极差。近年来胆囊癌的诊治虽然取得了一些进展,但目前根治性切除率多数报道仅为 16%～30%,术后 5 年生存率仅为 5%～20%。胆囊癌的术后复发率和转移率均较高,约 80% 的患者在术后 1 年内死亡。手术患者需在术后 1～2 年内,每个月门诊复查一次,复查的内容包括血常规、生化检查、肿瘤标志物、胸片、超声等,必要时可行腹部增强 CT 或 MRI 检查,终身随诊。

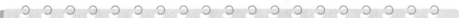

病例 8(350～361 问):肝癌(肝右叶切除术)

  简要病情 男性,64 岁,因"右上腹隐痛伴乏力 3 个月,发现肝占位 1 天"来门诊就诊。3 个月来感觉右上腹部持续性隐痛,无发热、恶心呕吐、腹胀、腹泻、尿色加深等。自行按"慢性胃炎"服用胃药治疗,效果不佳。近日症状有所加重,并自觉乏力明显。1 天前在当地医院行腹部超声检查提示"肝右叶占位性病变",为求进一步诊治来我院门诊。发病以来,食欲有所减退,体重下降约 3 kg,大小便正常。查体:T 37.2℃,P 92 次/分,R 20 次/分,BP 128/76 mmHg。既往史:20 年前因乏力于外院行肝系列检查,诊断为"乙型病毒性肝炎",未行规律药物治疗,未复查。吸烟 40 余年,10 支/日,偶有饮酒,量少。无手术外伤史。其父健在,其母 20 年前因"肝硬化"去世。

  辅助检查 肝功能检查提示总胆红素 35.6 μmol/L,丙氨酸氨基转移酶(ALT)80 U/L,白蛋白 32 g/L;乙肝"两对半"检查提示乙肝表面抗原(＋),乙肝 e 抗体(＋),乙肝核心抗体(＋);甲胎蛋白(AFP)＞1000 μg/L;B 超检查提示肝右叶占位性病变。

  入院诊断 肝右叶占位性病变。

  目前治疗要点 入院后予低脂饮食,完善术前各项检查,择期行肝右叶切除术。

350 肝癌的病因有哪些?

答 (1) 肝炎病毒感染:乙型肝炎病毒(HBV)和丙型肝炎病毒(HCV)感染在肝癌的发生和发展中起重要作用。我国肝癌患者中约 95% 有 HBV 背景。肝炎引发反复肝细胞损害和增生的过程中,增生的肝细胞可能发生病变或癌变。

(2) 饮食生活因素:长期每天饮用 50～70 g 酒精人群是肝癌的高危人群,酗酒与肝硬化有密切联系,但目前没有证据显示酒具有直接的致癌作用。

(3) 地域环境:肝癌的地理分布特点是我国东南地区高于西北、华北和西南地区,沿海高于内陆。黄曲霉毒素,主要是黄曲霉毒素 B1 污染分布图与肝癌高发区地理分布几乎一致。

(4) 家族及遗传因素:肝癌具有明显的家族聚集性和遗传易感性,其发病率呈明显的患者一级亲属、二级亲属递减,但都高于群体发病率。

(5) 其他因素:长期暴露某些化学致癌物质如苯及亚硝胺、氯乙烯等,可诱发肝癌。

351 肝癌有哪些类型?

答 肝癌分为原发性肝癌和继发性肝癌。原发性肝癌从形态上分为结节型、巨块型和弥漫型。按肿瘤大小分为微小肝癌(直径≤2 cm)、小肝癌(2 cm<直径≤5 cm)、大肝癌(5 cm<直径≤10 cm)和巨大肝癌(直径>10 cm)。从病理组织上分为肝细胞型、胆管细胞型及混合型。

352 肝癌的临床表现有哪些?

答 肝癌的早期表现很不典型,常见临床表现如下。

(1) 右上腹隐痛(肝区疼痛):有半数以上患者以此为首发症状,肝区可有持续性或间歇性疼痛,为钝痛、刺痛或胀痛,夜间或劳累后加重。疼痛主要由于肿瘤迅速生长导致肝包膜张力增加。疼痛部位与病变位置有密切关系,肝右叶顶部的癌肿疼痛可牵涉至右肩背部,左肝癌常表现为胃区疼痛;肿块破裂出血时,表现为突起右上腹剧痛和压痛,出现腹膜刺激征等急腹症表现。

(2) 全身及消化道症状:早期表现为乏力、消瘦、食欲明显减退、腹部闷胀、消化不良等,部分患者可伴恶心、呕吐、发热、腹泻;晚期则出现贫血、黄疸、皮肤瘙痒、腹水、下肢水肿、鼻出血、皮下出血及恶病质等。

(3) 肝大:为中晚期肝癌的主要临床体征。

（4）其他症状：少数患者还有低血糖症、红细胞增多症、高钙血症和高胆固醇血症的特殊表现。

353 肝癌的确诊方法是什么？

答 CT是肝癌诊断和鉴别诊断最重要的影像学检查方法。通常在平扫下肝癌多为低密度占位，大肝癌常有中央坏死液化。增强扫描除可以清晰显示病灶的数目、大小、形态和强化特征外，还可明确病灶和重要血管之间的关系，肝门及腹腔有无淋巴结肿大，以及邻近器官有无侵犯。

354 肝癌的治疗方法有哪些？

答 （1）手术治疗。手术切除是目前首选的、最有效的肝癌治疗方法，对直径＜3cm的小肝癌，术后5年生存率高达75％；对不能切除的肝癌的外科治疗，术中采用肝动脉结扎、肝动脉化疗栓塞、射频治疗都有一定的疗效。肝癌破裂出血的患者，可行肝动脉结扎或动脉栓塞术。肝移植：对严格入选肝移植的肝癌患者移植后生存质量和生存时间大大提高，但临床实践显示患者最终死于肿瘤复发。肝外、血液或淋巴转移是肝移植的禁忌证。

（2）非手术治疗。①介入下经肝动脉插管化疗栓塞术：选择插管到肝动脉，将抗癌药以碘油注入肝癌的供血血管使癌组织发生缺血性坏死，肝癌切除术后应预防肝癌术后复发。②射频或微波治疗在B超引导下经皮穿刺肿瘤直接行射频、微波或注射无水酒精治疗，也可达到使小结节性肝癌坏死的目的。③生物治疗。肝癌患者免疫功能多有严重障碍，以干扰素、白细胞介素-2及肿瘤坏死因子等进行治疗效果较好。最近研究，大剂量的奥曲肽深部肌内注射能抑制肝癌细胞生长，提高机体免疫力。④中药治疗。⑤化疗、放疗。

355 肝动脉化疗栓塞术(TACE)的适应证有哪些？

答 TACE对于不能手术切除的中晚期原发性肝癌患者，以及可以手术切除，但由于其他原因（如高龄、严重肝硬化等）不能或不愿接受手术的患者，可以作为非手术治疗中的首选方法。TACE适应证：

（1）不能手术切除的中晚期肝细胞癌，无肝肾功能严重障碍。

（2）多发结节型肝癌。

（3）门静脉主干未完全阻塞，或虽完全阻塞但肝动脉与门静脉间有代偿性侧支血管形成。

（4）外科手术失败或术后复发者。

（5）肝功能分级 A 级或 B 级。

（6）肝肿瘤破裂出血及肝动脉-门静脉分流造成门静脉高压出血。

356 肝癌患者可能出现的严重并发症是什么?

答 肝癌患者可能出现的最严重的并发症是肝性脑病,是由于急、慢性肝病或各种原因的门-体分流所引起的,是以代谢紊乱为基础的神经精神方面的异常。可表现为行为异常、意识障碍、甚至昏迷。

357 什么是肝性脑病?

答 肝性脑病是急、慢性肝功能失代偿所导致的脑功能障碍,轻者表现为性格或行为异常,重者会出现意识障碍,甚至昏迷。正常脑功能的维持需要脑组织解剖结构的完整性、充足能量的产生与有效神经信号的传递。在发生肝性脑病时,脑组织的结构完整性、能量产生及神经信号传递等均受到不同程度的损害,临床上常表现为日夜颠倒、嗜睡、兴奋、扑翼样震颤、定向障碍及昏迷等。

358 如何预防肝性脑病的发生?

答 （1）避免诱因:如上消化道出血、高蛋白饮食、感染、便秘等。如果大便呈柏油样,则表示上消化道出血;大便稀及次数增多或黏液脓血便提示肠道感染。

（2）禁用肥皂水灌肠。肥皂水呈碱性,使得非离子型氨大量弥散入血,加重肝性脑病。应使用生理盐水或弱酸性溶液灌肠(如食醋 1～2 ml 加入生理盐水 100 ml 中)。

（3）抑制肠道细菌繁殖,减少氨的产生。使用降血氨药,如谷氨酸钾或谷氨酸钠静脉滴注。肝昏迷者限制蛋白质摄入,减少氨的来源,便秘者可口服乳果糖,促使肠道内氨的排出。

359 肝右叶切除术手术室护理要点有哪些?

答 （1）术前一日访视患者,了解患者病情及基本身体状况。

（2）患者入室后要注意隐私保护,脱去病服时应有棉被遮盖,手术开始前手术区域也应加以覆盖。

（3）体位摆放正确舒适,充分暴露手术野。

（4）手术切皮前,再次核对患者基本信息和手术部位标识。

（5）对于肝脏手术的患者，巡回护士手术前必须了解患者的肝脏功能、凝血功能及出凝血时间，做好手术中成分血的准备工作。

（6）至少建立 2 条静脉通道，保障手术大出血时患者的容量补充。

（7）肝脏大部分切除或肝脏右叶切除的手术，巡回护士注意记录肝门阻断时间，并及时提醒手术者，开放前确保静脉通道线状流速。

（8）准备止血药品如胶原蛋白海绵、止血纱布、生物胶等，促进手术切面广泛性出血的凝血。

（9）对于急诊肝破裂的患者，抢救中要争分夺秒。

（10）缝合肝脏手术使用的合成线或丝线，使用前保持光滑和湿润，以免在抽动的过程中损伤肝脏内血管。手术前常规准备血管缝合 prolene 线。

（11）肝脏肿瘤患者，手术组人员在肝脏切除后，更换手套，腹腔用蒸馏水冲洗，一方面防止肿瘤细胞种植，另一方面促进肿瘤细胞灭活。

（12）常规阻断 1 次入肝血流，安全时限为 30 分钟，有肝硬化时阻断时间 1 次不要超过 15 分钟。如有必要可在恢复入肝血流几分钟后再次阻断肝门。

360 肝切除术后患者应注意哪些情况?

答（1）生命体征及意识恢复情况。

（2）术后 24 小时注意引流液颜色，注意有无腹腔出血、胆瘘等；心率明显增快者，在排除发热等原因的同时，观察引流量变化，防止引流不畅致腹腔出血而漏诊。

（3）改善肝功能、凝血机制，维持出入量平衡，营养支持，纠正电解质紊乱。围手术期肝功能差者，术后易出现低蛋白血症合并大量腹腔积液，应纠正低蛋白血症，并利尿治疗。肝功能差者术后易出现肝衰竭，注意预防肝性脑病的发生。

（4）预防感染：如出现体温高，应结合血常规等检查除外可能存在的感染，如肺部、泌尿系统、导管相关的感染，伤口感染和腹腔感染。腹腔感染可能是胆瘘或引流不畅致局部肝断面处积液引起，必要时可行病原学培养，并根据病原学培养结果应用敏感抗生素。严重者需穿刺或再次手术。拔除引流管后的腹腔感染不易发现，可行 CT 检查以明确诊断。

361 肝癌患者如何进行出院指导?

答（1）休息：在病情和体力允许的情况下可适量活动，但切忌过量、过度活动。

（2）营养：均衡饮食，多食高热量、优质蛋白质、富含维生素和纤维素的食物,以清淡、易消化为宜。禁烟酒,忌干硬、刺激性强的食物。伴有腹水、水肿者,应严格控制出入量,限制食盐摄入量。

(3)心理护理:鼓励患者保持积极乐观的心态,减少焦虑、抑郁等情绪产生,积极配合医生主动参与后续治疗,树立战胜疾病的信心。

(4)随诊:术后1～2 年内每1～2 个月复查肝功能,行 AFP 检测及超声检查,2 年以上每3～4 个月复查一次,5 年以上每半年复查一次,以早期发现转移、复发。遵医嘱定期随访并接受化疗或放疗。嘱咐患者和家属,一旦有水肿、体重减轻、出血倾向、黄疸或疲倦等症状,及时就诊。

(5)预防肝性脑病:肝功能失代偿者,可适当应用缓泻药,保持大便通畅,避免因肠腔内氨吸收所致的血氨升高。

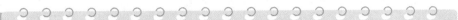

病例 9(362～370 问):脾破裂(脾切除术)

简要病情 男性,36 岁,出租车司机,2 小时前在行驶过程中遇到突发状况,急刹车时腹部撞在方向盘上,当时无特别不适,只是稍有左腹部隐痛,能忍受,遂未特别注意。2 小时后感觉左上腹疼痛明显,持续性加重,伴头晕、出冷汗,故来院急诊。查体:T 36.0℃,P 110 次/分,R 22 次/分,BP 90/60 mmHg,面色苍白,左上腹压痛明显,移动性浊音(+),肠鸣音减低。CT 检查提示脾破裂,紧急予腹穿抽出不凝血液 20 ml,即以"外伤性脾破裂"收住入院。

辅助检查 血常规检查提示血红蛋白 85 g/L,红细胞计数 2.89×10^{12}/L;CT 检查提示脾破裂,腹水;腹腔穿刺抽出不凝血液。

入院诊断 外伤性脾破裂。

目前治疗要点 即刻术前准备,抽血进行血型鉴定、备血,急诊行剖腹探查术。

362 发生脾破裂的原因有哪些?

答(1)由于外界暴力作用导致外伤性破裂。

(2)由于疾病原因导致脾脏病理性肿大,当患者咳嗽、打喷嚏或体位突然改变时,导致患者腹压增加,从而使脾脏发生自发性破裂。

363 脾破裂的临床表现有哪些?

答 脾破裂的症状与体征因出血的多少和快慢、破裂的性质和程度以及有无其他脏器合并伤或多发伤而有不同的表现。

(1)腹痛:左上腹为主,逐渐延及下腹,持续性痛,部分患者伴左肩部疼痛。腹膜刺激征,压痛以左上腹为主,有轻度肌紧张和明显反跳痛。

(2)内出血或出血性休克的症状和体征:如口渴、心慌、心悸、耳鸣、四肢无力、呼吸急促、血压下降及神志不清等,严重者可短期内因出血过多、循环衰竭而死亡。

364 脾破裂按病理解剖可分为哪几类?

答 脾破裂按病理解剖分为三类。

(1)包膜下脾破裂:脾脏实质挫伤而包膜未破裂,可形成脾脏包膜下血肿。

(2)中央型脾破裂:脾脏实质深部挫裂伤,在脾脏实质内形成血肿。

(3)真性脾破裂:脾脏实质和被膜均破裂,形成腹腔内出血。包膜下和中央型破裂临床上无明显出血征象,发现后可卧床休息观察,保守治疗,待血肿吸收痊愈。但如果出血不能停止,或再受外力作用,可能突然转变为迟发性真性破裂。

365 诊断脾破裂应做哪些检查?

答 (1)化验检查:脾破裂出血时有红细胞、血红蛋白、血细胞比容的数值下降。

(2)胸、腹X线片:可以观察到腹水、膈肌升高及血肿、血凝块引起的脾大小和外形的改变。

(3)B超检查:可探知脾的大小、外形、位置,腹腔内有无积液等。B超是非侵入性检查,设备简单,可在床边进行。

(4)诊断性腹腔穿刺:是提高诊断率的有效方法。穿刺点选在右下腹麦氏点处,也可在左下腹相应的部位,首先令患者穿刺侧侧卧5分钟,皮肤消毒及局麻后,用8号长针尖直接刺入腹腔,抽取腹腔内容物,肉眼观察是否有不凝的血液。

366 脾破裂如何处理?

答 对脾脏损伤的处理应坚持"抢救生命第一,保留脾脏第二"的原则。处理方法包括：生命体征平稳的包膜下、中央型脾破裂和表浅局限的真性破裂，无其他腹腔脏器合并伤者，可在严密监测血压、脉搏、腹部体征、血细胞比容及影像学的条件下行非手术治疗。观察中如发现继续出血或发现有其他脏器损伤，应立即中转手术；保脾脏手术有生物胶黏合止血、物理凝固止血、单纯缝合修补、脾破裂捆扎、脾动脉结扎及部分脾切除等，脾中心部碎裂、脾门撕裂或有大量失活组织、高龄及多发伤严重者需迅速施行全脾切除术；在野战条件下或病理性肿大的脾脏发生破裂，应行脾切除术；一旦发生延迟性脾破裂一般应行脾切除。

367 脾脏切除术手术室护理要点有哪些？

答 (1) 术前一日访视患者，了解患者病情及基本身体状况。

(2) 患者入室后要注意隐私保护，脱去病服时应有棉被遮盖，手术开始前手术区域也应加以覆盖。

(3) 体位摆放正确舒适，充分暴露手术野。

(4) 手术切皮前，再次核对患者基本信息和手术部位标识。

(5) 建立 2 条静脉通道，保持输液通畅，手术中大出血时能及时补充容量。

(6) 准备止血药品，如胶原蛋白海绵、止血纱布等，促进手术切面广泛性出血时凝血。

(7) 做好手术中血液自体回收的准备工作。

(8) 关腹前洗手护士重点关注填压在脾窝内的止血垫，提醒医生全部取出。

368 脾切除术后可能发生哪些并发症？

答 (1) 出血：腹腔内出血多在术后 12～24 小时发生，常见为大血管出血和创面渗血。一旦患者出现血容量不足征象或血细胞比容进行性下降，即应怀疑腹腔内出血的可能，及时行腹部 B 超检查后再次手术探查。

(2) 膈下积液和脓肿：其临床表现有寒战、高热、右上腹疼痛、咳嗽、消瘦、乏力、脉速及白细胞增高等中毒症状，腹部 B 超检查提示膈下脓肿。鼓励患者半卧位，有利于引流。定时挤压，保持引流管通畅，如发现引流不畅，可用 30～50 ml 无菌生理盐水低压冲洗。加强营养支持，提高患者抗病能力。

(3) 胰瘘：表现为术后腹腔引流液淀粉酶明显增高。脾切除术后胰瘘多为自限性，多在术后 2 周左右即无引流液流出。

(4) 脾热：脾脏切除术后 2～3 周，在排除各种感染性并发症前提下出现的持续发热为脾热，体温一般在 38～40℃，患者无唇红、咽干、心烦、腹胀感或疼痛、大便秘结、小便黄短等症状,定期测量体温,必要时给予物理降温或口服非甾体抗炎药对症治疗。

369 对脾破裂患者如何进行出院指导?

答(1)患者住院治疗2周后出院,出院时复查CT或B超,嘱患者1个月后复查B超。

(2)嘱患者若出现头晕、口干、腹胀及腹痛等不适,均应停止活动并平卧,及时到医院检查治疗。

(3)注意休息。1～3个月内不参加重体力劳动,进行力所能及的活动,避免剧烈运动。注意保护腹部,避免外力冲撞。

(4)保持排便通畅,避免增加腹压,预防感冒,避免剧烈咳嗽。

(5)脾切除术后,患者免疫力低下,注意保暖,避免进入拥挤的公共场所。坚持锻炼身体,提高机体免疫力。

370 脾脏切除后对人体有什么影响?

答脾脏主要的两个功能是造血和免疫。造血功能主要是胎儿期;在成人时期,正常情况下脾脏不再担负造血功能,除非是在少数病理情况下。所以,脾切除后不影响机体的造血。免疫功能在一生中都很重要,所以切除后会对机体免疫系统造成负面影响。脾切除后,机体免疫力一定会下降,相对容易继发感染,如呼吸道感染、肠道感染等。所以脾切除后要注意加强防止感染,包括保暖、饮食卫生、个人卫生、适当锻炼等。但脾脏不是唯一的免疫器官,术后通过一段时间的调整,机体免疫能得到一定恢复,它的部分免疫功能会被其他免疫器官替代。

第四章

血管外科疾病问答

（371～399 问）

病例 1(371～383 问)：原发性下肢静脉曲张(大隐静脉高位结扎＋分段剥脱术)

  简要病情 男性,50 岁。右下肢静脉出现蚯蚓状团块 6 年余,伴有患肢肿胀、色素沉着 2 年余,站立时更明显。右下肢小腿外侧有一 3 cm×3 cm 皮肤溃疡,伴有瘙痒 1 月余,为进一步治疗入院。体格检查：T 36.8℃,P 72 次/分,R 18 次/分,BP 130/70 mmHg,体重 70 kg,身高 175 cm。既往史：患者吸烟20 根/天,每日饮 500 ml 黄酒,无高血压、糖尿病及心脏病家族史。

  辅助检查 超声多普勒及静脉造影：大隐静脉迂曲扩张,瓣膜功能不全,Trendelenburg 试验阳性,Perthes 试验阴性。

  入院诊断 右下肢浅静脉曲张伴溃疡。

  目前治疗要点 入院后予对症治疗,完善相关检查,择期行右下肢大隐静脉高位结扎术＋分段剥脱术。

---

371 什么是原发性下肢静脉曲张?

答 原发性下肢静脉曲张是指下肢浅静脉瓣膜关闭不全,使静脉内血液倒流,远端静脉淤滞,继而病变静脉壁伸长、迂曲,呈曲张表现的一种状态。

372 哪些人群易发生下肢静脉曲张?

答 多发生于从事持久站立工作、体力劳动强度高的或久坐少动的人。

373 下肢静脉曲张有哪些临床表现?

答 早期患者常感下肢酸胀、沉重、乏力,久站后足踝部肿胀。小腿处浅静脉扩张、迂曲成团、隆起,站立时更明显。晚期小腿和踝部皮肤发生营养性改变,表现为皮肤萎缩、脱屑、色素沉着、瘙痒、皮肤和皮下组织硬结,甚至会形成湿疹和溃疡。

374 Trendelenburg 试验和 Perthes 试验是什么?

答 Trendelenburg 试验是大隐静脉瓣膜功能试验,阳性提示大隐静脉瓣膜缺陷;Perthes(潘氏)试验是深静脉通畅试验,阴性提示深静脉通畅。

375 Trendelenburg 试验操作时有哪些要点?

答 患者仰卧,患肢抬高,在大腿上 1/3 处扎止血带,阻断大隐静脉,并使其排空。患者站立,放松止血带后 10 秒内,见自上而下的静脉迅速充盈,则提示大隐静脉瓣膜功能不全。同样原理在腘窝部扎止血带,亦可检测小隐静脉瓣膜功能。

376 Perthes 试验操作时有哪些要点?

答 患者取站立位,于腹股沟下方扎止血带压迫大隐静脉,待静脉充盈后,嘱患者连续做下蹲活动 10 余次,随着小腿肌收缩迫使浅静脉血向深静脉回流而排空,充盈的曲张静脉应明显减轻或消失。若曲张静脉加重,提示深静脉阻塞。

377 下肢静脉曲张有哪些并发症?

答 (1) 血栓性静脉炎:给予抗菌药物及局部热敷。症状消失后应施行静脉曲张的手术治疗。

(2) 湿疹和溃疡:创面湿敷,抬高患肢以利回流,必要时手术治疗。

(3) 曲张静脉破裂出血:抬高患肢并局部加压包扎,必要时可以缝扎止血,以后再做手术治疗。

378 大隐静脉高位结扎＋分段剥脱术手术室护理要点有哪些?

答 (1) 术前一日访视患者,了解患者病情及基本身体状况。

(2) 患者入室后要注意隐私保护,脱去病服时应有棉被遮盖,手术开始前手术区域也应加以覆盖。

（3）体位摆放正确舒适,充分暴露手术野。

（4）手术切皮前,再次核对患者基本信息和手术部位标识。

（5）静脉手术备齐常规用物如剥脱子、驱血带、电动止血仪、消毒绷带及烧伤纱布等,缩短手术时间。

（6）巡回护士熟练掌握仪器设备的使用,正确调节参数。

（7）弹力绷带加压包扎适度,避免过松或过紧,导致伤口出血或影响血液循环。

379 大隐静脉剥脱术后护理有哪些?

答 （1）卧床休息：术后抬高床尾 20°～30°,促进静脉回流。卧床期间,指导患者做足背伸屈运动。

（2）观察手术切口：如有无切口或皮下渗血,局部切口有无红、肿、压痛等感染征象。

（3）观察患肢皮肤色泽、温度、感觉,同时应触摸足背动脉搏动是否与健侧一致,或与术前对比是否减弱。如果出现患肢肿胀、皮肤瘀紫、皮温下降、疼痛等症状,说明可能继发下肢深静脉血栓形成。

（4）术后第 1 日,鼓励患者床上活动,按摩患肢腓肠肌,做踝部环绕和足部背曲运动,促进血液循环。术后 24～48 小时下床活动,但必须使用弹力绷带或穿弹力袜,提高血管壁的压力,采取慢走的方式活动,不要长时间站立或久坐,以促进血液循环。

（5）鼓励患者多饮水以降低血液黏滞度,不要因为卧床排便不方便而不敢喝水。

380 术后为什么使用弹力绷带?

答 弹力绷带加棉垫包裹缠绕患肢,可自下而上循序递减压力,促进下肢静脉血液回流,并有压迫止血的效果。

381 术后使用弹力绷带的注意事项有哪些?

答 告知患者不得因出现不适感而随意拆除弹力绷带。在术后 6 小时内由于伤口易出血,不得放松弹力绷带,6 小时后如果感到脚趾冰冷、麻木要及时告知护士,让医生在一定范围内稍放松弹力绷带以避免患肢缺血。大隐静脉剥脱术后患者应使用弹力绷带 2 周。

382 下肢静脉曲张最常见的术后并发症有哪些?

答 静脉曲张术后最常见的并发症是静脉血栓,所以术后早期活动很重要。卧床期间指导患者作足部伸屈和旋转运动,术后 24 小时鼓励下床,但必须使用弹力绷带,避免久站、久立。

383 对于静脉曲张患者如何做好健康教育?

答 (1)适当休息,抬高患肢,指导患者正确使用弹力袜或弹力绷带,并且注意弹力绷带的使用时间要求。

(2)适当运动,戒烟。

(3)告诉患者静脉曲张的致病因素并不会因接受手术就可终身免除,平时应保持良好的姿势,避免久站、双膝交叉过久等。

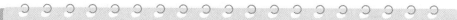

病例2(384~391问):深静脉血栓(导管溶栓+支架植入术)

简要病情 女性,65 岁。因脑梗死致偏瘫卧床 2 月,当日晨起时发现左下肢肿胀,皮肤苍白,下肢疼痛,遂来院就诊。体格检查:T 36.8℃,P 72 次/分,R 18 次/分,BP 130/70 mmHg。患者双下肢周径不等,左下肢明显增粗,皮温与对侧相比明显减低,张力高,按压后有凹陷性水肿且疼痛加剧。

辅助检查 左下肢血管彩超检查示左下肢深静脉管腔低回声充填,考虑血栓形成;下肢深静脉造影示髂股静脉血栓;实验室检查血凝报告示 D-二聚体 11.3 mg/L。

入院诊断 左下肢深静脉血栓。

目前治疗要点 入院后予抗凝及对症治疗,并予导管溶栓、支架植入术,术中可予以尿激酶溶栓治疗,术后给予华法林或利伐沙班抗凝治疗。

384 什么是深静脉血栓?

答 深静脉血栓是指血液在深静脉内不正常凝结,阻塞静脉腔,导致静脉回流障碍,引起远端静脉高压,出现肢体肿胀、疼痛及浅静脉扩张等临床表现。

385 引起深静脉血栓的常见因素有哪些?

答 (1) 静脉淤滞。

(2) 静脉壁损伤。

(3) 血液高凝状态。

386 下肢深静脉血栓的临床分型有哪些?

答 (1) 按部位分:①周围型:股浅静脉下段以下的深静脉血栓形成。②中央型:髂股静脉血栓形成。③混合型:包括周围型及中央型,全下肢深静脉血栓形成。

(2) 按严重程度分:①常见型下肢深静脉血栓。②重症下肢深静脉血栓,包括股青肿(下肢深静脉严重淤血)和股白肿(伴动脉痉挛持续存在)。

387 深静脉血栓有哪些临床表现?

答 肿胀、疼痛、浅静脉怒张是三大主要表现。

388 下肢深静脉血栓形成的外科手术治疗与介入治疗方法有哪些?

答 下肢深静脉血栓形成一般不进行手术取栓,但对于广泛性髂股静脉血栓形成伴动脉血供障碍而肢体趋于坏疽者(股青肿),则常需静脉溶栓或手术取栓。髂股静脉血栓静脉溶栓或取栓术的手术时间一般在发现后 72 小时内,尤以 48 小时内效果最好。原则是采用溶栓导管或 Fogarty 导管取栓术。术后辅以抗凝、活血及消肿疗法 2 个月,防止再发。

目前,介入治疗下肢深静脉血栓的方法有:经导管溶栓治疗、机械性血栓清除术、球囊血管成形术及支架植入术,在安装下腔静脉滤器减少肺动脉栓塞可能的前提下,才考虑上述介入治疗。

389 下肢深静脉血栓最严重的并发症是什么? 如何观察?

答 肺栓塞是最严重的并发症,典型症状为胸痛、咳嗽、咯血、呼吸困难、烦躁不安及晕厥等,三大体征为肺部啰音、肺动脉瓣区第二心音亢进及奔马律。当患者出现呼吸困难、胸痛及面色口唇发绀等症状应立即通知医生予对症处理。

390 患者在溶栓治疗中最主要的并发症是什么？怎么观察？

答 出血是溶栓过程及溶栓后最主要的并发症。应密切观察患者有无出血倾向，如血管穿刺点、皮肤、牙龈等部位，观察有无肉眼血尿及镜下血尿，有无腹痛、黑便等情况。特别应警惕胃肠道、颅内出血，溶栓治疗前应备血、查血红蛋白和血小板、凝血功能，药量的调整通常以凝血酶原时间(PT)和部分凝血活酶时间(APTT)维持在正常值的1～1.5倍为宜。如有穿刺部位出血，可压迫止血。严重的大出血应终止溶栓治疗，并输血或新鲜血浆以补充凝血因子。

391 下肢静脉血栓患者如何进行健康教育？

答 (1)养成良好的生活习惯、戒烟，进食高维生素、高蛋白、高热量、高纤维素、低胆固醇、低脂肪、低盐、低糖饮食，忌食辛辣食物，保持大便通畅。

(2)保护肢体：避免长久站立及体力劳动，卧床休息时需抬高患肢，离床活动时最好穿弹力袜或用弹力绷带，目的是促进静脉回流，减轻下肢肿胀。

(3)适当运动：下床活动是预防下肢深静脉血栓形成的最有效措施。鼓励患者加强日常锻炼，促进静脉回流，预防静脉血栓形成。对于长期卧床和制动的患者指导其家属协助患者床上运动，如定时翻身、做足背屈伸活动，必要时对小腿进行按摩，使小腿肌肉被动收缩，防止静脉血栓形成，避免膝下垫硬枕、过度屈髋。

(4)用药指导：遵医嘱坚持服用抗凝药物，定期复查凝血功能。服用抗凝药物期间要观察有无血尿、黑便、牙龈出血，周围皮肤有无瘀斑及皮下出血点等，女性需观察月经量有无增加。

病例3(392～399问)：血栓闭塞性脉管炎

简要病情 男性，35岁，因左足趾疼痛、麻木、发凉1年余，间歇性跛行6个月来院就诊。1年来在外院曾行局部理疗，口服活血化瘀药物，虽经治疗症状却未见好转，自觉有加重趋势。入院前近1个月患者在安静状态下左足也会出现持续性疼痛，以左足趾尤甚，夜间显著，抱足而坐，彻夜不眠。患者有吸烟史17年。体格检查：T 37.2℃，P 92次/分，R 18次/分，BP 130/80 mmHg。患者左足皮温凉，尤以趾端明显，左足皮色苍白，足趾为紫红色，足部皮肤干燥、无汗，趾甲增厚变形。

辅助检查　左下肢动脉造影：胫前、胫后动脉狭窄，足背动脉完全闭塞。

入院诊断　左下肢血栓闭塞性脉管炎。

目前治疗要点　入院后予扩张血管、抗凝及镇痛治疗，卧床休息。

392　什么是血栓闭塞性脉管炎？

答　血栓闭塞性脉管炎是一种以中小动脉节段性、非化脓性炎症和动脉腔内血栓形成为特征的慢性闭塞性疾病。

393　血栓闭塞性脉管炎的发病诱因有哪些？

答　(1) 吸烟。

(2) 寒冷：北方发病率高于南方。

(3) 激素：男性青壮年。

(4) 与自身免疫有关。

394　血栓闭塞性脉管炎有哪些临床表现？

答　疼痛、肢体发凉和感觉异常、皮肤色泽改变、动脉搏动减弱或消失，若病变严重还会出现溃疡和坏疽。

395　血栓闭塞性脉管炎病程分哪几期？

答　局部缺血期、营养障碍期及坏疽期。

396　为什么要做患肢抬高运动？

答　特别对发病早期的患者，抬高运动这种有计划的锻炼方法对患肢侧支循环的建立、增加血流量或改变血量的分配、改善肌肉组织代谢等都有一定功效。锻炼有效的主要表现是疼痛的减轻或消失、无痛行走距离的增加等。

397　抬高运动怎么做？

答　患者平卧，先抬高患肢 45°以上，维持 1~2 分钟，再在床沿下垂 2~3 分钟，此时注意避免压迫腘动脉,然后放置水平位 2 分钟,并做患足旋转和伸屈活动。反复做上述锻炼 20 分钟,每日数次。

398 在治疗中有服用抗凝药物,在观察方面应注意什么?

答 (1)用药期间应密切观察患者有无出血倾向,如皮肤、黏膜是否有出血点,牙龈是否出血,并注意观察大便颜色,若有异常,及时报告医师。

(2)在有创伤性的操作后(如穿刺、注射等),应及时用干棉签按压穿刺点,并且延长按压时间,防止穿刺点出血。

(3)保持口腔清洁,选用软毛牙刷刷牙,动作轻柔,避免引起牙龈出血。

(4)指导选择高蛋白质、高热量、高维生素饮食,避免坚硬食物对胃肠道造成不良刺激。

(5)应用抗凝药物期间,应根据医嘱按时测定凝血功能。

(6)警惕颅内出血:观察患者是否有意识改变、血压增高或呕吐。

399 血栓闭塞性脉管炎的健康教育有哪些?

答 (1)劝告患者彻底戒烟,告知戒烟对疾病治疗的重要性,如再次吸烟,症状可反复甚至加重。

(2)患肢注意保暖。

(3)注意饮食调养,少吃或不吃高脂或刺激性食物。

(4)进行适当的运动和锻炼,这有助于改善下肢血液循环,促进侧支循环建立,巩固治疗效果。

(5)坚持按时、按量服药,切勿过量服药或漏服药,服药期间注意复查凝血功能。

(6)特别强调避免足部损伤与感染。

(7)定期进行门诊随访,如发现异常及时到医院就诊。

第五章

甲乳外科疾病问答

（400～512问）

病例1(400～416问)：甲状腺腺瘤(甲状腺腺瘤切除术)

    简要病情   女性，38岁，半个月前发现右侧颈前部有一包块，约鸡蛋黄样大小，局部无明显红、肿、热、痛，无呼吸困难，要求手术治疗。查体：T 36.2℃，P 63次/分，R 21次/分，BP 148/90 mmHg。神清，精神可。甲状腺右叶可触及一包块，约5 cm×4 cm×3 cm，质硬，无明显触痛，活动度欠佳，可随吞咽动作移动。气管居中，对侧甲状腺无异常，颈静脉无怒张。既往身体健康。

    辅助检查   甲状腺功能：三碘甲状腺原氨酸(T_3)0.76 ng/ml，甲状腺素(T_4)6.5 ng/ml。B超检查提示：右侧甲状腺内囊实性不均质包块——腺瘤囊性变？

    入院诊断   右侧甲状腺腺瘤。

    目前治疗要点   入院后完善各项检查，择期行右侧甲状腺腺瘤切除术。

---

400 什么是甲状腺腺瘤？

答 甲状腺腺瘤是生长在甲状腺组织内的肿瘤，肿瘤有完整的包膜，与周围正常组织分界清楚，多发生在一侧甲状腺内，也可发生于双侧甲状腺。腺瘤因血液循环障碍可发生囊性变，称甲状腺囊腺瘤或甲状腺囊肿。

401　甲状腺腺瘤是什么原因引起的?

答　甲状腺腺瘤的致病原因可能与性别、癌基因表达、遗传因素、外部放射线照射、促甲状腺激素(TSH)过度刺激、碘摄入过量等因素有关。

402　甲状腺腺瘤有哪些症状?

答　患者多为女性,年龄常在 40 岁以下,一般均为甲状腺内的单发结节。病程缓慢,多数为数月到数年甚至更长的时间,患者因身体稍有不适而发现,或无任何症状而发现颈部有肿物。多数为单发,呈圆形或椭圆形,表面光滑,边界清楚,质地韧实,与周围组织无粘连,无压痛,可随吞咽上下移动。肿瘤直径一般为数厘米,巨大者可见。部分甲状腺腺瘤可发生癌变。具有下列情况者,应当考虑恶变的可能性:①肿瘤近期迅速增大;②瘤体活动受限或固定;③出现声音嘶哑、呼吸困难等症状;④肿瘤硬实、表面粗糙不平;⑤出现淋巴结增大。

403　甲状腺腺瘤是如何分型的?

答　甲状腺腺瘤主要分以下 3 型。

(1) 滤泡状腺瘤:最常见的一种甲状腺肿瘤。

(2) 乳头状腺瘤:良性乳头状腺瘤少见,多呈囊性,故又称乳头状囊腺瘤。

(3) 功能自主性甲状腺腺瘤:瘤组织边界清楚,周围甲状腺组织常萎缩,也称为毒性甲状腺腺瘤。由于该腺瘤发生功能增强,产生大量甲状腺激素,从而引起甲亢的表现。多见于女性,以 20～40 岁多见,腺瘤通常是单个。患者有甲亢症状,查体往往可以发现甲状腺有结节,一般比较大,常达数厘米大小。测定血清 T_3、T_4 水平增高,以 T_3 增高较为明显。

404　甲状腺腺瘤如何判断?

答　(1) 颈前有单发结节,少数亦可为多发的圆形或椭圆形结节,表面光滑,质韧,随吞咽上下移动,多无自觉症状。

(2) 甲状腺功能检查正常。

(3) 颈部淋巴结无增大。

(4) 服用甲状腺激素 3～6 个月后肿块不缩小或更明显突出。

405 甲状腺腺瘤需要与哪些疾病相鉴别?

答 甲状腺腺瘤主要与结节性甲状腺肿相鉴别。前者的结节多为单发,后者虽有单发结节但常伴有甲状腺普遍肿大,经长期病程治疗后多成为多发结节,在此情况下易于鉴别。另外,甲状腺肿流行地区多诊断为结节性甲状腺肿,非流行地区多诊断为甲状腺腺瘤。甲状腺腺瘤还应与甲状腺癌相鉴别。前者的单发结节有完整包膜,边界清楚;后者结节质硬,表面凹凸不平,边界不清,部分患者伴有颈部淋巴结增大,病情严重者可伴有声音嘶哑、霍纳综合征等。

406 甲状腺腺瘤的治疗方法有哪些?

答 目前,多主张患侧腺叶次全切除或全切除,而不采用腺瘤摘除术。主要原因在于临床上甲状腺腺瘤和某些甲状腺癌,特别是早期甲状腺癌难以区别。另外,约25%的甲状腺腺瘤为多发,临床上往往仅能查到较大的腺瘤,单纯腺瘤摘除会遗留小的腺瘤,日后会造成复发。同时甲状腺腺瘤有引起甲亢(发生率约为20%)和恶变(发生率约为10%)的可能,故应早期行甲状腺腺瘤在内的患侧甲状腺全部、大部分或部分切除。切除标本必须立即行冷冻切片检查,以判定有无恶变。

407 甲状腺腺瘤手术前需要做哪些检查?

答 (1)术前常规实验室检查包括:血常规、尿常规、出血时间、凝血时间、肝肾功能检查、电解质、甲状腺及甲状旁腺功能等。

(2)术前常规其他检查项目包括:心电图、胸部X线、甲状腺B超检查,必要时还需要做肺功能、电子喉镜、心脏B超等检查。

408 甲状腺腺瘤手术前饮食及活动要注意什么?

答 (1)戒烟,以减少呼吸道分泌物,降低术后肺部并发症发生的可能性。

(2)练习头颈过伸体位,以减轻术后颈部不适感。

(3)学习深呼吸和有效咳嗽,这样可以帮助患者术后有效清理呼吸道分泌物,提高血氧饱和度,满足机体对氧气的需要。

(4)手术前禁食8~12小时,禁饮4小时,并且取下活动性的义齿,若有松动的牙齿,请告知麻醉医生。

(5)患者应在术前2~3天开始进食清淡饮食,尽量避免进食产气的食物,以免术后卧床期间出现腹泻或腹胀等不适。

（6）术前适当活动，避免劳累，保证充足的睡眠，特别是高血压患者要保持良好的作息，正常服药，以保证血压稳定，以便手术可以顺利进行。

409 甲状腺腺瘤术后如何观察伤口出血情况？

答 术后医护人员会经常观察伤口敷料是否干燥，有无渗血、渗液，询问患者有无颈部肿胀感。观察患者颈部皮肤是否有张力过大（如颈部皮肤明显紧绷发亮），带有颈部引流管的患者需要观察引流装置是否在短时间（一般为 2～4 小时）内引流出新鲜、大量的血液（单位时间内超过 150 ml），如有应立即告知医生，积极配合处理。观察患者是否存在呼吸困难等症状以及患者的生命体征是否正常。

410 伤口引流管应该注意哪些问题？

答 导管主要放置在颈部的皮下，一般为 1 根，部分患者会放置 2 根。手术后必须保持伤口引流管通畅，防止引流管扭曲、受压和打折，并妥善固定引流管，防止脱出，同时应密切观察引流液的颜色、性状和量。

411 甲状腺腺瘤术后有哪些并发症？如何预防和处理？

答 （1）术后出血：当患者颈部引流管突然出现大量的血性引流物时，提示可能有活动性出血。如果出血量大又不能及时充分地引流出来，血液会淤积在颈部皮下，形成血肿，压迫气管造成窒息。患者可能出现烦躁、呼吸困难、血氧饱和度下降、心率加快、血压下降或伤口敷料被渗血浸润等表现。因此，手术后患者应避免长时间大声讲话、用力咳嗽、剧烈地活动颈部。咳嗽时应用手掌轻压伤口，分次将痰咳出，减少咳嗽对伤口的震动。床上翻身活动时，保持颈部与身体在一条线上，坐起时用双手托住颈部。如有恶心、呕吐等症状时，及时告知医护人员。

（2）呼吸困难：甲状腺术后患者还可因气管软化而发生塌陷、喉返神经损伤、喉头水肿或伤口敷料包扎过紧等造成呼吸困难，甚至窒息。这是手术后最危险的并发症，多发生在术后 24～48 小时。因此，科内应常规备气管切开包，以备急用。患者在术前应积极练习有效咳嗽和深呼吸，术后全麻清醒以后给予半卧位，有利于呼吸和有效引流。有痰液时，护士需指导患者进行有效咳嗽、排痰，以保持呼吸道通畅。出现呕吐时，需将头偏向一侧防止窒息。若感到呼吸困难，应立即告知医护人员。

412 甲状腺腺瘤术后引流管什么时候可以拔除?

答 拔管的标准不是时间,而是引流液的颜色、性状和量。通常术后第 1 天会有较多的血性液体,此后引流量便会慢慢减少,颜色逐渐由鲜红变为淡红直至淡黄色,当 24 小时内引流量在 10 ml 左右,颜色较浅,且排除出现乳糜漏的可能后,即可考虑拔除引流管。

413 甲状腺术后患者在饮食方面应注意些什么?

答 患者在手术结束 6 小时后方可饮温开水,饮水后如果没有呛咳、恶心、呕吐方可进食温凉半流质饮食,如稀饭、面条及米粉等,之后根据患者的耐受程度逐步过渡到软食、普食。食物种类要多样化,首选高维生素、富含优质蛋白质及膳食纤维的食物,为了避免甲状腺腺瘤术后患者出现低钙血症,在饮食上要选择高钙、低磷饮食,避免食用含磷较高的食物。含磷比较低的食物有藕粉、粉条、白菜、蛋清、芹菜、菠菜及西红柿等。含磷比较高的食物有蛋黄、动物内脏、动物骨髓、坚果,应避免多食。高钙、低磷的食物主要有各类奶制品、麦片、豆制品、巧克力和葡萄干。

414 甲状腺腺瘤术后为什么需要服用左甲状腺素?

答 甲状腺是分泌甲状腺素的器官,在甲状腺切除术后,机体所需的甲状腺素得不到满足,就需要通过其他的途径来补充甲状腺素,而这个途径就是口服左甲状腺素(优甲乐)或者甲状腺素片。目前因左甲状腺素稳定的药物效果和良好的用药反应,已经很少使用甲状腺素片。

左甲状腺素宜在清晨空腹时服用,服药后半个小时再进早餐。在服用左甲状腺素时还应注意以下事项:①患者在开始应用甲状腺素治疗以前,不得患有下列疾病或患有这些疾病而未接受治疗:冠心病、心绞痛、动脉粥样硬化、高血压、垂体功能不足、肾上腺功能不足和自主性高功能甲状腺腺瘤;②对合并冠心病、心功能不全或者心动过速性心律不齐的患者必须注意避免应用左甲状腺素。因此,应该经常对这些患者进行甲状腺素水平的监测。

415 甲状腺腺瘤患者出院后如何进行健康教育?

答 (1)药物指导:需服用甲状腺素片者,应按时按量正确服药,定期复查监测甲状腺功能,遵医嘱调整药量。临床最常用的甲状腺素替代药物是左甲状腺素,应于早餐前半小时空腹服用。如果偶尔忘记服药,可在午餐前半小时空腹状态下补服当天剂量。如果已经到下午或者晚上,则不用补服,到次日清晨按当天剂量服用即可,切不可在漏服药物的次日将两天的剂量一起服用。

术后经常出现口唇、嘴角及指端麻木等低钙血症症状的患者,在医生的指导下服用钙剂。在服用钙剂期间,多饮水,防止泌尿系统结石,定期在医生的指导下监测血钙水平。

(2) 饮食指导:甲状腺腺瘤患者应多吃具有消肿散结及增强免疫力作用的食物,包括菱角、芋头、油菜、荠菜、猕猴桃、香菇、蘑菇、木耳、核桃、薏米、红枣、山药和新鲜水果等。应少吃含碘量高的食物,如海带、紫菜、干贝、海蜇、海参、龙虾及甲鱼等,不可吃辛辣刺激性、肥腻、油煎食物,忌烟酒。

416 如何指导患者进行颈部功能锻炼?

答 (1) 在临床工作中,不少患者反映术后有吞咽牵扯感、颈部僵硬感,这是手术创伤后局部粘连、瘢痕挛缩引起的。因此,向甲状腺腺瘤术后患者推荐以下颈部功能锻炼操:①转动颈部,左右转动接近 90°。②低头和抬头,低头时尽可能下颌贴近胸壁,抬头时头向后。③头部的回环运动:可缓慢地进行头部绕圈运动,最好采取坐位进行锻炼,防止产生眩晕而跌倒,年龄大的患者在家属的陪同下进行。

(2) 需要提醒患者的是:在术后初期(手术切口未愈合时)尽量避免仰头和颈部的过度牵拉,防止伤口裂开。在伤口愈合后,根据自己的耐受程度循序渐进地进行颈部的功能锻炼。

病例 2(417~429 问):甲状腺癌(甲状腺次全切除术)

简要病情 女性,42 岁。患者入院前 2 个月体检发现右颈部无痛性肿块,大小约 2.5 cm×1.6 cm,随吞咽上下活动,无吞咽不适、疼痛,无发热、多汗,无多食、易饥,无体重下降,无声嘶、饮水呛咳等症状,来门诊就诊。颈部 B 超检查提示右侧甲状腺实性团块伴钙化,性质待定。为行手术治疗收住入院。体格检查:T 36.5℃,P 78 次/分,R 18 次/分,BP 110/60 mmHg。患者颈软,气管居中,颈静脉无怒张,颈动脉无异常搏动,右侧颈部略饱满,偏峡部可触及一肿块,位置较高,距胸骨上凹约 6 cm,肿块大小约 2.5 cm×1.6 cm,质偏硬,边界不清,表面高低不平,活动差,可触及同侧颈部转移的肿大淋巴结。

辅助检查　血总 T_3(TT_3):1.86 nmol/L;总 T_4(TT_4):1.23 nmol/L;促甲状腺激素(TSH):2.95 mU/L;甲状腺球蛋白抗体(TGAb):64.6%;甲状腺微粒体抗体(TMAb):77.2%。

入院诊断　右甲状腺癌。

目前治疗要点　入院后完善相关检查,择期行甲状腺根治术＋右侧六区淋巴结清扫术。

417　甲状腺癌的临床表现是什么?

答　甲状腺癌发病初期多无明显症状,只是临床上发现或触及甲状腺有质硬而高低不平的肿块。肿块逐渐增大,吞咽时肿块活动度降低。肿块易较早发生压迫症状,出现声嘶、呼吸困难或吞咽困难。

418　肿块短期内迅速增大会产生压迫症状,除上述压迫症状外,还会出现哪些症状?

答　压迫颈交感神经时,可产生 Horner 综合征,表现为同侧瞳孔缩小、上眼睑下垂、眼球内陷、同侧头面部无汗等;颈丛浅支神经受损时,患者可有耳、枕、肩部等部位的疼痛。甲状腺肿大伴有单侧声带麻痹是甲状腺癌的特征之一。

419　甲状腺癌有哪些病理分型? 该患者术后病理提示属于哪一型? 有哪些基本特点?

答　(1)基本病理类型有:①乳头状癌;②滤泡状癌;③未分化癌;④髓样癌。

(2)术后病理学检查提示该患者为右侧甲状腺乳头状腺癌。乳头状腺癌约占甲状腺癌的 60%,多见于 40 岁以下的女性,属低度恶性,预后良好。临床上,因患者无明显不适,且肿瘤生长缓慢,故一般就诊较晚,且易误诊为良性。肿瘤多单发,少数为多发或双侧发病。质地为软胶样硬度或较硬,不规则,边界不清,活动度一般。瘤体较大者伴有囊性改变,穿刺可抽出浅棕黄色液体,易误诊为甲状腺囊肿。晚期可累及气管软骨或周围软组织而使肿瘤固定,或出现声嘶、呼吸困难、吞咽困难等压迫症状。以淋巴结转移为主,多限于颈部淋巴结,血行转移较少。

420 甲状腺癌常见的转移途径是什么?

答 局部转移常在颈部,出现硬而固定的淋巴结。远处转移多见于扁骨和肺,扁骨如颅骨、椎骨和骨盆。

421 甲状腺癌的主要治疗措施是什么?

答 甲状腺癌以手术治疗为主。乳头状癌恶性程度较低,如果癌肿尚局限在腺体内,颈部淋巴结没有转移,可将患侧腺体连同峡部全部切除,对侧腺体大部切除,不需加行颈淋巴结清除术。如果已有颈淋巴结转移,则应同时清除患侧淋巴结。滤泡状腺癌的癌肿即使局限在一侧腺体内,也应行两侧腺体连同峡部的切除术,如果无颈淋巴结转移,无须进行颈淋巴结清除。髓样癌手术时将两侧腺体同峡部全部切除,同时行患侧或双侧颈淋巴结清除。未分化癌生长迅速,恶性程度高,通常是浸润性生长,手术切除的可能性小,为防止癌发展引起呼吸困难,可行气管切开术,采用手术、化疗和放疗的综合治疗。

422 甲状腺癌术前护理应注意什么?

答 (1)心理护理:安慰患者及其家属,做好解释工作,关心体贴患者,满足其合理要求,使其以良好的心理状态迎接手术。

(2)出现气管压迫症状的患者应采取半卧位,安静休息,保持呼吸道通畅。床旁备好气管切开包、气管内插管、吸引器及氧气等急救物品。

(3)指导患者练习手术体位,将软枕垫于肩下,保持头低、颈过伸位。必要时剃除其耳后毛发,以备颈淋巴结清扫术。

(4)术前需放疗或者化疗者,按放、化疗护理常规进行。

423 甲状腺次全切除术手术室护理要点有哪些?

答 (1)术前一日访视患者,了解患者病情及基本身体状况。

(2)患者入室后要注意隐私保护,脱去病服时应有棉被遮盖,手术开始前手术区域也应加以覆盖。

（3）手术体位采用颈仰卧位,枕后使用凝胶垫,床头可向上倾斜 $15°～20°$。肩下必须有支撑垫,一方面可有效暴露手术野,另一方面防止术后患者颈肩疼痛。颈下平塞支撑软垫,防止颈椎空悬,以免损伤颈椎。

（4）手术切皮前,再次核对患者基本信息和手术部位标识。

（5）甲状腺因其血管、神经丰富,故手术需操作轻柔,止血细致。洗手护士必须熟悉手术步骤,处理血管时做到传递准确、快速。

（6）较大甲状腺术前压迫气管,长时间可致气管狭窄或软化,手术后容易出现气管塌陷,手术前准备好气管切开包,手术后严密观察患者呼吸情况,出现异常,及时抢救。

（7）术前备好标本袋,书写好患者基本信息,术中标本取下后和手术医生确认标本名称、部位、数量,正确无误后填写完病理申请单,给家属看过标本后再送病理科快速病理切片。

（8）手术过程中避免医生将手压在托盘架上,防止螺丝滑脱,压伤患者面部。

（9）在等候病理结果的过程中,保护切口避免污染。

424 术后为什么要备气管切开盘?

答 备气管切开盘,以备血肿压迫气管引起呼吸困难甚至窒息,做紧急拆除缝线、清除血肿及气管切开之用。

425 甲状腺癌术后病情观察有哪些?

答 （1）监测生命体征,尤其注意患者的呼吸、脉搏变化。

（2）鼓励患者发音,注意有无音调减低或声音嘶哑。观察患者进食流质饮食的反应,有无呛咳或误吸,以早期判断有无神经损伤。

（3）及时发现创面敷料潮湿情况,估计渗血量,并及时更换。注意引流液的颜色、性质及量,及早发现异常并通知医生。若血肿形成并压迫气管,应立即配合床旁抢救,拆除伤口缝线,清除血肿。如发现引流液呈乳白色,提示可能有乳糜漏,应及时通知医生处理。

426 甲状腺癌手术后患者主诉有痰咳不出,护士该如何指导患者排痰?

答 甲状腺癌手术实施的是气管插管麻醉,术后口咽部分泌物较多,但要保证呼吸道的顺畅,这些分泌物必须咳出来。当患者感到咽部有痰需要咳出时,应将一只手的拇指和其他四指分开,用手掌压迫在伤口气管两旁的部位,力度适中,嘱患者深吸气后将痰液轻轻咳出,切忌猛然地咳嗽,防止伤口因震动过大而出血。当患者痰液较多时,可以协助患者侧卧位或者坐位,空心掌轻拍患者背部,促进患者痰液咳出。必要时也可根据医嘱给予雾化吸入。

427 甲状腺癌术后的并发症如何处理及预防?

答 甲状腺癌手术最常见的严重并发症包括出血引起呼吸道堵塞、喉返神经损伤引起永久性或暂时性声音嘶哑、甲状旁腺损伤引起甲状旁腺功能减退等,但其发生率很低,为 1%～2%。

(1) 呼吸困难和窒息:多发生在术后 48 小时内,是术后最危急的并发症,常见原因如下。①切口内出血:切口内出血压迫气管,因手术止血(特别是腺体断面止血)不完善,或血管结扎线滑脱引起。②喉头水肿:主要是手术创伤所致,也可因气管插管引起。③气管塌陷:是气管壁长期受肿大的甲状腺压迫,发生软化,切除甲状腺体的大部分后,软化的气管壁失去支撑的结果。

(2) 手术后患者如果出现口唇周围、手足麻木感,或出现手足抽搐,双手呈鹰爪状等表现,应立即告知责任护士并联系医生,这可能是低血钙的表现。及时给予静脉补钙后,这一症状会得到缓解。同时术后患者需根据医嘱按时口服钙片,这种情况多数是由于甲状旁腺受到手术影响,甲状旁腺激素分泌的功能受到抑制,多数患者经过 1～2 周血钙水平都能回升,症状得到缓解。

(3) 手术后如果患者在饮水时有咳呛,提示喉上神经损伤。此时应停止喝水,但可以进食一些固体软食。患者无须担心,这个症状会在术后 3～6 个月内逐渐恢复正常。

(4) 如果患者声音嘶哑,提示一侧喉返神经损伤。患者无须担心,这个症状会在术后 3～6 个月内逐渐恢复正常。

428 甲状腺癌患者的出院指导有哪些?

答 (1) 功能锻炼:颈淋巴清扫术后,患者斜方肌受到不同程度的损伤。因此,切口愈合后应开始肩关节和颈部的功能锻炼,保持患肢高于健侧,以纠正肩下垂。功能锻炼应至少持续至出院后 3 个月。

(2) 学会自我检查、自我保健:定时用自己的示指、中指、环指的指尖平摸颈部,若发现有凹凸不平、肿块等,应立即就诊。

（3）遵医嘱口服药物治疗。

（4）保持伤口清洁干燥，防止感染。

429 如何预防甲状腺癌？

答 引起甲状腺癌的确切因素不清楚，相关因素却很多，多注意以下方面。

（1）碘盐的摄入要适当：碘的缺乏可引起甲状腺激素合成和分泌减少，促甲状腺激素（TSH）水平升高，长期作用于甲状腺，导致甲状腺滤泡增生肥大，甚至结节和癌变。高碘饮食也会使甲状腺的结构和功能发生改变，增加甲状腺癌的发生风险。在日常生活中注意有碘盐和无碘盐交替使用，含碘高的食物（如海带、紫菜及海鲜等）适量使用。

（2）尽量减少不必要的辐射。

（3）良好的生活习惯和饮食习惯对预防甲状腺癌有一定积极作用，饮食结构均衡、适当运动、减少肥胖、作息规律，保持心情舒畅，自我调节紧张情绪，保持身心健康。

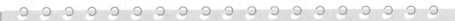

病例 3（430～455 问）：甲状腺功能亢进症（甲状腺次全切除术）

简要病情 女性，46 岁，主诉"多食、多汗、易怒 1 年，劳累后心慌气短 1 月"。入院前 1 年无明显诱因下感心慌、易饥，食量由原来的每日 0.25 kg 增至 0.5 kg，同时怕热多汗、话多易怒、失眠，逐渐出现双眼突出，梳头困难，蹲下站起时困难。遂到门诊就诊，诊断为"甲状腺功能亢进"，给予甲巯咪唑（他巴唑）10 mg 口服，3 次/天，连续 3 个月，达到手术前准备要求后收治入院，待行手术治疗。体格检查：T 36.8℃，P 88 次/分，R 19 次/分，BP 120/60 mmHg。全身皮肤、巩膜无黄染及瘀斑，浅表淋巴结未触及肿大。颈软，气管居中，颈静脉无怒张，颈动脉无异常搏动。甲状腺Ⅰ度肿大，质软，内可触及结节，左侧 2.0 cm×2.0 cm，右侧 1.5 cm×1.0 cm，质韧，表面光滑，边界清，无压痛，可随吞咽上下移动，活动度一般，两上极可触及震颤，可闻及血管杂音，双侧颈部浅表淋巴结未触及明显肿大。测得基础代谢率分别是 26%、18%、30%。

　　辅助检查　　血 TT$_3$ 1.73 nmol/L，TT$_4$ 1.1 nmol/L，TSH 2.49 mU/L，TGAb 73.2%，TMAb 69.9%。颈部 B 超检查提示：左侧甲状腺体内见多个约 1.8 cm×1.6 cm×1.3 cm 强回声结节，伴声晕，内回声均匀；右侧甲状腺见类似结节，大小 1.3 cm×1.1 cm×1.2 cm，内见"月牙状"液性暗区。

　　入院诊断　　甲状腺功能亢进症。

　　目前治疗要点　　入院后完善相关检查，择日行双侧甲状腺次全切除术。

430　什么是甲状腺功能亢进症？

答　甲状腺功能亢进症，简称甲亢，是由于甲状腺合成并释放过多的甲状腺激素，造成机体代谢亢进和交感神经兴奋的病症。甲亢多见于女性，男女之比为 1∶4～1∶6。

431　甲亢主要分为哪几类？该患者属于哪一类？

答　可分为原发性甲亢和中枢性甲亢。该患者属原发性甲亢。

432　原发性甲亢包括哪几种疾病？

答　原发性甲亢属于甲状腺腺体本身病变，包括自身免疫性甲亢（Graves 病）、多结节性毒性甲状腺肿、甲状腺自主高功能腺瘤及碘甲亢。

433　该患者发病时没有明显诱因，虽然甲亢的病因和发病机制尚未完全阐明，但主要与哪些因素有关？

答　与免疫因素有关，已证明该病为自身免疫性疾病。

434　甲亢的主要症状有哪些？

答　怕热、体重下降、食欲增加、基础代谢率增高、心动过速、睡眠时脉搏＞80次/分、房性心律失常、充血性心力衰竭、好动、情绪不稳定、失眠、疲劳、肌张力减退、月经不调及腹泻等,都是甲亢的表现。

435 什么是基础代谢率? 正常的基础代谢率是多少?

答 基础代谢率(BMR)是人体在安静休息和空腹状况下测得的单位时间内人体能量消耗的水平,它的测定对协助诊断甲状腺功能异常以及调整治疗药物的剂量有一定意义。正常值为-15%~+15%。

436 怎样测定基础代谢率?

答 基础代谢率测定前三日,患者停服甲状腺制剂及抗甲状腺药物,前一日晚餐不宜过饱,夜间保证充足睡眠。患者一般在禁食 14~16 小时、环境温度 16~20℃和绝对静卧的条件下测定,患者清醒后按铃呼叫护士,由护士测血压和脉搏。

计算公式:基础代谢率(%)=脉搏(次/分)+脉压(mmHg)-111。

437 测得基础代谢率后怎样根据测得值判断甲亢患者病情轻重?

答 甲亢患者的基础代谢率在+20%~+30%为轻型甲亢,+30%~+60%为中型甲亢,>+60%为重型甲亢。

438 突眼是甲亢患者特有体征之一,如何分类?

答 突眼分为非浸润性突眼和浸润性突眼。①非浸润性突眼又称良性突眼,占突眼的 90%左右。患者眼突度<18 mm,一般双眼对称,偶有一侧突眼先于另一侧,以眼睑和眼外部改变为主,球后组织无明显改变。表现为眼裂增宽、双眼有神、凝视、上睑挛缩,眼睑活动滞后于眼球,看近物时眼球聚合能力减弱等眼征,患者常无自觉症状。②浸润性突眼又称恶性突眼,起病可急可缓。患者常因眶周组织水肿、结膜充血和眼肌麻痹而出现眼部异物感、畏光流泪、复视,重者可发生暴露性角膜炎、角膜溃疡,甚至穿孔及视神经受损等,可以致残、致盲。

439 一旦出现突眼征,如何护理?

答 (1)戴有色眼镜防止强光及灰尘刺激,睡觉时用油纱布或眼罩保护眼睛。

(2)正确使用眼药水:用地塞米松或氢化可的松眼液滴眼,以减轻局部炎症,缓解症状;用抗生素眼液滴眼,严重者应全身应用抗生素以消除眼部炎症。闭目不全者,睡眠时用抗生素眼膏和纱布防治结膜炎、角膜炎;眼部胀痛、眼压高可用噻吗洛尔滴眼液降低眼压；眼部干燥,可用人工泪液、右旋糖酐羟丙甲纤维素滴眼液(泪然)等滋润眼部。不同的眼液应交替使用,间隔1～2小时。

(3) 取高枕卧位,限制食盐以减轻局部水肿,必要时遵医嘱使用利尿剂。

(4) 保护用眼：少看书、少看电视；眼勿向上凝视,以免加重突眼和诱发斜视。

(5) 经常做眼球运动,使眼部肌肉放松。

440 如何做好甲亢患者的安全和心理护理?

答 (1) 安全护理：①把需用的物品放置于患者易拿到的地方；②外出需有人陪同,夜间大小便要开灯并需帮助；③床上休息时加床栏；④对有复视者可戴单侧眼罩以减轻症状。

(2) 心理护理：①保持病室安静,避免强光、噪声刺激,保证患者休息；②患者可戴有色眼镜、穿高领服饰加以修饰,增加患者自信心；③告知患者突眼体征可随疾病治疗而逐渐缓解,增加患者战胜疾病的信心,保持心情愉快；④倾听患者主诉,理解其心理感受,提供有利于疾病转归的信息,减轻恐惧焦虑心理。

441 患者发病时多食、易饥、体重减轻,入院后如何进行饮食指导?

答 指导患者进食高热量、高维生素、高蛋白质、富含磷的饮食,如黄豆、猪肾等,每日饮水量在2 000 ml以上,以补偿机体消耗；忌食含碘多的食物,如海藻类。

442 甲亢的治疗方法有哪些?

答 治疗的基本方法是：抗甲状腺药物、放射性同位素碘治疗和手术治疗,以抗甲状腺药物疗法最方便、最安全、应用最广,而手术治疗是目前最有效的方法。

443 甲亢患者的手术适应证有哪些?

答 手术适应证：①继发性甲亢患者；②高功能腺瘤患者；③原发性甲亢内科治疗效果欠佳者；④甲亢性心脏病者；⑤甲亢怀疑恶变者。

444 患者术前做了哪些检查? 分别有何临床意义?

答 除全面的体格检查外,还包括如下几种：①测定基础代谢率：了解甲亢术前准备情况。该患者3天测得的基础代谢率分别是26%、18%及30%。②喉镜检查：确定声带功能。患者喉镜检查提示声带闭合良好。③心电图检查：详细检查心脏有无扩大、杂音或心律不齐等。患者心电图检查结果示窦性心动过速。④颈部B超检查提示：了解甲状腺的大小,气管、食管有无受压和移位,有无胸骨后甲状腺等。⑤检查神经肌肉的应激性,测定血钙、血磷含量,了解甲状旁腺的功能状态。患者检查结果均在正常范围内。

445 该患者术前遵医嘱服用了碘化钾,有何作用? 常用碘剂是哪种?

答 (1) 通过药物降低基础代谢率是甲亢患者术前准备的重要环节,碘剂通过抑制蛋白水解酶,减少甲状腺球蛋白的分解,从而抑制甲状腺素的释放,使滤泡细胞退化,甲状腺血运减少、脆性降低。腺体因此缩小变硬,从而有利于手术切除甲状腺,亦有助于避免术后甲状腺危象的发生。使用碘剂2～3周后甲亢症状得到基本控制,患者睡眠好转,体重增加,脉率稳定在90次/分以下,脉压恢复正常,基础代谢率＋20％以下即可进行手术。

(2) 最常见的碘剂是复方碘化钾溶液。用法：5滴/次、3次/天开始,以后逐日增加1滴/次,至15滴/次、3次/天维持,共服2～3周后行手术治疗。

446 该患者术前还服用了普萘洛尔,这有什么作用? 一般如何使用?

答 使用普萘洛尔联合碘化物作术前准备,效果迅速,2～3天后心率即明显下降。一般于术前用1周,每次20～60 mg,6～8小时1次,术后尚需巩固1周。服普萘洛尔前要测心率,若心率<60次/天,应停服1次,它的半衰期为6～8小时,术前1～2小时仍需服用1次,以免术中手术、麻醉等因素刺激引起心律失常。术日晨患者禁食水,可嘱患者少量水吞服。

447 甲亢患者术前禁用阿托品,这是为什么?

答 以免引起心动过速。

448 甲状腺次全切除术,术后有哪些常见并发症?

答 术后常见并发症有呼吸困难和窒息、出血、甲状腺危象、手足抽搐、喉返神经损伤、喉上神经损伤和甲状腺功能减退等。

449 为什么甲状腺次全切除术后需在床旁备气管切开包?

答 患者术后一旦出现呼吸困难或窒息,应紧急床旁开放气道。

450 术后护士要严密观察患者颈部伤口有无渗血，一旦发现，该如何处理？

答 处理如下：①立即报告医师，及时处理；②出血少者予继续严密观察，局部加压包扎，遵医嘱使用止血药物，出血多或影响呼吸者，应立即拆除缝线，再次手术止血。内渗者，24小时后可行理疗，促进吸收或消散。出血常发生在术后24小时内，主要原因：①止血不彻底；②结扎线脱落、咳嗽、过多活动、呕吐及血压过高等。临床观察发现伤口或颈部有血，出血内渗者可导致胸部皮肤片状淤血。出血一旦造成压迫血管，可引起呼吸困难，需急救。

451 甲状腺次全切除术后，预防甲状腺危象的关键措施是什么？

答 预防的关键是做好充分的术前准备，使患者的基础代谢率降至正常范围后再手术。甲状腺危象的发病原因迄今尚未肯定，可能原因有：①甲亢时肾上腺皮质激素的合成、分泌和分解代谢加速，久之使肾上腺皮质功能减退；②手术过度挤压甲状腺组织，促使大量甲状腺激素突然进入血液；③术前准备不充分，甲亢症状未能很好控制。

452 甲状腺危象发生时有何临床表现？一旦发生如何治疗？

答 (1) 多于术后12～36小时内出现高热（＞39.0℃），脉快而弱（120次/分以上），患者大汗、烦躁不安、谵妄，甚至昏迷，并常有呕吐和水泻。如不积极治疗，患者往往迅速死亡。

(2) 治疗措施。①碘剂：复方碘溶液3～5 ml口服，紧急时可用10%碘化钠5～10 ml加入10%葡萄糖溶液500 ml中静脉滴注，以减少甲状腺激素的释放，减少循环血液中甲状腺激素的水平。②减慢心率：普萘洛尔5 mg加入5%葡萄糖注射液100 ml中静腺滴注，或口服40～80 mg，6小时1次。③应用糖皮质激素：氢化可的松每日200～400 mg，分次静脉滴注；地塞米松10 mg静注，以拮抗应激反应。④降血压：用利血平注射液2 mg肌内注射或利血平1 mg加入液体中静脉滴注，根据血压调节滴速。⑤降温：一般用退热、冬眠药物或物理降温等综合措施，使患者体温尽快保持在37℃左右。⑥静脉输入大量葡萄糖液并保持水电解质及酸碱平衡。⑦吸氧以减轻组织的缺氧。⑧如有心力衰竭可给予洋地黄制剂，如有肺水肿可给予呋塞米。⑨镇静：苯巴比妥100 mg或地西泮10 mg肌内注射，必要时将地西泮10 mg加入500 ml液体中静脉滴注。

453　甲状腺手术时损伤甲状旁腺，会出现什么临床表现？

答　甲状腺手术时挫伤、误切甲状旁腺或其血液供应受累时，都可引起甲状旁腺功能不足，引起手足抽搐。症状多在手术后 1～2 天出现。轻者仅有面部或手足的强直感或麻木感，常伴心前区的重压感；重者发生面肌或手足的抽搐，每日可发作数次，每次 10～20 分钟，甚至数小时，严重病例还伴有喉和膈肌痉挛，可引起窒息。实验室检查结果：血钙降低、血磷上升，同时尿中的钙、磷排出减少。

454　引起手足抽搐的原因主要是血钙降低，如何治疗可以提高血钙？

答　发作时立即静脉注射 10％葡萄糖酸钙或氯化钙 10～20 ml；口服葡萄糖酸钙或乳酸钙 2～4 g，每日 3～4 次，同时加用维生素 D，每日 5 万～10 万单位，以促进钙在肠道内的吸收。最有效的方法是口服二氢速固醇（AT10）油剂，有提高血钙的作用，从而降低神经、肌肉的应激性。

455　如何做好患者的出院宣教？

答　（1）颈部运动，防止瘢痕挛缩。

（2）有声嘶、音调变低者，出院后仍继续进行理疗、针灸。

（3）告知专科门诊时间，如出现术前症状或伤口渗液、红肿等，应及时来医院门诊检查。

（4）继续服用甲状腺片半年，以防止甲状腺功能低下。

（5）若患者出现黏液性水肿、精神萎靡、记忆力减退及反应减慢等，可能为甲状腺功能低下，应立即就医。

（6）术后眼球突出难以改善者，应进行自我护理，同时坚持每日服用甲状腺片 60～180 mg、糖皮质激素醋酸泼尼松 100～120 mg，必要时再次就诊行球后脂肪摘除术，以改善症状。

病例 4（456～472 问）：急性乳腺炎

　　简要病情　女性，38 岁，因"左乳红肿疼痛 3 天，并发热 1 天"入院。患者正在哺乳期，自觉左乳房胀痛，伴局部皮肤发红，皮温升高。发病后未做特殊处理，症状逐渐加重。1 天前起出现寒战、发热。查体：T 39℃，P 98 次/分，R 22 次/分，BP 120/80 mmHg。双乳头对称，无凹陷，无橘皮样改变,左侧外下象限皮肤红肿,局部皮温升高,可触及直径约 5.0 cm 肿块,压痛明显,质硬如额头,边界不清,活动度可,未及明显波动感,右侧乳腺未见明显异常,左侧腋窝内淋巴结可触及肿大,无红肿,压痛。

辅助检查 血白细胞计数 12.9×10^9/L,中性粒细胞 77.9%,C 反应蛋白 29 mg/L。

入院诊断 左侧急性乳腺炎。

目前治疗要点 入院后暂停哺乳,予对症治疗,必要时脓肿切开引流。

456 什么是急性乳腺炎?

答 急性乳腺炎,也称产后乳腺炎或急性乳房炎,是乳腺的急性化脓性感染,俗称"奶疮"或"乳痈"。

457 急性乳腺炎好发于什么年龄的女性患者?

答 急性乳腺炎以初产妇为多见,好发于产后第 3~4 周哺乳期。

458 急性乳腺炎的主要病因以及乳汁淤积的原因是什么?

答 (1)患者产后抵抗力下降、乳汁淤积、细菌入侵为主要病因。

(2)乳汁淤积的主要原因有:①乳头发育不良(过小或凹陷),妨碍正常哺乳;②乳汁过多或婴儿吸吮过少,产妇哺乳经验不足,以致不能完全排空乳汁;③乳管不通畅,影响乳汁排出。

459 急性乳腺炎的主要致病菌是什么?

答 急性乳腺炎的主要致病菌是金黄色葡萄球菌。

460 急性乳腺炎主要的感染途径有哪些?

答 细菌侵入途径主要有以下两个:①通过乳头皮肤的破损处入侵。初产妇在婴儿吮吸乳头时,乳头常有不同程度的破裂、糜烂或细小溃疡,细菌可经此皮肤破口沿淋巴管扩散到乳腺实质,形成感染病灶。②通过乳腺导管开口,上行到乳腺小叶,停留在滞积的乳汁中,继而扩散到乳腺实质。

461 急性乳腺炎患者起病时的主要临床表现有哪些?

答 初期患者乳房肿胀疼痛,患处出现压痛性硬块,表面皮肤红热,同时出现发热等全身症状。炎症继续发展则上述症状加重。此时,疼痛呈搏动性,患者可有寒战、高热及脉搏加快等,患侧腋窝淋巴结常肿大,并有压痛。

462 急性乳腺炎患者的患侧乳房可产生乳腺后脓肿,乳腺后脓肿是怎么形成的?

答 急性乳腺炎深部脓肿除缓慢向外破溃外,也可向深部穿至乳房与胸肌的疏松组织中,形成乳腺后脓肿。

463 如何确诊急性乳腺炎?

答 (1)临床症状和体征。

(2)白细胞计数总数及中性粒细胞计数均有明显增高。

(3)诊断性脓肿穿刺抽出脓液。

464 有些乳腺疾病的临床表现与急性乳腺炎相似,应怎样鉴别?

答 急性乳腺炎应与乳房内积乳脓肿、乳房皮肤丹毒、炎性乳腺癌相鉴别。

(1)乳房内积乳脓肿:表现局部疼痛与肿块,但常无局部的红、肿与搏动性疼痛,也无发热等全身表现。

(2)乳房皮肤丹毒:比较少见,有皮肤的红、肿、热、痛,且有明确的边界。局部疼痛较轻,而全身毒血表现尤为明显。乳房实质内仍松软,无炎性肿块扪及。

(3)炎性乳腺癌又称弥漫性乳腺癌,是一种比较少见的乳腺癌。其主要临床特征为乳房红肿,疼痛亦很明显,但一般局部没有肿块可扪及。肿瘤发展迅速,常累及整个乳房。由于其恶性程度高,病理切片见癌细胞呈弥漫性,乳房和乳房淋巴管内充满大量癌细胞。炎性乳腺癌亦好发于妊娠或哺乳期女性,由于其来势凶猛,转移出现早且广泛,患者常于1~3 年内死亡。

465 急性乳腺炎的治疗措施有哪些?

答 治疗措施有:①暂停哺乳、排空乳汁;②局部理疗,用 25％硫酸镁湿热敷;

③必要时终止乳汁分泌;④应用抗生素抗感染;⑤应用清热解毒类中药治疗;
⑥脓肿已形成则及时切开引流。

466 针对该患者的病情,是否需要进行回乳治疗(停止泌乳)?

答 该患者属于感染初期,不需要进行回乳治疗。

467 哪些情况下需要进行回乳治疗?

答 回乳治疗的指征有:乳头畸形及反复发生乳房脓肿者,脓肿引流后出现乳瘘者,引流伤口经久不愈者,拒绝哺乳者。

468 如需回乳治疗,有哪些方法?

答 (1)炒麦芽60 g煎服,每日1剂,分次服用。

(2)适量芒硝,用纱布包裹后外敷于乳房,芒硝潮解变成硬块时应及时更换,每日2～3次。

(3)使用回乳药物,如己烯雌酚5 mg,口服,每日3次,共3～5天;苯甲酸雌二醇2 mg,肌内注射,每日1次,直到泌乳停止。

469 在患病期间应如何指导患者进行局部热敷?

答 (1)初起者可用热水毛巾湿敷患乳,温度以不烫伤皮肤为度,冷后再敷,连续10分钟,同时用手捏住乳房,一捏一松,反复数十次,以分离胸肌、筋膜和乳房基底部的粘连状态,改善乳汁淤积现象。

(2)按摩疗法:先用热的湿毛巾外敷,然后用手按顺时针方向按摩乳房,以促使乳管的畅通。以上两种方法禁用于局部皮肤已溃破者。

470 根据患者的病情,患者的首要护理问题是什么?

答 主要问题是潜在并发症——脓肿形成。

471 对上述护理问题可以采取哪些措施?

答 (1)早期按摩和吸乳是避免转成脓肿的关键。患者或家属可用手指顺乳头方向轻轻按摩,加压推揉,使乳汁流向开口,并用吸乳器吸乳,以吸通阻塞的乳腺管口,吸通后应尽量排空乳汁。

(2)中药外敷:可用芒硝100 g,加入面粉调成糊剂,贴敷于患侧乳房局部,以减轻乳房疼痛。

（3）哺乳期要保持乳头清洁,常用温水清洗乳头;定时哺乳,每次应尽可能将乳汁排空;发热体温超过 39℃时不宜吸乳。

（4）不宜让婴儿含乳头睡觉,哺乳后用胸罩将乳房托起。

（5）饮食宜清淡,易消化,少吃荤食,忌辛辣。宜多吃具有清热作用的蔬菜水果,如番茄、青菜、丝瓜、黄瓜、绿豆、鲜藕及金橘饼等,海带具有软坚散结的作用,也可多吃些,少吃有"催奶"作用的荤腥汤水,以免加重病情。

（6）情志不畅亦与本病有关,要劝导患者解除烦恼,消除不良情绪,注意精神调理。

472　如何指导围生期妇女做好乳房保健,预防乳腺炎的发生?

答　妊娠后期常用温水或肥皂水洗乳头,或用 70% 酒精棉球涂擦乳头、乳晕部。乳头内陷时,洗后轻柔、按摩、牵拉。千万不能戴过紧胸罩或化纤胸罩。产后要定时哺乳,乳汁每次都要吸尽,或用吸奶器吸尽,用力挤尽,避免乳房受挤压。乳头擦伤、破裂时要及时治疗,同时暂停哺乳,用吸奶器将乳汁吸出,喂养婴儿。注意婴儿的口腔卫生,不要使其含着乳头睡觉。

病例 5(473～478 问)：乳腺纤维瘤(乳腺纤维瘤切除术)

　　简要病情　女性,25 岁。无意中触及右乳有小块,无痛,无进行性增大,为求进一步治疗来我院就诊,门诊拟诊"右乳纤维瘤"收住院。体格检查: T 36.5℃,P 80 次/分,R 18 次/分,BP 120/78 mmHg。右侧乳房内触及多个椭圆形肿块,边界清楚,表面光滑,质实韧,活动,无压痛,腋窝淋巴结不大。

　　辅助检查　X 线钼靶摄片:肿块边缘清楚而光滑,肿块显示均匀。
　　入院诊断　右乳腺纤维瘤。
　　治疗要点　入院后完善相关检查,择期行右乳腺纤维瘤切除术。

473　什么是乳腺纤维瘤?

答　乳腺纤维瘤是发生于乳腺小叶内纤维组织和上皮的良性肿瘤,是乳房良性肿瘤中最常见的一种。

474 乳腺纤维瘤的手术适应证有哪些?

答 对于诊断明确的未婚女性患者,可考虑择期手术处理;对婚后未孕的患者,宜尽早手术,因怀孕和哺乳均可使纤维瘤生长加快;如果 35 岁以上的女性发现纤维瘤,则应立即手术切除并排除恶变的可能。

475 乳腺纤维瘤会恶变吗?

答 大部分的乳腺纤维瘤都属于良性肿瘤,但是多发性乳腺纤维瘤和一些复发的乳腺纤维瘤会有转变成为癌症的可能。所以一旦发现有了乳腺纤维瘤的症状,就需要及时进行手术治疗,以后也要做好防止纤维瘤复发的工作。

476 乳腺纤维瘤需要进行开放手术还是微创手术?

答 肿块比较深的多发肿物,传统开放手术难以处理,因为在每个肿物上方都要开一个切口,对乳房的美观破坏很大,而微创手术只需要开一个小切口,可以在超声引导下一次手术切除多个肿物,此时可以选择微创手术。乳晕周围的肿块,微创手术操作困难,易损伤皮肤,术中出血较多,传统手术对乳管损伤小,此时应该选择传统手术。病变位置很浅、离皮肤很近的肿块,微创手术易损伤皮肤,对乳管破坏相对大,而传统手术切除简单,对乳管破坏相对较小,此时,年轻未哺乳的患者更适合做传统手术。直径超过 3 cm 的大肿块,微创手术切除后肿瘤残留率会增加,术中出血较大,而传统手术切除彻底,止血效果满意,此时应选择传统手术。已经发生钙化的肿块,由于质地较硬,微创手术可能切不动,传统手术切除力度易人为掌控,此时应选择传统手术较好。

477 乳腺纤维瘤患者术前应该做哪些准备?

答 乳腺纤维瘤一般都是在局麻下进行手术,所以无须术前禁饮食,只需进清淡、无刺激性的饮食即可。指导患者术前一天清洗患侧乳房周围皮肤,去除患侧腋毛,做好皮肤准备,沐浴并更换衣服,取下身上金属类饰品,并应避开月经期。在术前患者签署手术知情同意书,医生告知患者相关并发症及注意事项。

478 乳腺纤维瘤术后的健康教育有哪些?

答 (1)乳腺纤维瘤切除术后,每天观察伤口敷料有无渗血、渗液,若发现,应立即换药,预防伤口发生感染,保持伤口敷料的清洁与干燥,禁止淋浴和剧烈运动。

(2)观察伤口周围皮肤有无红、肿、热、痛等征象出现,防止伤口感染进一步发展。

(3)伤口愈合后,在医生的指导下选择合适的时间进行伤口拆线。

(4)康复后,应定期观察乳房的外观、大小有无变化,触摸乳房有无肿块复发,若发现,及时就诊。

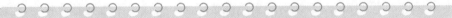

病例 6(479～512 问):乳腺癌(乳腺癌改良根治术)

简要病情 女性,72 岁。患者入院 1 年前无明显诱因下发现右乳一肿块,局部无红、肿、热、痛,无乳头溢液,无发热,无右乳皮肤凹陷和橘皮样改变,当时未予重视。近日再次来院就诊,B 超检查提示"右乳实性低回声肿块",门诊拟诊"右乳肿块,性质待查"收入院。体格检查:T 36.7℃,P 80 次/分,R 20 次/分,BP 120/80 mmHg,体重 60 kg。两乳对称,无乳头回缩,无"橘皮样"改变,右乳 3 点乳晕可扪及一肿块,直径约 2 cm,质地中等,边界不清,无压痛,与皮肤、胸大肌筋膜无粘连,左乳未及明显肿块,两侧淋巴结未触及肿大。

辅助检查 钼靶检查示右侧乳腺乳晕处有一钙化灶,B 超检查示右侧乳腺乳晕内侧见一 2 cm×2 cm 低回声,胸部 CT 检查示无异常。

入院诊断 右侧乳腺癌。

目前治疗要点 入院后完善相关检查,择期行右侧乳腺癌改良根治术。

479 乳腺癌的危险因素有哪些?

答 (1)家族史与基因突变:直系亲属中有乳腺癌患者的女性,患病风险可能会有所增加。

(2)月经与生育因素:月经初潮过早(12 岁以前)、绝经期延迟(55 岁以后)、初产年龄>30 岁、未生育。

(3)外源性激素:长期服用含雌激素类的保健品或药品(避孕药、蜂胶等)。

（4）饮食因素：高脂高糖饮食、过量饮酒等。

（5）环境因素：织物粉尘、电离辐射及乳房放射线照射等。

（6）其他因素：肥胖、曾患一侧乳腺癌等。

480 乳腺癌常用的辅助检查项目有哪些？

答 （1）B超检查：超声检查无创、无辐射、便捷，是最常用的乳腺筛查项目，可以有效判断是否存在肿块或结节，并明确其性质。乳腺癌往往呈规则低回声肿块，也有呈过强回声灶、不规则的实质性破坏回声带或呈不典型囊性肿物，但需与囊性增生病区分。值得注意的是，超声检查无法有效发现与评估乳腺内的钙化灶，因此无法代替钼靶检查。

（2）钼靶检查：钼靶检查在乳腺健康筛查中具有不可替代的地位，对于以乳腺钙化、结构异常为主要表现的病灶有很强的诊断能力，在一定程度上与超声检查形成优势互补。推荐 40 岁以上的女性常规进行钼钯筛查。

（3）MRI 检查：MRI 评估病灶的灵敏度高于超声和钼钯检查，可用于评估病灶性质、确定病变范围，但耗时长、费用高，不作为常规筛查项目，多用于检测超声和钼钯无法确定性质的病灶、新辅助疗效评估、重建或隆乳术后以及高危人群的常规筛查。

（4）乳腺专用正电子发射断层显像（PET）检查：乳腺专用 PET 检查灵敏度很高，辐射剂量较低，可用于评价乳腺病灶性质、寻找隐匿性乳腺癌原发灶、鉴别术后瘢痕与实体病灶，以及保乳术的术前评估。

481 乳腺癌的临床表现有哪些？

答 乳腺癌早期一般表现为无痛性单发小肿块，质地硬。中晚期可能因肿瘤侵犯乳房悬韧带而使皮肤呈"酒窝征"，肿瘤细胞阻塞淋巴管而呈"橘皮样"改变，肿块固定，局部皮肤破溃，全身呈恶病质等表现。

482 为了早期发现乳房病变，应定期自查，具体方法是什么？

答 乳房自查一般在月经干净后 7～10 天内进行。自查者站在镜前，两臂放松垂于身体两侧，向前弯腰或双手高举于头枕后，比较双侧乳房是否对称、乳头有无内陷及皮肤颜色改变，然后再将一手高举枕后，另一手指平放于对侧乳房，从外向乳头逐圈检查有无肿块。两手交换检查对侧，最后检查两侧腋窝有无肿大淋巴结，用拇指及示指轻轻挤压乳头看有无溢乳。触诊检查时也可在床上仰卧进行。如果发现乳腺肿块、乳头糜烂、皮肤红斑或腋窝淋巴结肿大等异常情况，应立即到医院做进一步检查。一般30岁以上的女性最好都能定时进行自查。

483 乳腺癌的转移途径有哪些?

答 以淋巴转移为主，可有局部扩展或血运转移。

（1）淋巴播散：乳腺癌患者淋巴结转移率很高，最多为腋下，其次为锁骨下及锁骨上淋巴结。

（2）血行播散：乳腺癌通过血行播散发生远处转移的能力较强，出现也较早，可以发生在淋巴结转移灶出现之前，最常转移至肺，其次为骨、肝、脑、肾上腺、肾、卵巢及骨髓等。

484 该患者的心理问题很严重,该如何进行心理护理?

答 责任护士除了提供专业的护理外，平时多与患者沟通，关注患者的需求，讲解成功的案例，告知患者家属对患者的陪伴与支持的重要性。

485 乳腺癌改良根治术的手术室护理要点有哪些?

答 （1）术前一日访视患者，了解患者病情及基本身体状况。

（2）心理护理：乳腺不仅是哺乳器官，更是女性外形美的器官。乳腺手术患者的心理极其复杂，手术切除影响美观，保留手术担心癌变。巡回护士手术前应与患者进行有效沟通，减轻其心理问题。

（3）患者入室后要注意隐私保护，脱去病服时应有棉被遮盖，手术开始前手术区域也应加以覆盖。

（4）体位摆放正确舒适，充分暴露手术野。

（5）手术切皮前，再次核对患者基本信息和手术部位标识。

（6）患者抬高上肢外展≤90°，以免臂丛神经损伤。患侧肩胛下垫软枕抬高10 cm，充分暴露患侧腋窝。

（7）乳腺手术位置高，手术一助站位影响健肢外展角度，巡回护士应经常检查健肢位置，防止因外展角度大、时间长损伤臂丛神经。

（8）手术铺巾时无菌巾包裹患肢肘关节下部分，使用无菌绷带缠绕，避免使用巾钳扣夹，以免损伤手术患者皮肤。

（9）手术中快检：乳腺手术快检标本多，从前哨淋巴结到腋窝淋巴结，每一次标本的快检结果都决定着不同的手术方式和治疗方案。因此，快检结果报告要求手术组医生亲自查看确认,不得口头传达。

(10) 手术电刀模式调节:乳腺手术使用电刀频率高,除手术切皮外,手术中以电凝为主要的切割工,模式必须是混合式,才能达到边切边凝的效果。

(11) 超声刀使用中,洗手护士要及时处理超声刀头上的组织,保证超声刀的切割止血效果。

(12) 术后加压包扎过程中,巡回护士在协助扶起患者的同时,严密观察患者生命体征,发现异常,及时使患者平躺下来处理。

486 如何观察患侧上肢远端血液循环?

答 若患侧手指发麻、皮肤发绀、皮温下降、动脉搏动不能扪及,提示腋窝部血管受压,肢端血液循环受损,应及时调整绷带的松紧度。

487 该患者术中在腋下和胸骨旁各放置了负压引流管 1 根,简单阐述引流管的护理。

答 妥善固定,防止引流管扭曲脱落;充分引流,防止引流不畅导致创面积血、积液致皮瓣、皮片坏死。观察引流液的性状,血性引流液每小时超过 100 ml 时,应警惕活动性出血发生,及早汇报医生,配合处置。倾倒引流液时注意无菌操作,并用止血钳夹住引流管,防止压力差造成引流液及气体的逆流而冲击皮瓣影响伤口愈合。一般术后 3~5 天引流管 24 小时引流液体 10~20 ml,皮瓣无积血积液,即可考虑拔除引流管。

488 乳腺癌手术后的常见并发症有哪些?

答 近期并发症常见有皮下积液、皮瓣感染坏死、伤口裂开,远期并发症有肩关节僵硬、淋巴水肿、蜂窝织炎等。

489 为预防患者术后出现皮下积液,应如何护理?

答 伤口加压包扎,松紧适宜。包扎过松,可使皮瓣松动,皮下积血、积液。过紧,可使患者出现胸闷、憋气和心慌等症状,上肢远端肢体肿胀,皮温下降。包扎时向患者及其家属说明目的及可能引起的不适,难以忍受时及时汇报,做适当调整。胸壁引流管应定时巡视,确保管道通畅,负压有效。引流期间,患肢功能锻炼应维持内收抬高状态,避免腋窝皮瓣滑动造成皮下积液,从而影响伤口愈合。

490 伤口加压包扎的目的是什么?

答 主要是使胸壁皮瓣紧贴胸壁,防止皮瓣松脱而造成皮下积液、皮瓣坏死等。护士要掌握加压包扎的目的,并向患者及家属解释清楚。患者主诉不适时要仔细检查,明确原因,不能随便松脱弹力绷带。

491 腋窝淋巴结清扫术后如何预防上肢水肿?

答 (1)术后患肢抬高:增加淋巴液回流。①卧位时术侧手臂垫小枕抬高。②避免术侧手臂长时间下垂,避免走路大幅甩手。

(2)向心性按摩:促进上肢淋巴回流。具体步骤为:手指→手腕→手肘→肩关节。

(3)坚持患肢的功能锻炼:活动腕关节,屈腕、屈肘,练习手摸对侧肩和同侧耳,练习肩关节抬高运动、爬墙运动。注意循序渐进。

(4)患肢持续保护:①注意避免患侧手臂注射、抽血、测量血压、提重物。②平时生活中减少蚊虫叮咬,过冷或过热刺激。③尽量不要穿紧身衣、紧身袖或佩戴过紧的首饰。

492 简单阐述功能锻炼的具体方法。

答 术后患侧上肢保持功能位,避免外展,平卧时予枕头抬高,防止拉伤皮瓣。

(1)术后 24 小时内:活动手指及腕部,可作伸指、握拳、屈腕等锻炼。每日 8～10 次,每次 15～20 下,握拳和屈腕交替。

(2)术后 1～3 日:可用患侧手练习握健身圈,用健侧上肢或由他人协助患侧上肢进行屈肘、伸肘等锻炼,每日 8～10 次,每次 15～20 下,以进行上臂的肌肉锻炼,促进淋巴液回流。

(3)术后 4～9 日:摸同侧耳廓、对侧肩部,进行锻炼(拔除引流管后的功能锻炼以患侧手指摸对侧肩部及同侧耳部动作)。

(4)术后 10 日以后:如患者伤口恢复好,循序渐进地进行抬高患肢(将患侧的肘关节伸屈、手掌置于对侧肩部,直至患侧肘关节与肩平)、手指爬墙(每天标记高度,逐渐递增幅度,直至患侧手指能高举过头)、梳头等锻炼。活动量应根据患者的实际情况而定。特殊情况,请遵医嘱。

493　什么是原位癌和浸润癌？

答　(1) 原位癌：是指局限于上皮基底膜内生长，没有向外侵犯，常见的如导管原位癌和小叶原位癌。性质和预后：没有外侵，几乎不会发生淋巴结转移与远处转移，可视为是一种局部疾病。以局部治疗为主，无需化疗。

(2) 浸润性癌：是指癌细胞已经突破上皮基底膜的限制，侵犯周围组织，常见的如浸润性导管癌。性质和预后：肿瘤外侵，可能发生淋巴结及其他器官转移，是一种全身性疾病。多采用以手术为核心的多学科综合治疗（手术、化疗、放疗、内分泌治疗及靶向治疗）。

494　该患者是浸润性癌，有复发转移的风险，需要采用以手术为核心的多学科综合治疗，具体还包括那些方面的治疗？

答　浸润性乳腺癌的治疗原则是采用以局部手术治疗为主的全身性综合治疗，除了手术治疗外，还包括放疗、化疗、内分泌治疗、生物靶向治疗及中医中药治疗等。

495　内分泌治疗是怎样的一种治疗方式？

答　是指通过手术或药物改变患者的内分泌环境，消除或抑制雌激素对肿瘤生长的刺激作用，以达到控制或延缓肿瘤发展的目的。内分泌治疗的效果与绝经情况、激素受体状况有关。受体水平阳性者可以选择。

496　生物靶向治疗又是怎样的一种治疗方式？

答　生物靶向治疗是乳腺癌治疗的新进展，其机制是应用一定的医学生物学技术，将治疗药物和一定的靶向载体交联，特异性地将治疗药物运送到靶器官或靶细胞，以达到高效治疗的目的。

497　目前，临床上开展了哪些手术方式？该患者采用的是什么手术方式？

答　目前，临床上开展的手术方式有。

(1) 标准根治术：切除乳房、癌肿周围 4 cm 以上皮肤、大小胸肌、患侧腋窝淋巴结、锁骨下淋巴结和腹直肌旁淋巴结。

(2) 扩大根治术：在根治术的基础上，切除内乳动脉旁淋巴结、肋间肌及肋间淋巴结和 2～4 肋软骨。因其手术切除范围大，术后并发症多，目前临床上已很少使用。

（3）改良根治术：保留胸肌,其余同标准根治术。保乳根治术：肿块直径小于 2 cm 的患者可行保乳手术,一般切除癌肿周围 2 cm 以上的乳腺组织,呈棱形、楔形或象限切除,并行腋窝淋巴结清扫。

（4）保乳手术：指保留乳腺的手术,其中包括象限切除、区段切除、局部切除,加上腋窝淋巴结清扫；术后辅以放疗、化疗及内分泌治疗等综合治疗。保乳手术是目前治疗早期乳腺癌的首选术式,在达到相同治疗目的的同时,保持最佳美容效果,是目前国际国内乳腺癌外科治疗的共识。

（5）单纯乳房切除：仅适用于年老体弱,合并重要器官功能障碍的患者,有时也应用于晚期乳腺癌患者,作为局部姑息切除。

该患者采用的是乳腺癌改良根治术。

498 乳腺癌常用的化疗方案有哪些?

答 常用化疗方案有 CMF、CAF、CEF、TEC、TC 方案(C：环磷酰胺；M：甲氨蝶呤；F：氟尿嘧啶；A：多柔比星；E：表柔比星；T：多西他赛)。

499 患者在化疗前需要做哪些准备?

答 化疗前需要充分了解化疗的流程,以免耽误化疗。在制订了化疗方案后,需要了解化疗的疗程数与间期,以及化疗药物可能的不良反应与预防措施。在正式开始化疗前,可进行 PICC 置管以保护小血管。

500 化疗期间的饮食有哪些宜忌?

答 化疗期间的饮食并无过多禁忌,注意清淡易消化与均衡营养即可,需要避免富含雌激素的营养品,如蜂胶、蜂王浆等。此外,并不建议在化疗期间应用抗肿瘤中药,因为可能会增加肝、肾代谢负担而耽误化疗。

501 化疗期间白细胞减少该如何处理?

答 白细胞减少是化疗期间最常见的不良反应之一。应用不同的化疗药物,白细胞减少的出现时间与程度有所不同,但通常在化疗后 8～10 天达到最低。定期复查血常规,必要时应用升白细胞药物是主要对策。严重者需要使用抗生素预防感染,必要时可考虑预防性应用升白细胞药物。

502 化疗期间的脱发该如何进行自我护理?

答 脱发是最为常见的化疗后不良反应,多在化疗后 2~3 周逐渐出现。通常医师会建议患者在化疗前就理短发,或者选择剃去头发并挑选合适的假发备用。化疗结束后,头发会重新长出来。

503 化疗期间怎样减轻恶心、呕吐?

答 化疗过程中的消化道不良反应相当常见,可表现为食欲缺乏、恶心,甚至呕吐,严重者可能影响进食,造成水及电解质紊乱。因此,在化疗前半小时,通常会先预防性应用止吐药物。

504 化疗期间怎样预防口腔溃疡?

答 化疗药物可能损伤口腔黏膜细胞,导致溃疡的发生,轻者会有局部疼痛,而重者甚至可能引起消化道溃疡。进食后勤漱口、戒烟、戒酒,避免刺激性食物,保证足够水分的摄入,多食新鲜蔬菜、水果有助于预防。

505 化疗期间怎样预防便秘?

答 便秘也是化疗期间可能出现的症状。化疗期间患者多有食欲下降、进食减少,体力活动也相应减少,以及化疗与止吐药物的不良反应,是导致便秘的主要原因。多食新鲜蔬菜、水果,适当活动可有效预防。

506 化疗期间出现腹泻应怎样处理?

答 乳腺癌常用的化疗药物,如多西他赛等可能导致腹泻。腹泻可能引起水及电解质紊乱,应多饮水或果汁,同时避免摄取过量油脂及高糖食物,避免刺激性或高膳食纤维食物,以及牛奶及乳制品。

507 化疗引起的皮肤问题该如何处理?

答 化疗可能引起一些皮肤问题。例如,色素沉着、面部斑点增多、粗糙,甚至出现荨麻疹、剥脱性皮炎等,这些都是可逆的。保持皮肤清洁、注意保湿、避免抓挠,同时注意防晒可有预防作用。

508　哪些乳腺癌患者需要术后放疗？

答　（1）保乳术后患者。

（2）全乳切除术后有以下情况的患者：①肿瘤直径≥5 cm；②淋巴结阳性≥4枚；③淋巴结阳性1～3枚＋高危因素。

（3）新辅助治疗后的患者：应根据新辅助治疗前的肿瘤大小＋淋巴结状态决定是否需要放疗。放疗是用X线或电子线直接杀灭肿瘤细胞的局部治疗方式，是增加肿瘤局部控制率的重要治疗措施。绝大多数保乳术后的患者，以及具有高危复发转移风险的全乳切除术后患者均需进行放疗。

509　放疗常见的不良反应及处理有哪些？

答　乳腺癌的术后放疗通常不会产生很明显的全身反应，多以局部反应为主。例如，照射区域皮肤色素沉着、脱皮及水肿等。随着放疗技术的不断改进，对周边正常组织的保护也越来越完善。

510　什么是新辅助化疗？

答　新辅助化疗，即在根治性手术前进行的规范化疗。其临床意义在于可以使局部进展期、晚期暂不手术的患者变为可手术，使肿块稍大暂无法保乳的患者增加保乳成功率。新辅助化疗期间需注意定期评估疗效。

511　如何做好患者的出院宣教？

答　指导患者继续手臂功能锻炼，告诉患者勿在患侧上肢测血压、静脉输液，不宜用患肢提重物，患肢放于低位时间不宜过长。有生育要求者，告诉患者5年内要避孕。宜低脂、高维生素饮食。告诉患者保持良好的心态面对生活，同时做好随访的指导。

512　如何指导乳腺癌术后患者进行随访？

答　术后患者一般随访频率为2年内3个月一次，3～5年6个月一次，5年后1年一次。

随访项目包括：①肿瘤标记物检测；②超声检查（乳房、淋巴结及腹部）；③钼靶检查；④胸部CT检查。根据患者的病情不同，随访时间间隔和项目可能也不相同。随访要带好辅助检查的结果报告。

第六章

胸外科疾病问答

(513~600 问)

病例 1(513~532 问)：肺结节(胸腔镜下肺段切除术)

　　简要病情　女性,43 岁。患者于半年前在我院体检时 CT 检查发现左下肺小结节,无咳嗽、咳痰,无畏寒、发热、胸闷、气促、咯血,无恶心、呕吐,无心慌、心悸、胸痛,予随访处理。1 周前复查胸部 CT 示结节增大,今为进一步治疗收治入院。查体：T 36.8℃,P 78 次/分,R 20 次/分,BP 120/75 mmHg。患者神清、气平、精神可,浅表淋巴结未及肿大,气管居中,胸廓对称,呼吸规律,双肺呼吸活动度均等,语颤对称,双肺叩诊清音,未闻及干湿啰音、哮鸣音。

　　辅助检查　CT 检查示：左下肺结节。

　　入院诊断　左下肺结节。

　　目前治疗要点　入院后完善相关检查,择期行胸腔镜下肺段切除术。

513　什么是肺结节?

(答) 指肺实质内单发或多发直径不超过 3 cm 的圆形或类圆形结节影,不能排除早期肺癌的可能。直径<5 mm 者定义为微小结节,可在基层医院管理;直径为 5~10 mm 者定义为小结节,可在有诊治经验的医院管理;10~30 mm 的肺结节则应尽早请有经验的专家诊治。

514 肺结节的发病原因是什么?

答 尚不清楚。曾对感染因素(如细菌、病毒、支原体及真菌类等)进行观察,未获确切结论。对遗传因素也进行过研究,未能证实。现多数人认为细胞免疫功能和体液免疫功能紊乱是结节病的重要发病机制。

515 肺结节的发病机制是什么?

答 肺结节是未知抗原与机体细胞免疫和体液免疫功能相互抗衡的果。由于个体的差异[年龄、性别、种族、遗传因素、激素、组织相容性抗原(HLA)]和抗体免疫反应的调节作用,视其产生的促进因子和拮抗因子之间的失衡状态,而决定肉芽肿的发展和消退,表现出肺结节不同的病理状态和自然缓解的趋势。

516 什么是原位癌?

答 原位癌是最早期的肺癌,是指肿瘤细胞仅限于支气管黏膜层。

517 肺癌根据组织学分型,有哪几种分型?

答 临床上,常见的有鳞癌、腺癌、小细胞肺癌、大细胞未分化癌及支气管肺泡细胞癌。

518 肺癌的临床表现有哪些?

答 肺癌的常见症状有刺激性咳嗽、干咳、痰中带血或少量血丝痰,大咯血较少见。阻塞较大支气管时,产生阻塞性肺炎,患者出现胸闷、喘鸣、呼吸困难及畏寒发热,此时予抗感染、止咳治疗,效果不佳。晚期除了食欲不振、体重减轻、倦怠及乏力等全身症状外,还可出现癌肿压迫或远处转移症状。

519 肺癌患者一般常规行哪些检查?

答 胸部 X 线、痰液细胞学检查、纤维支气管镜检查、放射性核素检查、经胸壁肺穿刺检查等。

520 行痰液细胞学检查应注意哪些?

答 应嘱患者晨起漱口后,用力从气管深处咳出 1～2 口痰,置于清洁有盖容器内送检。

521　如何指导患者进行腹式呼吸和有效咳痰训练?

答 练习腹式呼吸应指导患者取仰卧位,双手置于腹部,用鼻吸气,吸气时保持胸部不动,腹部上升膨起,屏气 1～2 秒,使肺泡充分张开。呼气时让气体从口中慢慢呼出,尽量将腹壁下降呈舟状腹,呼吸缓慢均匀,频率≤10 次/分。咳嗽训练时,让患者取坐位,深吸气后屏气 3～5 秒后用力从胸部深处咳嗽,不要从口腔后面或咽喉部咳嗽,也可轻轻进行肺深部咳嗽,将痰引至大气管处,再用力咳出。

522　胸腔镜下肺叶切除术的手术室护理要点有哪些?

答 (1) 术前一日访视患者,了解患者病情及基本身体状况。

(2) 患者入室后要注意隐私保护,脱去病服时应有棉被遮盖,手术开始前手术区域也应加以覆盖。

(3) 术前体位摆放时注意尽量使肢体处于功能位,避免过度外展(男患者要注意外生殖器的保护,防止压伤),采取防压疮及保暖措施。

(4) 手术切皮前,再次核对患者基本信息和手术部位标识。

(5) 术前仔细清点物品,以备紧急中转开胸手术。

(6) 手术过程中,洗手护士应及时收回胸腔镜器械并保证其始终处于功能位。

(7) 术中注意无菌技术操作、无瘤技术操作,接触过肿瘤的器械应用灭菌注射用水浸泡或更换。

(8) 密切观察患者生命体征,术中如遇大出血时,应反应迅速,及时备好血管缝合器械和针线,巡回护士应及时配合抢救工作。

(9) 关胸后,胸腔引流管连接于胸腔闭式引流瓶,注意防止脱落及污染。

(10) 术后重点检查受压侧的眼部和耳廓、手臂、肩部和腋窝、髂嵴、膝盖、脚踝和足部的皮肤情况。

(11) 术后搬动患者应轻移轻放,尤其是全肺切除患者,防止纵隔移位造成心搏骤停。

523　什么是胸腔闭式引流术?

答 胸腔闭式引流是将引流管一端放入胸腔内,而另一端接入比其位置更低的水封瓶,以便排出气体或收集胸腔内的液体,使得肺组织重新张开而恢复功能。作为一种治疗手段广泛地应用于血胸、气胸、脓胸的引流及开胸术后,对于疾病的治疗起着十分重要的作用。

524 胸腔闭式引流的适应证有哪些?

（1）气胸：中等量气胸或张力性气胸。

（2）外伤性中等量血胸。

（3）持续渗出的胸腔积液。

（4）脓胸、支气管胸膜瘘或食管瘘。

（5）心胸外科手术后引流者。

525 如何判断引流管是否通畅?

（1）观察引流管内有无液体引出。

（2）观察水封腔内的长管内有无水柱波动(4～6 cm)。①水柱波动过大提示可能有肺不张或胸腔残腔大。②水柱无波动提示引流管不通畅、引流管堵塞或者肺已复张。

526 胸管滑脱后如何处理?

（1）水封瓶损坏或连接处脱落：①立即用 2 把血管钳夹闭软质的引流管；②立即更换新的无菌引流装置。

（2）引流管滑脱：①应立即用手捏住伤口,消毒后以凡士林纱布封闭伤口,协助医生进一步处理；②绝不可擅自将脱出的引流管再插入胸膜腔内,以免造成污染或损伤。

527 胸腔闭式引流的拔管指征是什么?

答（1）胸腔闭式引流术后 48～72 小时,引流量减少且颜色变淡。

（2）24 小时引流量＜50 ml,或脓液＜10 ml。

（3）X 线胸片示肺膨胀良好、不漏气。

（4）患者无呼吸困难或气促。

（5）拔管后注意观察患者有无胸闷、呼吸困难症状,切口漏气、渗液、出血和皮下血肿等。

528 目前,该患者的首要护理问题及相关因素是什么?

答 清理呼吸道低效：与手术后伤口剧烈疼痛使患者惧怕咳嗽、全麻后呼吸道分泌物增多、纤毛运动减弱以及全麻使膈肌抑制、术后患者疲乏无力、排痰困难有关。

529 术后疼痛管理方面应注意哪些问题?

答 (1) 协助患者取舒适卧位,并定时调整,协助患者进行深呼吸训练和有效咳嗽。

(2) 避免外界不良刺激,为患者提供安静、舒适的休养环境。

(3) 妥善固定胸管,防止牵拉引起疼痛,患者有明显刺激痛时,应及时调整其位置。

(4) 操作时动作轻柔,避免牵拉伤口引起疼痛。

(5) 鼓励患者主动告知疼痛部位、性质、程度、范围和自我耐受力,正确评估疼痛,必要时遵医嘱应用镇静止痛药物。

530 除了疼痛、清理呼吸道低效,患者还存在哪些护理问题?

答 (1) 生活自理能力缺陷:与疼痛、手术创伤、活动耐力下降、术后留置多根管道有关。

(2) 焦虑:与担心手术预后有关。

(3) 潜在并发症:肺炎、肺不张、支气管胸膜瘘、肺水肿及脓胸等。

531 胸部体疗的方式有哪些?

答 (1) 定时翻身叩背。

(2) 有效咳嗽、咳痰。

(3) 体位引流。

(4) 雾化吸入。

(5) 必要时吸痰。

532 患者出院前,应如何进行健康宣教?

答 (1) 告知患者出院后数周内应避免剧烈活动,活动量应逐渐增加,以不出现心悸、气短、乏力等症状为宜。

(2) 注意饮食卫生,忌暴饮暴食。戒烟、酒,保持心情舒畅。

(3) 告知患者出院后仍需加强呼吸功能锻炼,预防呼吸道感染。

(4) 告知患者术后需定期复查,一般每 3 个月到半年 1 次,并确定是否需要行放疗、化疗及免疫等综合治疗。

(5) 若出现伤口疼痛红肿、剧烈咳嗽、胸痛或咯血等应立即返院治疗。

病例 2(533～546 问)：肋骨骨折(肋骨内固定术)

　　简要病情　男性,80 岁。患者 1 天前骑车不慎跌伤右胸部,有胸痛,无胸闷,无气促,无呼吸困难,无头部外伤,无昏迷,无头晕、头痛,收治入院。查体：T 36.7℃,P 80 次/分,R 20 次/分,BP 135/90 mmHg。既往有糖尿病病史 10 年,高血压病史 5 年,口服药物治疗,病情控制平稳。

　　辅助检查　CT 检查示：右侧第 5～7 肋多发肋骨骨折,错位明显伴液气胸。

　　入院诊断　右侧肋骨骨折。

　　目前治疗要点　入院后予对症治疗,完善相关检查,择期行胸腔镜下肋骨内固定术。

533　肋骨骨折的病因有哪些?

答　(1) 肋骨骨折一般由外来暴力所致。直接暴力作用于胸部时,肋骨骨折常发生于受打击部位,骨折端向内折断,同时胸内脏器造成损伤。

　　(2) 间接暴力作用于胸部时(如胸部受挤压),肋骨骨折发生于暴力作用点以外的部位,骨折端向外,容易损伤胸壁软组织,产生胸部血肿。

　　(3) 开放性骨折多见于火器或锐器直接损伤。此外,当肋骨有病理性改变,如骨质疏松、骨质软化或在原发性和转移性肋骨肿瘤的基础上发生骨折,称为病理性肋骨骨折。

534　肋骨骨折的分型有几类?

答　(1) 闭合性单处肋骨骨折。

　　(2) 闭合性多根多处肋骨骨折。

　　(3) 开放性肋骨骨折。

535　什么是多根多处肋骨骨折?

答　两根或两根以上肋骨骨折称为多发性肋骨骨折,骨折可同时发生在双侧胸部。每根肋骨仅有 1 处折断者称为单处肋骨骨折。两根或两根以上肋骨发生骨折,出现两处或两处以上折断者称为多根多处肋骨骨折。

536 胸外伤患者的哪几肋受外力作用易致骨折？为什么？

答 肋骨骨折多发生于第 4～7 肋。因为它们前有胸骨、后有胸椎连接,长而固定,受外力作用时易发生骨折(第 1～3 肋有锁骨、肩胛骨及肩带肌群的保护而不易骨折;第 8～10 肋渐次变短且连接于软骨肋弓上,有弹性缓冲,骨折机会减少;第 11 和 12 肋为浮肋,活动度较大,甚少骨折。但是,当暴力强大时,这些肋骨都有可能发生骨折)。

537 肋骨骨折的临床表现是什么？

答 (1)疼痛:肋骨骨折最明显的症状,且随咳嗽、深呼吸或身体转动等运动而加重,有时患者可自己听到或感觉到骨摩擦感。

(2)胸闷:骨折断端向内移位可刺伤胸膜、肺组织和肋间血管而合并气胸、血胸、皮下气肿或咯血,加上患者因疼痛不敢咳嗽和深呼吸,易使呼吸道分泌物增多及潴留,加重呼吸困难,出现胸闷、气促、发绀或休克等症状。

(3)反常呼吸运动:多根多处肋骨骨折时,局部胸壁因失去完整的肋骨支撑而软化,吸气时软化的胸壁内陷,呼气时外凸,形成一种与正常呼吸形态相反的呼吸。

538 如何判断肋骨骨折的严重程度？

答 (1)胸部 X 线检查:可清晰地显示骨折断端错位情况,协助判断胸内脏器有无并发症,如血胸、气胸等。

(2)CT 检查:可全面、立体、清晰地显示肋骨的解剖结构,发现细微的损伤。

(3)胸廓挤压试验阳性:先进行前后挤压,检查者一手扶住后背部,另一手从前面推压胸骨部,使之产生前后挤压力,如有肋骨骨折时,则骨折处有明显的疼痛感或骨擦音;再行侧方挤压,用两手分别放置胸廓两侧,向中间用力挤压,如有骨折或胸肋关节脱位,则在损伤处出现疼痛反应。用于诊断肋骨骨折和胸肋关节脱位。

539　哪些情况适合做肋骨内固定治疗?

答 (1) 胸壁塌陷、软化明显且患者的全身情况能够耐受全麻开胸手术者。

(2) 骨折错位明显、胸廓发生变形者。

(3) 因肺挫伤、支气管断裂、肋间血管断裂、胸导管损伤等造成血气胸、乳糜胸等,且胸腔闭式引流不能控制病情发展者。

(4) 凝固性血胸者。

(5) 多根多处肋骨骨折,在没有机械呼吸条件下,呼吸困难进行性加重者。

(6) 浮动胸壁有剧烈疼痛、呼吸困难而难以卧位者。

540　肋骨骨折内固定术后护理要点有哪些?

答 (1) 监测生命体征:给予心电监护,特别注意血氧饱和度、呼吸和血压的变化。

(2) 体位护理:麻醉未清醒时去枕平卧,头偏向一侧,麻醉清醒后给予半卧位。

(3) 胸腔闭式引流管护理:妥善固定,保持引流管通畅,防止受压或者扭曲,引流瓶应低于胸腔 60 cm,观察引流液的色、质、量,注意水柱波动情况。

(4) 饮食护理:全麻清醒后无恶心、呕吐,可少量试饮温水,术后第 1 天给予清淡易消化饮食,胃肠功能恢复可给予高热量、高蛋白及高维生素饮食,以增加营养,促进伤口愈合。

(5) 保持呼吸道通畅:鼓励患者深呼吸和有效咳嗽。

(6) 疼痛护理:向患者解释疼痛的原因,给予舒适体位,指导患者咳嗽时用手按压伤口以减轻伤口张力。

541　如何教患者正确咳嗽咳痰?

答 (1) 湿。痰液黏稠不易咳出者,可先行雾化吸入,其目的是湿化气道黏膜、稀释痰液、解除气道痉挛。

(2) 叩。叩击患者非手术侧背部,使附着在肺泡周围及支气管壁的痰液松动,患者更易咳出。

(3) 咳。自主咳嗽:深吸气后屏住呼吸 3 秒,然后张口用力咳嗽,反复多次。刺激性咳嗽:右手示指和中指在胸骨上窝处向内、向下按压刺激气管,诱发咳嗽排痰。

542 胸腔闭式引流管如何护理？

答 （1）保持通畅性：妥善固定，保持引流管通畅，防止受压或者扭曲，引流瓶应低于手术切口 60 cm。

（2）保持密闭性：引流瓶应放置于安全不易被踢倒的位置，保持直立，不可倒转、倾斜。

（3）保持无菌性：严格执行无菌操作原则，患者活动时避免将引流瓶高于手术切口水平面，防止引流液倒流而发生逆行感染。

（4）观察引流管水柱波动情况：正常水柱上下波动范围为 4～6 cm。

（5）密切观察引流液的色、质、量，做好护理记录。如引流出血性液体 100～150 ml/h，连续 3 小时以上，应考虑活动性出血，及时汇报医生处理。

543 胸腔闭式引流管发生意外情况如何处理？

答 （1）引流瓶倾倒：立即反折引流管，扶正引流瓶，呼叫护士查看是否有空气进入。

（2）引流管滑脱：立即用手捏住伤口处皮肤，呼叫医护人员，医生到场消毒后用凡士林纱布封闭伤口再做进一步处理。

（3）引流瓶破损：立即钳闭胸腔引流管，按无菌操作原则更换整个引流装置。

544 胸腔闭式引流管拔管指征是什么？

答 置管 48～72 小时后，引流量明显减少且颜色变淡，24 小时引流液少于50 ml，脓汁少于 10 ml，X 线胸片检查示肺膨胀良好，患者无呼吸困难等症状可以拔管。

545 体内的固定钉需要取出吗？

答 以前使用的钢丝、克氏针、钢板螺丝钉等内固定材料，需要 2 次手术取出，增加了患者的痛苦及治疗成本。随着医学的快速发展，出现了具有良好的组织相容性、低分子蜕变性、较强的抗腐蚀性和独特的持续自加压功能的新型材料，如合成树脂、镁铝合金等新型内固定材料，符合植入人体材料的要求，不需要 2 次手术取出，且不影响患者行磁共振成像检查。

546 肋骨内固定术后康复应如何指导？

(答) (1) 指导患者深呼吸、吹气球等锻炼肺活量。

(2) 出院 1 个月后复查 X 线或者 CT。

(3) 3 个月内避免提拉重物及从事重体力活动。

(4) 注意饮食调节,保证有充足的蛋白质、维生素等营养物质。

(5) 保证良好心态、保证充足休息和睡眠,禁止吸烟。

病例 3(547～562 问): 自发性气胸(胸腔镜下肺大疱切除术)

简要病情 男性,18 岁,因用力咳嗽后突感左胸部疼痛,伴发胸闷、气急症状,活动后加重。保持平稳不活动状态时上述症状可耐受,休息数小时后症状无明显好转,为进一步治疗入院。体格检查: T 36.5℃,P 90 次/分,R 26 次/分,BP 130/75 mmHg,体重 55 kg,身高 180 cm。气管居中,胸廓无畸形。左侧胸部呼吸运动减弱,叩诊呈鼓音,语颤及呼吸音减弱。既往史: 无肝炎、肺结核等传染病史。

辅助检查 胸部 X 线检查: 左侧气胸,左肺压缩约 60%。

入院诊断 左侧自发性气胸。

目前治疗要点 入院后予吸氧、胸腔闭式引流等对症治疗,完善相关检查,择期行胸腔镜下肺大疱切除术。

547 什么是自发性气胸？

(答) 自发性气胸是指在没有外伤或人为因素作用的情况下,肺组织的脏层胸膜自发破裂,空气进入胸膜腔造成胸膜腔积气和肺萎陷。

自发性气胸根据造成气体进入胸膜腔的原因分为原发性气胸和继发性气胸。

548 根据气胸破口的状态,可将气胸分为哪几型？

(答) 可分为 3 型: 闭合性气胸、开放性气胸和张力性气胸。

549 简单阐述这三型气胸。

答 （1）闭合性气胸：是指在气体进入胸膜腔后破口就闭合，气体停止进入胸膜腔，胸膜腔与外界不相通。临床表现根据胸膜腔内气体量的多少而轻重不同。

（2）开放性气胸：是指气体随呼吸运动由破口自由进出胸膜腔，出现明显呼吸困难症状。

（3）张力性气胸：是指破口呈单向活瓣状态，呼气时空气不能排出胸膜腔，胸膜腔内压力急剧上升，患者出现进行性呼吸困难。

550 简述原发性自发性气胸的发病机制。

答 多由胸膜下肺大疱引起，一旦肺大疱破裂，肺和支气管内空气逸入胸膜腔，压力升高形成气胸。肺大疱出现的原因可能与身高、吸烟和气道炎症有关，也可能与非特异性炎症瘢痕或弹性纤维先天性发育不良有关。

551 如何根据 X 线片上肺被压缩的情况来判断病情的轻重？

答 X 线片提示肺压缩＜30％时，为少量气胸，无明显临床症状。肺压缩30％～50％，为中量气胸，临床上出现气急症状。肺压缩＞50％，为大量气胸，出现明显的呼吸困难症状。

552 该患者为大量气胸，护士应如何配合医生进行治疗救治？

答 护士应立即配合行患侧胸腔闭式引流管置放术，同时为患者取半卧位，安慰患者，做好心理护理。

553 该患者入院时最重要的护理问题是什么？护理措施有哪些？

答 最重要的护理问题是：低效性呼吸形态。

护理措施：①取舒适卧位，半卧位或健侧卧位，以利呼吸。②吸氧，氧流量2～3 L/min，定时监测血气分析。③协助进行胸穿排气术或胸腔闭式引流术，做好引流管的护理，观察临床症状改善情况。④指导患者进行深呼吸和有效咳嗽，促进排气，促进肺部膨胀。

554 胸腔闭式引流管留置后,患者胸闷气急的症状已经缓解,许多患者此时不愿吸氧了,护士该如何指导患者?

答 告知患者,发病后出现胸闷、气急主要是气体进入胸膜腔,压迫患侧肺导致的。放置胸腔闭式引流管引流大部分气体,还有一些残留的气体要靠自身吸收,吸氧不仅可以改善胸闷气急症状,还可以加速胸腔内气体的吸收。

555 患者将在胸腔镜下行肺大疱结扎术,术前准备内容包括哪些?

答 (1) 解释胸腔镜手术的优点:有创伤小、疼痛轻、手术时间短、出血少以及切口较美观等,消除疑虑和恐惧,取得合作。

(2) 遵照医嘱完成血常规、出凝血时间、肝肾功能及心电图等术前常规检查。

(3) 术前禁食 6 小时。

(4) 术前呼吸道准备,教会患者进行有效咳嗽和深呼吸。

556 患者在全麻胸腔镜下做了肺大疱切除术,什么是胸腔镜手术?

答 胸腔镜是一种胸腔手术设备,是胸部微创外科的代表性手术。电视胸腔镜手术(VATS)是指在电视辅助胸腔镜下行微创手术。电视胸腔镜手术是现代胸腔镜技术与医疗器械完美结合的产物。术中医生利用胸腔镜为患者实施手术,大大提高了手术质量,切口小、损伤轻及并发症少,术后恢复快且美观不留痕迹,改变了过去人们对胸科手术损伤大、风险性高的恐惧心理。

557 胸腔镜常见的并发症有哪些? 如何观察和处理?

答 胸腔镜常见的并发症有漏气、出血及肺不张。

(1) 漏气:是胸腔镜术后最常见的并发症。可能与肺组织基础质量薄弱,术中切割闭合器钉眼或缝针针眼处漏气有关。术后鼓励患者进行有效咳嗽,促使肺复张。复张后的肺与壁层胸膜粘连,漏口自然愈合。

(2) 出血:出血的原因是切口下肋间血管损伤,以及病变周围的小血管止血不彻底、不牢固或操作技术不熟练。术后应遵医嘱及时使用止血药物,同时密切观察胸液引流情况,保持胸管畅通。每班记录胸液量,出现异常时及时汇报处理。

(3) 肺不张:是由于患者术后痰多阻塞呼吸道,造成肺复张不全,术后要协助患者排痰、吸痰、雾化吸入等,加强胸部体疗。

558 术后患者左侧留置胸腔闭式引流管 1 根,这根胸管与术前的胸管有何不同?

答 术前胸管放置在左锁骨中线第 2 肋间,以排气为主,而术后胸管放置在左腋中线第 5 肋间,以引流液体为主。

559 胸腔闭式引流的护理有哪些?

答 (1) 保持胸腔闭式引流装置的无菌和密闭:胸腔闭式引流装置应保持无菌、密闭,各衔接口衔接紧密。连接患者胸导管的长管应始终保持在水封瓶液面下,避免空气进入胸膜腔。

(2) 妥善固定引流管,防止脱落、扭曲与堵塞,搬运患者和换瓶时要用两把大止血钳夹住,防止液体和空气倒流入胸腔,防止逆流引起感染。固定导管时要留有一定长度,给患者一定的活动余地。水封瓶液面应低于胸腔引流口 60 cm 左右,但引流管不宜过长,避免扭曲、打折或受压而影响引流。

(3) 保持引流管通畅,促进引流。为患者取半卧位,抬高床头 30°,以利引流。观察水柱波动情况,没有波动时应及时检查管道通畅情况。

560 什么时候可以拔除胸腔闭式引流管?

答 (1) 置管 48～72 小时后,胸腔引流液明显减少且颜色变淡,24 小时胸液量少于 50 ml。

(2) X 线胸片显示肺膨胀良好。

(3) 患者没有不适主诉,生命体征平稳,此时就可以拔除胸管。用于脓胸引流时,24 小时脓液的引流量少于 10 ml 时方可拔管。

561 拔管后应该注意观察什么?

答 拔管后观察患者有无胸闷、呼吸困难、置管口漏气、渗液、出血及皮下气肿等,如发现异常应及时处理。

562 患者术后恢复良好的大多 5～7 天即可出院,护士如何进行出院健康宣教?

答 告知患者应多食高蛋白质、粗纤维食物,保持大便通畅,禁用爆发力。避免剧烈运动,适当做轻体力运动。

病例 4(563～600 问):食管癌(食管癌根治术)

简要病情 男性,64 岁,因进食哽噎 2 个月入院。患者 2 个月前无明显诱因下出现进食后哽噎感,进硬食时明显,症状进行性加重,入院时只能进食半流质。发病以来无胸骨后疼痛等伴随症状,体重减轻 8 kg。体格检查:T 37.0℃,P 88 次/分,R 20 次/分,BP 118/72 mmHg。患者消瘦,全身浅表未触及肿大淋巴结,心肺腹体检无阳性体征。

辅助检查 上消化道钡餐:食管上段开口处狭窄,可见一长约 6 cm 充盈缺损,其内有龛影,黏膜破坏。胃镜检查:距门齿 17.5 cm 处食管前壁、右侧壁可见菜花状肿物,表面有伪膜,食管管腔狭窄,镜身不能通过。活检病理诊断为鳞状细胞癌。

入院诊断 食管上段癌。

目前治疗要点 入院后予支持及对症治疗,完善相关检查,行食管癌根治术。

563 该患者诊断为食管上段癌,简述食管的解剖生理。

答 成人食管长 25～28 cm,门齿距食管起点 15 cm。食管由黏膜、黏膜下层、肌层和外膜构成,无浆膜层。食管有 3 处生理性狭窄,是瘢痕性狭窄、憩室、肿瘤等病变的好发区域。第 1 处在环状软骨下缘平面,即食管入口处;第 2 处在主动脉弓水平位,有主动脉和左支气管横跨食管;第 3 处在食管下端,即食管穿过膈肌裂孔处。

564 我国食管癌发病率高,其发病原因可能有哪些?

答 关于食管癌的发病因素,近年来有许多深入的研究和调查,但尚无公认的结论。食管癌的发病可能与不良饮食习惯、吸烟、喝酒、营养不良、食管慢性炎症、口腔卫生不佳和家族遗传性有关。不良的饮食习惯是重要危险因素之一。食物的物理刺激如粗、硬、烫的饮食,饮酒,吸烟,吃酸菜,咀嚼烟叶、槟榔被认为可反复刺激食管,引起慢性炎症,最终可发生恶变。在我国食管癌的高发区,人们喜爱食用腌制的蔬菜,这些食品往往被真菌感染,真菌除产生毒素外,与亚硝胺的合成有密切关系,亚硝胺也是食管癌发生的原因之一。

565 食管癌的早期症状有哪些?

答 食管癌的早期症状实际上是很不典型的,在早期可能没有任何症状,等到发现的时候,大多数已经到了中晚期。多数早期食管癌无症状,肿瘤侵犯小于 1/3 食管周径时,患者可进普食,但有大口进食硬食时的梗阻感、进食后的异物感、吞咽时食管内疼痛及胸骨后闷胀不适感,这些症状时重时轻,呈进行性加重,但进展缓慢。

566 胃镜检查前后的护理要点有哪些?

答 (1) 检查前准备:①告知患者术前 3 天进食易消化饮食,术前晚 8 点禁食、术晨禁食。②向患者说明检查目的、过程和检查中的配合要点,取得患者配合。

(2) 检查后护理:①术后禁食 2 小时,待麻醉作用消失后才能进食;做活检者,当日进软食。②感觉有无腹痛、呕血、黑便等,发现异常及时处理。

567 食管癌治疗采取什么原则?

答 食管癌的治疗原则是以手术为主,辅以放射、化学药物等综合治疗。

568 食管癌根治术的术前准备有哪些?

答 (1) 营养支持:术前评估患者饮食和营养状况,对于能进食者,应选择容易吞咽的易消化、高蛋白质、高维生素软食。对于长期不能进食者,输血、血浆和白蛋白。

(2) 呼吸道准备:指导患者进行呼吸功能训练,教会患者深呼吸及有效咳痰方法,必要时给予祛痰药或雾化吸入。严禁吸烟,注意保暖,预防感冒。

(3) 消化道准备:术前 3 天进少渣饮食,口服肠道抗生素;术前晚和术日晨开塞露纳肛,帮助排便。

569 该患者有比较严重的焦虑,对此可以进行哪些护理干预?

答 (1) 建立良好的护患关系,鼓励患者表达内心感受,给予积极的心理疏导,使患者以良好的心态接受治疗和护理。

（2）患者文化程度偏低,要使用患者能够明白的口头或书面语介绍疾病及治疗的相关知识。

（3）安排与积极乐观的病友同住,请其他康复患者做现身说法教育,尽可能地消除患者顾虑。

（4）组织患者适当的活动或采取松弛疗法,分散注意力。

（5）尊重患者,详细介绍病区环境,保持病室安静整洁、减少灯光及噪声刺激,为患者创造良好的住院环境,必要时遵医嘱给予镇静药物,以保证充足睡眠。

570 患者在全麻下行食管癌根治术,简单介绍一下食管癌根治术。

答 食管癌根治术是对肿瘤上、下 5～8 cm 或以上进行切除,切除的广度包括肿瘤周围的纤维组织及所有淋巴结。常用的代食管器官是胃,有时用空肠和结肠。食管下段癌与代食管器官吻合多在主动脉弓上,而食管中段或上段癌则吻合在颈部。

571 食管癌根治术的手术室护理要点有哪些?

答 （1）术前一日访视患者,了解患者病情及基本身体状况。

（2）患者入室后要注意隐私保护,脱去病服时应有棉被遮盖,手术开始前手术区域也应加以覆盖。

（3）心理护理:多数食管癌患者对手术效果和麻醉效果存有疑虑,与其交谈以分散注意力,麻醉诱导时减少患者暴露。

（4）体位的护理:该手术时间长、创伤性大,骨突部位或左侧肩部易受压,给予防压疮敷料防止术中压疮。此外,防止臂丛神经受到锁骨、第 1 肋骨和胸小肌腱的挤压及过度牵拉而受损。

（5）手术切皮前,再次核对患者基本信息和手术部位标识。

（6）严格执行清点、查对制度:巡回护士术前、术后均应与器械护士逐一认真清点器械、纱布、缝针等,并准确记录,严防术后器械、纱布等遗留体腔。术中应及时准确地备好器械,防止延误手术时间。

（7）苏醒期至拔管前及时彻底地吸尽痰液。鼓肺时,巡回护士注意观察胸腔闭式引流瓶内水柱波动高度,及时发现异常情况,保持呼吸道通畅。

572 食管癌术后常规留置胃管行持续胃肠减压,其目的是什么?

答 食管癌手术由于迷走神经被切断,胃肠蠕动减弱,胃内容物潴留,易导致胃扩张,吻合口张力增大,影响愈合。所以术后留置胃管以降低吻合口瘘的发生;同时通过对胃液的量和性状的观察,判断患者有无术后出血。

573 食管癌术后胃管护理非常重要,留置胃管的护理措施有哪些?

答 (1)加强对患者及家属的宣教,告知胃管对病情观察和术后恢复的重要性,告知配合注意事项,防止意外拔管。

(2)妥善固定胃管,观察鼻尖受压部位的血液循环情况,每天更换胶布,更换时可适当上下移动胃管 1 cm,避免胃管压迫鼻腔黏膜时间过长引起鼻出血。

(3)保持胃管通畅,若出现引流不畅,汇报医生,可用适量生理盐水缓慢冲洗胃管。

(4)保持胃管持续有效负压吸引状态,使用一次性负压引流器时要及时倾倒引流液、排出容器内气体,维持负压状态。

(5)观察引流液的颜色、性质和量,发现问题,及时处理。

574 如果术后胃管不慎脱出应如何处理?

答 若术后胃管不慎脱出,不可盲目再插入。如病情仍需要胃肠减压,留置胃管者必须充分熟悉手术情况,了解吻合口位置,插管动作轻柔,以免损伤吻合口,引起吻合口瘘。

575 患者术后留置鼻空肠管行肠内营养,有哪些护理要点?

答 (1)应妥善固定鼻空肠营养管,做好留置深度标记,每次鼻饲前需确认营养管深度。

(2)管饲时,应抬高床头 30°～45°,防止营养液反流入食管或气管,影响吻合口愈合或发生误吸。

(3)输注营养液前后,用 25～50 ml 无菌生理盐水或温开水冲洗鼻空肠管,输注过程中每间隔 4 小时或特殊用药前后,都应冲洗营养管以防管道阻塞。

(4)营养液的滴注速度由慢到快。

(5)营养液应现配现用,避免污染,输入体内的营养液温度应保持在 37℃左右,温度过低易刺激肠道引起腹痛、腹泻,温度过高易导致肠道黏膜损伤。

(6)管饲过程中应严密观察患者有无恶心、呕吐、腹痛及腹泻等症状,及时查找原因给予处理。

576 简述营养液滴注速度的调节。

答 营养液开始滴注速度要慢,每小时 40～60 ml 即可。如患者无不适,可逐渐增加滴注速度和每日总量。最大滴速可调节为每小时 100～125 ml,每 12～24 小时可增加 250 ml 营养液总量。

577 食管癌患者鼻腔置管后引起咽喉肿痛,该如何处理?

答 食管癌手术后,经鼻留置的导管有鼻肠管、胃管,管道留置的时间一般在 7 天以上。术后初期因为吻合口处于充血水肿期,导管对黏膜的压迫可导致疼痛。同时,在此期间患者处于禁食、禁水阶段,口腔干燥,唾液分泌减少,且口腔内正常菌群自我保护能力减弱。因此,患者喉咙疼痛,不适感增加。临床上一般通过以下方法缓解患者的不适:

(1)口腔护理或刷牙:每天 2～3 次,保持口腔的清洁湿润,必要时可增加次数。

(2)柠檬水漱口:用新鲜柠檬切片泡水漱口,次数不定。

(3)漱口水漱口:选择自己喜欢的漱口水进行漱口,但仍需以刷牙为主。

578 胸膜腔闭式引流管的护理要点有哪些?

答 (1)保持引流装置的无菌和密闭,连接患者胸管的长管要始终保持在水封瓶液面下,防止空气进入胸膜腔。

(2)保持胸管引流通畅,定时挤压胸管,防止阻塞。

(3)妥善固定,防止引流管口及衔接处脱落。

(4)水封瓶液面应低于胸腔引流管出口平面 60 cm 左右,搬动患者或更换引流瓶时需夹闭胸管,防止引流液倒流引发逆行感染。

(5)观察并记录引流液的量和性状。

(6)半卧位,鼓励患者深呼吸、咳嗽、咳痰。

(7)胸管一旦滑脱,应立即用凡士林纱布封闭伤口,再通知医生做进一步处理。

579 食管癌术后的患者一般什么时候可以拔除胸管?

答 术后 48～72 小时,引流液＜50 ml/d,且颜色变淡,无渗血倾向时,即可拔除胸管。拔管时嘱患者深吸气屏气后快速拔除胸管,用无菌凡士林纱布覆盖伤口。

580 拔除胸管后需观察患者的哪些症状?

答 拔管后需观察患者的呼吸情况,观察有无胸痛、呼吸困难等症状,观察局部伤口有无渗血、渗液和漏气,并及时做好相应的处理。

581 患者目前主要的护理诊断是什么?

答 疼痛,与手术创伤有关。

食管癌的术式多为经左或右外侧胸切口,切口大,需切断或切除肋骨,胸壁肌肉损伤严重,术后恢复慢、痛苦大,控制疼痛是术后护理的重要内容。术后疼痛的客观因素是手术创伤,它是术后疼痛的直接原因。在手术创伤这一伤害性刺激的作用下,组织释放某些致痛物质如缓激肽及 5-羟色胺、蛋白质水解酶等,作用于游离神经末梢,使之产生痛觉传入冲动,进入中枢神经系统引起痛觉。

582 针对患者疼痛可以采取哪些护理措施?

答 (1)加强心理护理和健康宣教,以减轻患者对疾病和预后的忧虑。

(2)向患者讲解止痛的重要性,及时报告疼痛,及早止痛,以利于早期活动,减少术后并发症发生。

(3)药物止痛:阿片类制剂是食管癌术后镇痛的传统首选药。

(4)有效排痰,减缓伤口疼痛。护士用双手保护性轻轻按住伤口,嘱患者深吸气末做有效咳嗽,定时协助患者坐起,轻叩其背部,帮助患者做有效咳嗽。

583 食管癌术后常见的并发症有哪些?

答 术后常见并发症有出血、反流性食管炎、乳糜胸、吻合口瘘、肺炎、肺不张、胃排空障碍及严重腹泻等。

584 患者出现哪些情况应警惕活动性出血的发生?

答 一般情况下,由于手术创伤引起的渗血渗液及术中冲洗胸膜腔的残留液体,手术后第 1 个 2 小时引流液 100~300 ml,术后第 1 个 24 小时约 500 ml。如术后每小时胸管引流超过 200 ml,呈鲜红色,并持续 3 小时,患者同时表现出血容量不足的症状,此时应考虑胸膜腔内活动性出血的可能。

585 反流性食管炎的临床表现?

答 反流性食管炎是食管癌术后常见的并发症,主要表现为餐后身体前屈或夜间卧床睡觉时有酸性液体或食物从胃食管反流至咽部或口腔,伴有胸骨后烧灼感或疼痛感、吞咽困难等症状。针对这种情况,食管癌患者术后应取半卧位或坐位,可选用清淡易消化的流质、半流质食物,少量多餐,细嚼慢咽,同时戒烟酒、避免食用辛辣刺激食物,进餐后不要立即平卧,保持床头抬高 30°,裤带松紧适宜,不可勒紧,注意避免引起腹压过高,如用力排便等。

586 最常见并发症肺炎、肺不张,有哪些预防措施?

答 (1)嘱咐患者术前戒烟,指导深呼吸训练,教会有效咳痰方法。

(2)术前行雾化吸入,有效排除肺底部分泌物。

(3)术后生命体征平稳后协助患者取半卧位,使膈肌下降,增加胸腔容量,有助于肺通气、咳嗽排痰和胸管引流。

(4)指导并协助患者深呼吸、有效咳嗽。

(5)雾化吸入每日 2～4 次,每次 10～20 分钟。

(6)准确评估术后疼痛,及时止痛,有利于患者体力恢复,使其主动排痰咳嗽。

(7)保持病室内温度适宜,注意保暖,防止呼吸道感染引起呼吸道分泌物增多。

587 临床上,护士常采用按压气管的方法来刺激患者进行有效咳嗽,此方法也可用于该患者吗?

答 不可以。患者为食管上段癌,手术采用三切口,颈部有切口,按压气管刺激患者有效咳嗽这种方法容易增加吻合口张力引发吻合口瘘。

588 食管癌手术后最严重的并发症是什么? 它的临床表现是什么?

答 (1)食管吻合口瘘是食管手术后最严重的并发症。临床表现多伴有严重的中毒症状,表现为体温升高、脉搏增快、胸痛、胸闷和呼吸困难,严重者可出现休克。

(2)早期吻合口瘘多发生在术后 7～12 天。体格检查和 X 线检查可见胸腔积液或脓气胸,胸膜腔穿刺或引流可见浑浊、带臭味液体,如患者已进食则抽出液体中混有食物残渣。晚期吻合口瘘可表现为体温持续增高、胸背部疼痛和全身衰竭症状。食管胸内吻合口瘘可通过口服亚甲蓝观察胸液颜色变化来确诊。

589　如何预防吻合口瘘的发生？

答（1）术前应充分进行消化道准备，减轻食管的充血水肿。

（2）术前增进营养，进食高蛋白质、高热量、高维生素、易消化软食。

（3）术后妥善固定胃管，保持胃管在位，确保充分引流和有效胃肠减压，观察胃液的量和性质是否正常。

（4）加强饮食护理，术后早期肠内营养。

（5）做好口腔护理，减少口咽部细菌定植和进入食管的机会。

（6）进行有效的抗感染治疗。

590　一旦发生吻合口瘘，临床上如何处理？

答（1）立即禁食、水，持续胃肠减压，避免食物侵蚀吻合口。

（2）行胸膜腔闭式引流，遵医嘱使用敏感抗生素。

（3）加强营养，可采用肠内营养或静脉营养给予营养支持。

（4）严密观察生命体征，进行对症治疗。

591　食管癌术后还可能发生乳糜胸，简述它的发生原因和临床表现。

答　乳糜胸是食管手术时损伤胸导管所致，常常在手术后 24 小时就能表现出来，多发生在术后 2～10 天。由于胸内大量积液，患者表现为胸闷、气短及心悸等症状，查体可见纵隔向健侧移位，血压下降，脉率增快，重者可出现休克症状，胸膜腔引流管及穿刺可见大量乳糜状液体。乳糜液的量和性质与进食的量和性质关系密切。禁食时，乳糜液量少，呈淡黄色透明液；若进食含蛋白质或脂肪量较多的食物，则呈白色乳状液体。每小时至少 60 ml，最多可达 200 ml。一般 24 小时引流量在 500 ml 以上可确诊乳糜胸的发生。

592　患者一旦发生乳糜胸，应该采取哪些措施？

答　乳糜胸的治疗临床主张积极全面，多主张行胸导管结扎术，手术治疗比保守治疗更安全、更有效。保守治疗包括：留置胸膜腔闭式引流管，引流乳糜液；能进食者给予高蛋白质、高热量及低脂肪饮食；加强支持治疗，纠正低蛋白血症，保持水电解质酸碱平衡和微量元素摄入。对乳糜胸行保守治疗应持谨慎态度，因胸导管的愈合机制是由于围绕瘘口的胸膜间隙逐渐闭合,而非受损的胸导管本身愈合。

593 患者术后早期活动的意义是什么?

答 早期活动有助于增加肺活量,改善呼吸功能,防止术后肺部并发症发生,有助于促进肠蠕动,促进胃肠功能恢复,有助于全身肢体功能锻炼,增强患者自信心,促进早日康复。

594 如何指导患者进行早期活动?

答 患者麻醉清醒、生命体征平稳后给予半卧位,定时协助患者翻身、调整体位等适当的床上活动。术后第 1 天病情平稳即可指导患者进行抬臀、翻身或肩臂活动等床上运动。术后第 2 天可鼓励和协助患者床边活动。

595 在患者早期活动时要注意观察病情变化,出现哪些临床表现时应暂停活动?

答 患者在活动期间若出现头晕、心慌、气急、出冷汗及面色苍白等表现时,应立即停止活动,卧床休息,监测生命体征,做好对症处理。

596 简述食管癌术后患者的饮食计划。

答 食管癌患者术后常规禁食 4～5 天,胃肠减压期间须绝对禁食,拔除胃管后第 1 天可试饮水或糖水 50 ml,每 2 小时一次;第 2 天每 2 小时予糖水或米汤 50 ml;第 3～6 天予糖水或米汤,每日递增 50 ml 至每次 200 ml,每次间隔 2 小时;第 7 天进半量流质饮食,若无发热、腹痛等不适,次日可进全量流质饮食;第 9 天后改半流质饮食,若无不适 2 周后改为软食。

597 什么时候可以拔除胃管?

答 患者肛门排气、胃肠功能恢复后可以拔除胃管。

598 患者开始正常进食后仍有轻微哽噎感,为什么?

答 此症状与吻合口张力差有关。进食不宜过多、过快,避免进食生、冷、硬食物。若术后 3～4 周再次出现吞咽困难,而且进半流质仍有咽下困难,可能为吻合口狭窄,应来院就诊。

599 食管癌术后发生严重腹泻，该如何处理？

答 食管癌术后可能导致胃肠功能紊乱而出现严重腹泻，可能与迷走神经切断、胃泌素浓度改变等有关。处理措施为积极给予止泻药，同时给予补液，以免发生脱水。

600 如何对该患者进行出院指导？

答 （1）心理指导：教会患者自我调节，保持心理健康，告诉患者情绪与疾病发展的关系，帮助患者正确对待。

（2）饮食指导：指导患者少食多餐、细嚼慢咽。饮食应以高蛋白、高热量、高维生素、富含微量元素的食物为主，如瘦肉、蛋类、奶、菌菇、蜂蜜及新鲜的蔬菜、水果等，少吃熏、烤、腌、泡、油炸及粗硬食物，主食粗细粮搭配，以保证营养均衡。

（3）休息与活动：指导患者出院后保持规律地作息，做到劳逸结合，预防感冒。可以根据自己的体力适当地进行锻炼，如练气功、打太极拳、散步及慢跑等，做到循序渐进、持之以恒，体质好的患者可适当参加工作。因为真正的康复在于社会康复，患者只有将自己融入社会，才能在社会中重新找到自我，达到精神康复。

（4）随访：指导患者及时、定期复查。第 1 次复查一般在术后 1 个月左右，第 2 次复查在术后 3 个月，若患者出现胃肠功能紊乱、吞咽困难、声音嘶哑、咳嗽痰中带血、颈部出现肿块、肝区不适等应随时就诊，以便发现有无吻合口狭窄或早期转移的发生。

第七章

神经外科疾病问答

（601～700 问）

病例 1（601～605 问）：头皮损伤（头皮清创缝合术）

简要病情 女性，42 岁。2 小时前工作时不慎将头发卷入机器中造成大片头皮撕脱，急诊来院。查体：意识清醒，T 37℃，P 110 次/分，R 18 次/分，BP 90/56 mmHg。双侧瞳孔等大等圆，直径约 0.25 cm，对光反射灵敏，急诊头颅 CT 扫描未见异常。

辅助检查 头颅 CT：未见异常。

入院诊断 失血性休克，头皮撕脱伤。

目前治疗要点 入院后予抗休克及对症治疗，完善术前准备，急诊行头皮清创缝合术。

601 什么是头皮损伤？

答 头皮损伤均由直接外力造成，包括头皮血肿、头皮裂伤和头皮撕脱伤。损伤类型与致伤物种类密切相关。钝器常造成头皮挫伤、不规则裂伤或血肿，锐器大多造成整齐的裂伤，发辫卷入机器则可引起撕脱伤。单纯头皮损伤一般不会引起严重后果，但头皮血供丰富，伤后极易出血，部分伤员尤其是小儿可因此导致休克。此外，虽然头皮抗感染和愈合能力较强，但如果处理不当引起感染，则有向深部蔓延引起颅骨骨髓炎和颅内感染的可能。

602 什么是头皮撕脱伤？

答 头皮撕脱伤是最严重的头皮损伤，多见于长发被卷入转动的机器。由于皮肤、皮下组织和帽状腱膜 3 层紧密相连,在强烈的牵扯下,使头皮自帽状腱膜下被撕脱,有时还连同部分骨膜,甚至合并颈椎损伤。可分为不完全撕脱和完全撕脱 2 种。

603 头皮撕脱伤的临床表现有哪些?

答 常因剧烈疼痛和大量出血而发生休克,较少合并颅骨骨折和脑损伤。

604 头皮撕脱伤的处理原则是什么?

答 头皮不完全撕脱者,争取在伤后 6～8 小时内清创缝合回原处。如头皮已完全撕脱,清创后行头皮血管吻合或将撕脱的头皮切成皮片植回;如撕脱的皮瓣已不能利用,需在裸露颅骨作多处钻孔至板障层,待钻孔处长出肉芽后植皮。急救过程中,用无菌敷料或干净布包裹撕脱头皮,避免污染,隔水放置于有冰块的容器内,随患者一起送至医院,争取清创后再植。

605 头皮撕脱伤的术后护理措施有哪些?

答 (1) 伤口和皮瓣的护理:肌注破伤风,注意创面有无渗血,皮瓣有无坏死和感染。为保证植皮存活,植皮区避免受压。

(2) 抗休克护理:密切监测生命体征,及早发现休克征象。如发生休克,遵医嘱做好开放静脉通路、补液等抗休克治疗。治疗期间,监测出入水量、尿量、脉搏、呼吸、血压、中心静脉压变化等。

(3) 预防感染:严格无菌操作,观察有无全身和局部感染的表现,遵医嘱应用抗菌药物。

病例 2(606～617 问):颅底骨折

简要病情 男性,65 岁,因 2 小时前车祸致头部着地,即送入医院,当时出现意识丧失,约 20 分钟后清醒,患者诉有头痛,无呕吐,鼻腔及右耳有血性液体流出。查体:意识清醒,T 37.2℃,P 89 次/分,R 20 次/分,BP 160/88 mmHg。双侧瞳孔等大等圆,直径约 0.25 cm,对光反射灵敏,四肢活动正常,"熊猫眼",耳后瘀斑。

辅助检查 头颅CT：颅底骨折？

入院诊断 颅底骨折？

主要治疗要点 入院后予对症治疗,完善相关检查,必要时行脑膜修补术。

606 什么是颅底骨折?

答 颅底骨折大多由颅盖骨折延伸而来,少数可因头部挤压伤,或着力部位于颅底水平的外伤所造成。颅底骨折绝大多数为线型骨折。颅底部的硬脑膜与颅骨贴附紧密,故颅底骨折时易撕裂硬脑膜,产生脑脊液外漏而成为开放性骨折。

607 颅底骨折护理重点是什么?

答 重点是预防逆行性颅内感染。

608 颅骨骨折的检查方法有哪些?

答 颅底骨折做X线检查的意义不大。CT检查有助于了解有无合并脑损伤。

609 低颅压综合征的原因和临床表现有哪些?

答 原因：颅内低压综合征为脑脊液外漏过多导致。

表现：患者出现直立性头痛,多位于额、枕部。头痛和体位有明显关系,坐起或站立时,头痛剧烈,平卧位则很快消失或减轻。常合并恶心、呕吐、头晕或者眩晕、厌食、短暂的晕厥等。

610 低颅压综合征如何护理?

答 一旦发生颅内低压综合征后,应嘱其卧床休息,头低足高位,遵医嘱多饮水或静脉滴注生理盐水以大量补充水分。

611 不同部位颅底骨折的临床表现是什么?

答 颅底骨折的临床表现：

骨折部位	瘀斑部位	脑脊液漏	可能累及的颅神经
颅前窝	眶周、球结膜下	鼻漏	嗅神经、视神经
颅中窝	乳突区	鼻漏与耳漏	面神经、听神经
颅后窝	乳突部、咽后壁	无	第 IX～XII 对颅神经

612 外伤性脑脊液漏常见于哪几种情况?

答 外伤性脑脊液漏是开放性颅脑损伤所致。颅底部脑脊液漏可分为鼻漏、耳漏、眼漏 3 种,前两者多见。

(1)鼻漏:多由筛板骨折、额窦后壁骨折引起,少数由蝶窦骨折引起。偶有岩骨骨折,鼓膜未破,脑脊液经耳咽管流入鼻腔。

(2)耳漏:多见于岩骨鼓室盖部骨折,硬脑膜裂口可在颅中窝底或颅后窝,前者多见。多伴鼓膜破裂,脑脊液经中耳自外耳道流出。

(3)眼漏:多见于眶顶的穿通伤或眶顶粉碎骨折刺破硬脑膜伴有眶内及眼睑裂伤者。

613 颅底骨折的治疗原则是什么?

答 颅底骨折一般为开放性损伤,骨折本身无须特殊处理,其治疗原则为:

(1)单纯脑脊液漏者,鼻部或外耳道局部消毒,不宜填塞冲洗,不要擤鼻,保持头高位,全身抗感染治疗。

(2)重点关注脑损伤、颅神经损伤同其他并发伤的治疗。

(3)脑脊液漏持续 4 周以上或伴颅内积气引起脑受压,应做开颅手术修补漏孔。

(4)合并视神经、面神经损伤,应早期行神经管减压术。

614 外伤性脑脊液漏的处理原则是什么?

答 (1)非手术治疗:绝对卧床休息,取半坐卧位,头偏向患侧,目的是借助重力作用使脑组织沉落在漏孔处,以利贴附。待脑脊液漏停止 3～5 天后可改为平卧位。如果脑脊液外漏多,取平卧位,头稍抬高,以防颅内压过低。早期抗感染治疗,避免过度脱水,保持排便通畅,每日清洁鼻腔或耳道,嘱伤员不要用力咳嗽、擤鼻涕,以防逆行感染。一般 2 周基本愈合。

(2) 手术疗法:脑脊液漏经 4 周以上不能自愈者应考虑开颅手术修补。

615 脑脊液漏患者的护理注意事项有哪些?

答 (1)预防逆行性颅内感染。具体措施有:①每天 2 次清洁、消毒鼻前庭或外耳道,避免棉球过湿导致液体逆流颅内。②在外耳道口或鼻前庭疏松处放置干棉球,棉球若浸湿应及时更换,并记录 24 小时浸湿的棉球数,以此估计漏出液量。③禁忌鼻腔、耳道的堵塞、冲洗和滴药,脑脊液鼻漏者,严禁经鼻腔置胃管、吸痰及鼻导管给氧。④避免用力咳嗽、打喷嚏、擤鼻涕及用力排便,以免颅内压骤然升降导致气颅。⑤遵医嘱应用抗菌药物和破伤风抗毒素,预防颅内感染。

(2) 促进脑脊液外漏通道早日闭合。颅底骨折患者神志清醒者,取半坐卧位,昏迷者床头抬高 30°,患侧卧位。维持半坐卧位体位至停止脑脊液漏后 3～5 天,目的是借助重力作用使脑组织移向颅底,使脑膜逐渐形成粘连而封闭脑膜破口。

(3) 密切观察意识、瞳孔、生命体征的变化,及时发现和处理并发症。

616 颅底骨折的术前护理有什么?

答 (1)密切观察病情:遵医嘱监测意识、瞳孔、生命体征、肢体活动及脑脊液漏等,及时发现病情变化。

(2) 体位:告知患者卧床休息,维持特定体位至脑脊液漏停止后 3 天(抬高床头至 30°、头向患侧卧位),搬动患者或为患者翻身时,应有人扶持头部,防止头颈部扭曲或震动。

(3) 饮食与营养:损伤后早期禁食,遵医嘱静脉补充营养。48 小时后无呕吐及颅内压增高表现可予流质,并逐渐过渡到普食。

(4) 防止颅内感染:①清洁、消毒鼻前庭及外耳道,每日 2 次,放置无菌干棉球于外耳道,棉球浸湿随时更换,记录 24 小时漏出液。②严禁从鼻腔吸痰或安插胃管,禁止滴耳药、滴鼻药、冲洗和填塞耳鼻。③遵医嘱使用易透过血脑屏障的抗菌药物、破伤风抗毒素(TAT),注意观察药物疗效及不良反应。

(5) 注意有无颅内低压综合征:如果脑脊液丢失量多可引起剧烈头痛、眩晕、呕吐、厌食、反应迟钝及血压偏低等表现,这些表现提示颅内低压综合征。

(6) 心理安抚与健康教育:指导患者正确面对颅骨骨折,遵医嘱合理休息。指导患者不可堵塞耳道、鼻腔,不用力屏气、排便及咳嗽等,防止发生气颅和感染。

617 颅底骨折应做哪些健康指导?

答 (1) 饮食指导:进食高热量、高蛋白(鱼、肉、鸡蛋、牛奶、豆奶)、富含纤维素(韭菜、芹菜)、富含维生素(新鲜蔬菜、水果)的饮食,以增强机体抵抗力,促进康复。

(2) 休息与活动:为患者制订活动计划,鼓励患者自理日常生活,劳逸结合,保证充足睡眠。

(3) 用药指导:遵医嘱按时按量服药,不要随意停药或减量。

(4) 洗头:头部伤口愈合 15 天至 1 个月后洗头。

(5) 心理指导:指导亲友应关心、鼓励患者,以树立康复的信心。

(6) 复诊指导:3～6 个月后携带影像学资料、诊疗卡及病历来院复诊。如原有症状加重,出现头痛、呕吐、抽搐及手术部位感染等,应及时来院就诊。

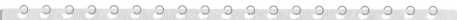

病例 3(618～628 问):慢性硬膜下血肿(颅骨钻孔引流术)

简要病情 男性,83 岁,因 3 周前走路时不慎跌倒,扶起后未觉有不适,所以未检查。今天觉头晕、头痛、恶心及呕吐,走路不稳,并且说话有口齿不清。查体:T 37℃,P 90 次/分,R 20 次/分,BP 150/90 mmHg。双侧瞳孔等大等圆,直径约 0.25 cm,对光反射迟钝。

辅助检查 头颅 CT:慢性左侧额、颞顶部硬膜下血肿,中线向右侧移位。

入院诊断 左侧额颞顶部慢性硬膜下血肿。

目前治疗要点 入院后予对症处理,完善术前检查,局麻下行颅骨钻孔引流术。

618 脑膜有哪几层结构?

答 脑表面有 3 层被膜,自外向内依次为硬脑膜、蛛网膜和软脑膜。

619 什么是急性、亚急性及慢性硬膜下血肿?

答 急性是 3 天内出现症状,亚急性是伤后 3 天至 3 周出现症状,慢性是伤后

3 周以上才出现症状。

620 什么是蛛网膜下腔?

答 蛛网膜和软脑膜之间的腔隙是蛛网膜下腔。

621 慢性硬膜下血肿好发于哪类人?

答 慢性硬膜下血肿好发于 50 岁以上老年人,仅有轻微头部外伤或没有外伤史,有的患者本身尚有血管性或出血性疾病。

622 慢性硬膜下血肿的好发部位有哪些?

答 好发于额极、颞极及其底面。

623 硬膜下血肿有何临床表现?

答 (1)急性或亚急性硬膜下血肿:因多数与脑挫裂伤和脑水肿同时存在,故表现为伤后持续昏迷或昏迷进行性加重,少有"中间清醒期",较早出现颅内压增高和脑疝症状。

(2)慢性硬膜下血肿:病情进展缓慢,病程较长。临床表现差异很大,主要表现为 3 种类型:①慢性颅内压增高症状;②偏瘫、失语、局限性癫痫等局灶症状;③头昏、记忆力减退、精神失常等智力障碍和精神症状。

624 慢性硬膜下血肿的处理原则是什么?

答 慢性硬膜下血肿若已经形成完整包膜且有明显症状者,可采用颅骨钻孔引流术,术后在包膜内放置引流管继续引流,利用脑组织膨出消灭死腔,必要时冲洗。

625 慢性硬膜下血肿钻孔引流术后的并发症及观察重点是什么?

答 慢性硬膜下血肿术后最严重的并发症是急性颅内出血,导致脑疝形成。其观察重点是:

(1)严密观察意识、瞳孔、生命体征及肢体活动的变化,及时发现脑疝。一侧瞳孔散大、对光反射消失、对侧偏瘫及病理征阳性时,常提示小脑幕切迹疝存在;如突然出现呼吸节律改变,呼吸缓慢甚至停止,提示枕骨大孔疝。

(2)重视患者主诉和临床表现。当患者出现头痛剧烈、频繁呕吐或躁动不安时为脑疝先兆,需及时通知医生并遵医嘱予脱水、降颅压处理。

(3) 去除引起颅内压骤然增高的不利因素,保持呼吸道通畅,保持大便通畅,控制癫痫发作。

(4) 脑疝发生时应迅速处理,大脑半球血肿引起小脑幕切迹疝时,应快速静脉滴注 20％甘露醇;颅后窝血肿引起的枕骨大孔疝应首先协助医生行侧脑室前角穿刺引流,同时静脉滴注 20％甘露醇,并做好急诊手术准备。

626 慢性硬膜下血肿术后的引流管如何护理?

答 (1) 患者取平卧或头低足高患侧卧位,以利引流。

(2) 保持引流通畅,引流袋应低于创腔 30 cm。

(3) 保持无菌,预防逆行感染。

(4) 观察引流液的颜色、性状和量。

(5) 尽早拔管,术后 3 日左右行 CT 检查,血肿消失后可拔管。

627 慢性硬膜下血肿术后为什么容易复发?

答 (1) 血肿腔冲洗不干净:由于血肿未完全液化,血肿腔内有血凝块,冲洗时堵塞冲洗管使血块未能完全冲出,多见于 CT 呈混杂密度患者;多房型血肿,内有间隔,冲洗时各间隔未能充分打通,致血肿残留;骨孔过小冲洗管不能多方位充分冲洗,血肿腔内纤维蛋白降解产物冲洗不彻底致复发。

(2) 冲洗管过硬,刺破蛛网膜或脑组织导致复发。

(3) 血肿腔内积气。

(4) 血肿腔内不凝血放出过快,导致血肿复发。

(5) 老年人脑萎缩较重,术后脑组织膨起困难,难以有效地消灭死腔,致血肿复发。

(6) 血肿包膜坚厚,术后硬膜下腔不能闭合致血肿复发。

(7) 凝血功能异常、肝功能异常。

(8) 术后不适当的体位及应用脱水剂,会引起颅内压降低,导致血肿复发。

(9) 术后对侧出血,其原因可能为脑萎缩,脑组织向患侧移位,牵拉桥静脉断裂形成血肿。

628 慢性硬膜下血肿患者的健康宣教有哪些?

答 (1) 康复指导:加强营养,进食高热量,高蛋白,富含纤维素、维生素的饮食,发热时多饮水。避免搔抓伤口,可用 75%酒精或复合碘消毒伤口周围,待伤口愈合后方可洗头。

(2) 复诊指导:3～6 个月门诊复查,如原有症状加重,出现头痛、呕吐、抽搐、不明原因发热、手术部位发红、积液及渗液等应及时就诊。一般术后半年可行颅骨修补术。

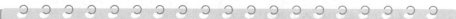

病例 4(629～634 问):脑挫裂伤(开颅探查＋血肿清除术)

简要病情 男性,37 岁。3 小时前不慎从 3 m 高空坠落,头部左侧顶枕部着地,呼之不应,伤后有呕吐,大小便失禁,即呼叫"120"送入本院。查体:T 36.9℃,P 60 次/分,R 18 次/分,BP 170/90 mmHg。GCS 评分为 8 分,双侧瞳孔等大等圆,直径约 0.35 cm,对光反射消失,左耳道有出血。

辅助检查 头颅 CT:右侧颞叶脑挫裂伤并右侧硬膜下血肿(量约50 ml),中线向左侧移位,占位效应明显,蛛网膜下腔出血。

入院诊断 重型颅脑外伤,右侧颞叶脑挫裂伤,右侧硬膜下血肿,颅底骨折伴脑脊液左侧耳漏。

目前主要治疗 入院后予对症处理,完善相关检查,急诊行开颅探查＋血肿清除术。

629 什么是脑挫裂伤?

答 脑挫裂伤是常见的原发性脑损伤,包括脑挫伤及脑裂伤。前者指脑组织遭受破坏较轻,软脑膜完整;后者指软脑膜、血管和脑组织同时有破裂,伴有外伤性蛛网膜下腔出血。由于两者常同时存在,合称为脑挫裂伤。

630 脑挫裂伤的临床表现是什么?

答 (1)意识障碍是脑挫裂伤最突出的临床表现。一般伤后立即出现意识障碍,其程度和持续时间与损伤程度、范围直接相关。多数患者超过半小时,严重者可长期持续昏迷。

（2）局灶症状和体征依损伤部位和程度而不同。若伤及脑皮质功能区,可在受伤当时立即出现与伤灶区功能相应的神经功能障碍或体征。

（3）头痛、呕吐、颅内压增高、自主神经功能紊乱或外伤性蛛网膜下腔出血,后者还可出现脑膜刺激征,脑脊液检查有红细胞。

（4）颅内压增高与脑疝为继发颅内血肿或脑水肿所致,可使早期的意识障碍或偏瘫程度加重,或意识障碍好转后又加重。

631 治疗脑挫裂伤的关键是什么?

答 防治脑水肿是治疗脑挫裂伤的关键。

632 脑挫裂伤患者瞳孔变化的意义在哪里?

答 瞳孔变化对于判断患者病情变化,及时发现颅内压增高有重要意义。护理人员应密切关注患者瞳孔改变,看瞳孔是否等大等圆,对光的直接或间接反应是否灵敏,发现异常情况及时报告主治医生进行救治。一般来说,一侧瞳孔散大、固定提示该侧动眼神经受损,常为钩回疝所致;双侧瞳孔散大和对光反射消失,提示中脑受损、脑缺氧和阿托品类中毒;双侧瞳孔针尖样缩小,提示脑桥被盖损害,如脑桥出血、有机磷中毒和吗啡类中毒等。

633 脑挫裂伤患者的护理要点包括哪些方面?

答 （1）严密观察患者的意识变化,必要时设专人监护。

（2）取侧卧位,保持呼吸道通畅,给予持续氧气吸入,改善脑缺氧。

（3）若患者昏迷程度深,舌后坠严重,呼吸道分泌物多,尽早配合医生做气管切开,及时吸痰。

（4）抬高床头 $15°\sim30°$,有利于颅内静脉回流,降低颅内压。

（5）定时翻身拍背,更换体位,加强基础护理,防止并发症发生。

（6）加强营养,给予高蛋白饮食,不能进食者,给予鼻饲插管补充营养。

（7）观察患者有无癫痫发生,如有癫痫应及时处理,并防止发生意外伤害。

（8）对失语患者加强有效沟通,指导做好语言功能训练。

（9）视力、视野障碍者,应有专人陪伴,防止发生外伤。

（10）注意头痛的变化,发现异常及时通知医师处理。

（11）严重患者常因躁动、四肢强直、高热、抽搐而病情加重,应查明原因,及时处理。

（12）早期开展认知功能锻炼、生活能力锻炼、肢体功能锻炼等。

634 脑挫裂伤的术后并发症有哪些？

答 颅内血肿、脑水肿、脑疝、脑脊液漏及癫痫等。

病例 5(635～643 问)：自发性蛛网膜下腔出血

简要病情 女性，53 岁，突发头痛、头晕、颈部僵硬感伴恶心、呕吐 2 小时。查体：入院时神志清醒，T 36.7℃，P 99 次/分，R 22 次/分，BP 150/80 mmHg。双侧瞳孔等大等圆，直径约 0.25 cm，对光反射灵敏，患者四肢活动好。既往有高血压病史，口服缬沙坦胶囊每天 1 粒，血压基本控制在正常范围。

辅助检查 头颅 CT：脑沟、脑池及大脑镰密度增高，提示蛛网膜下腔出血。

入院诊断 自发性蛛网膜下腔出血（颅内动脉瘤破裂？）

目前治疗要点 入院后绝对卧床，予对症治疗，密切观察生命体征变化，完善相关检查。

---

635 什么是蛛网膜下腔出血？

答 蛛网膜下腔出血(subarachnoid hemorrhage，SAH)是由各种病因引起颅内和椎管内血管突然破裂，血液流至蛛网膜下腔出现的一组症状，根据病因分为自发性和外伤性两类。蛛网膜下腔出血患者的预后差，总病死率约为 25%，幸存者的致残率接近 50%。

636 蛛网膜下腔的解剖位置在哪里？

答 蛛网膜下腔位于蛛网膜与软脑膜之间，是一个由两层脑膜构成的腔隙，内含脑脊液，与脊髓蛛网膜下腔相通。

637 蛛网膜下腔出血的病因有哪些？

答 蛛网膜下腔出血的病因有以下几种：颅内动脉瘤和脑（脊髓）血管畸形，约占自发性蛛网膜下腔出血的 70%,前者较后者多见。其他原因有脑动脉硬化、脑底异常血管网症(烟雾病)、颅内肿瘤、血液病、动脉炎、脑炎、脑膜炎及抗凝治疗的并发症,但均属少见。

638 蛛网膜下腔出血脑脊液有什么特点?

答 蛛网膜下腔出血脑脊液压力绝大多数升高,外观呈现血性脑脊液,血色深浅因出血多少而不同。

639 蛛网膜下腔出血有什么临床特点?

答 任何年龄都可发病。脑血管畸形破裂多发生在青少年,先天性颅内动脉瘤破裂多发生在青年以后,动脉硬化性动脉瘤破裂在老年。绝大多数患者突然起病,可有用力、情绪激动等诱因。半数出现不同程度的意识障碍,最常见的症状是突然剧烈头痛、恶心、呕吐、短暂意识不清,最主要的体征是脑膜刺激征阳性。

640 蛛网膜下腔出血的辅助检查有哪些?

答 蛛网膜下腔出血的辅助检查有以下几种。

(1) 腰椎穿刺:脑脊液压力增高,外观呈均匀一致的血性。

(2) CT:脑沟、脑池内高密度灶。

(3) 全脑血管造影:明确动脉瘤或血管畸形的部位、大小,决定是否手术。

641 蛛网膜下腔出血的诊断要点是什么?

答 蛛网膜下腔出血的诊断要点是:突然发生的剧烈头痛和呕吐,脑膜刺激征阳性,癫痫发作,颅神经损害特别是动眼神经麻痹,均匀血性脑脊液,CT 检查显示蛛网膜下腔、脑池、脑沟内高密度影的蛛网膜下腔出血。

642 自发性脑出血和自发性蛛网膜下腔出血的主要区别在哪里?

答 (1) 自发性脑出血是指非外伤性脑实质内出血,可由多种原因引起。常见的病因是长期动脉硬化、高血压引起某一硬化的动脉破裂,少见的有先天性动脉瘤、老年性硬膜下脑血管畸形。

(2) 自发性蛛网膜下腔出血(SAH)是指颅内血管破裂后血液流入蛛网膜下腔。发生率仅次于动脉硬化性脑梗死和脑出血,排脑血管疾病的第 3 位,脑出血与蛛网膜下腔出血的主要区别在于蛛网膜下腔有无血液。

643 如何对自发性蛛网膜下腔出血患者进行治疗？

答 (1)内科治疗。①一般处理：患者应住院监护治疗，绝对卧床休息4～6周，控制血压，病房保持安静、舒适和暗光。避免引起血压及颅内压增高的诱因，如用力排便、咳嗽、喷嚏和情绪激动等，以免发生动脉瘤再破裂。②蛛网膜下腔出血引起颅内压升高，可用20%甘露醇、呋塞米(速尿)和人血白蛋白(白蛋白)等脱水降颅压治疗。颅内高压征象明显，有脑疝形成趋势者，可行颞肌下减压术和侧脑室外引流术，以挽救患者生命。③预防再出血：抗纤溶药可抑制纤溶酶形成，推迟血块溶解和防止再出血。高血压伴癫痫发作可增加动脉瘤破裂风险，常规推荐预防性应用抗癫痫药如苯妥英钠300 mg/d。④预防性应用钙通道阻滞剂：可减少动脉瘤破裂后迟发性血管痉挛导致缺血并发症。⑤放脑脊液疗法：腰椎穿刺缓慢放出血性脑脊液，每次10～20 ml，每周2次，可降低迟发性血管痉挛、正常颅压脑积水的发生率，降低颅内压。应注意诱发脑疝、颅内感染和再出血的风险，严格掌握适应证，并密切观察。

(2)手术治疗：是根除病因、防止复发的有效方法。①动脉瘤：破裂动脉瘤最终手术治疗常用动脉瘤颈夹闭术、动脉瘤切除术及动脉瘤血管内介入治疗栓塞术等，术后需抗脑血管痉挛等治疗。②动静脉畸形：力争全切除是最合理的，也可采用供血动脉结扎术、血管内介入栓塞或γ刀治疗等。由于动静脉畸形早期再出血风险远低于动脉瘤，手术可择期进行。

病例6(644～665问)：颅内动脉瘤破裂导致脑内血肿(动脉瘤夹闭术)

简要病情 男性，59岁，于3小时前无诱因下出现剧烈头痛，急诊入院。查体：T 37℃，P 96次/分，R 24次/分，BP 180/100 mmHg。神志清醒，双侧瞳孔等大等圆，直径约0.3 cm，对光反射迟钝，无呕吐，无二便失禁。患者有高血压病史10年，长期口服氯沙坦钾片每日1粒。

辅助检查 头颅CT：左侧颞顶部出血。

入院诊断 脑出血。

目前治疗要点 入院后予对症治疗，完善检查后进一步决定治疗方案(动脉瘤夹闭术)。

644 什么是颅内动脉瘤？

答 颅内动脉瘤是由于脑动脉血管局部薄弱而产生的脑血管瘤样突起，是一种神经外科常见的脑血管疾病。

645 诊断颅内动脉瘤的"金标准"是哪项检查？

答 全脑血管造影术。

646 什么是数字减影血管造影（DSA）？

答 DSA 是经股动脉插管，送入微导管，分别选择动脉或椎动脉显影药物后，行 X 线片检查，从而显示脑部病变性质的定位和定性诊断。

647 哪些患者需要行全脑血管造影术检查？

答 （1）脑出血且有手术抢救指征，但血肿位置不明确者，需要做脑血管造影。

（2）脑出血疑有硬膜外或硬膜下血肿者。

（3）蛛网膜下腔出血多由颅内动脉瘤或血管畸形所致。为了明确诊断，以便手术治疗，必须做脑血管造影。

（4）脑瘤患者有卒中发作，不能与脑出血、脑梗死鉴别时，也可考虑作脑血管造影以帮助鉴别诊断。

（5）颈内动脉颈外段病变时，有手术条件者，应进行血管造影。

648 颅内动脉瘤好发于哪些部位？

答 颅内动脉瘤好发于颅底大动脉环（Willis 动脉环）的动脉分叉或分支处。主要位于前半环的颈内动脉系统（占 87%～97%），位于后半环的椎-基底动脉系统者只占 5.5%。

649 颅内动脉瘤的病因有哪些？

答 （1）先天性：由于先天性因素使动脉壁层薄弱而产生动脉瘤，如动脉中层节段性缺如、肌纤维发育不良和中层囊性变性等。

（2）动脉粥样硬化：是动脉瘤中最常见的病因。

（3）创伤性：损伤可由直接暴力，如刀刺伤、枪弹伤、弹片伤等使动脉壁部分破裂或完全断离，也可由间接暴力，如爆炸伤的高压、高速力量的传递，造成动脉挫伤或管壁撕裂,形成动脉瘤。

(4)梅毒性:由于血管壁肌纤维及弹力纤维变性,导致动脉管壁脆弱而逐渐形成动脉瘤。

650 颅内动脉瘤破裂出血的常见诱因是什么?

答 由各种活动及情绪激动引起的血压波动是诱发动脉瘤破裂的重要原因,如运动、情绪激动、用力排便、剧烈咳嗽、用力打喷嚏、癫痫发作、头部创伤或分娩等。

651 颅内动脉瘤的临床表现有哪些?

答 (1)动脉瘤小而未发生破裂者常无临床表现。

(2)如发生破裂出血后可出现以下临床表现:①颅内出血:多数是单纯性蛛网膜下腔出血,表现为突发头痛、呕吐、意识障碍,癫痫样发作及脑膜刺激征。②局灶症状:大动脉瘤常产生压迫症状、偏瘫、动眼神经麻痹及梗阻性脑积水。③脑缺血及脑动脉痉挛:患者可出现不同程度的神经功能障碍、偏瘫、失语、深浅感觉减退、失明及精神症状等。

652 颅内动脉瘤患者的观察重点是什么?

答 (1)生命体征、意识及瞳孔的变化。

(2)密切观察病情变化,如患者出现头痛、失语、偏瘫等表现,及时报告医生。

(3)保持大便通畅,多食新鲜蔬菜水果,多饮水。

(4)使病房安静,尽量将治疗护理时间集中,保证患者充分的睡眠。

653 颅内动脉瘤非手术治疗时护理注意事项是什么?

答 (1)绝对卧床休息、镇静及镇痛。

(2)控制颅内压,严格按时间使用脱水药。

(3)避免诱发出血的因素,保持血压平稳。

(4)严密观察神志、瞳孔和生命体征的变化。

(5)预防和治疗脑动脉痉挛、控制血压是预防和减少再次出血的重要措施之一。

654 颅内动脉瘤的主要手术治疗方法有哪几种？

答（1）动脉瘤颈夹闭术。

（2）截瘤动脉夹闭及动脉瘤孤立术。

（3）动脉瘤包裹术。

（4）经皮颅内动脉瘤栓塞术。

655 颅内动脉瘤患者行动脉瘤夹闭术前的护理要点是什么？

答 预防出血或再次出血。

（1）卧床休息：抬高床头 15°～30°，以利于静脉回流，减少不必要的活动。保持病房安静，尽量减少外界的不良因素的刺激，稳定患者情绪，保证充足睡眠，预防再出血。

（2）控制颅内压：颅内压波动可诱发再出血，预防颅内压骤降；应用脱水剂时不能加压输入，脑脊液引流者速度宜慢。避免颅内压增高的诱因：便秘、咳嗽及癫痫等。

（3）控制血压：避免引起血压骤升骤降的因素，通常使血压下降10%左右。

656 颅内动脉瘤夹闭术手术室护理要点有哪些？

答（1）术前一日访视患者，了解患者病情及基本身体状况并做好心理护理。

（2）搬运患者时，动作轻柔、平稳，尤其是昏迷患者，以防动脉瘤破裂。

（3）由于手术时间较长，做好骨突处易受压部位的保护。

（4）提前备好已灭菌的各种型号动脉瘤夹。

（5）手术切皮前，再次核对患者基本信息和手术部位标识。

（6）保证吸引器的通畅及各种仪器的正常运行。

（7）临时阻断时间不应超过5分钟，准确记录阻断时间，并提醒术者。

657 颅内动脉瘤行开颅动脉瘤夹闭术，术后护理要点是什么？

答（1）患者在有出血或动脉瘤破裂的危险时应绝对卧床休息，给患者提供安静舒适的病房环境。

（2）严密观察生命体征、意识、瞳孔的变化，及时发现再出血体征。

（3）密切观察癫痫发作的先兆、持续时间、类型，遵医嘱给予抗癫痫药。

（4）避免各种不良刺激，如用力咳嗽、情绪过分激动等。

（5）防止因大便干燥用力排便,增加颅内压,导致动脉瘤破裂出血的发生。给予缓泻剂,如开塞露肛注、麻仁丸口服等。

（6）患者术后加强肢体活动,穿弹力袜。

（7）遵医嘱予丹参、脉通等静脉输入,防止深静脉、肺、脑血栓等并发症。

（8）给予清淡易消化饮食。

658 脑血管造影术的并发症有哪些?

答 脑血管造影术的并发症包括以下几种。

（1）造影剂不良反应:过敏、急性肾功能衰竭。

（2）血管内膜损伤(动脉夹层)、血管痉挛、血管急性闭塞、血栓形成及斑块脱落等,造成不同程度的神经功能障碍或缺失。

（3）心、脑、肺血管意外(如心律失常、心肌梗死、肺动脉栓塞、脑梗死等)。

（4）导管、导丝扭曲、折断、滞留体内。

（5）因血管痉挛、迂曲、硬化、变异等解剖和病理因素的存在,导致插管失败。

659 脑血管造影术术前、术后护理的注意事项有哪些?

答 （1）脑血管造影术术前护理的注意事项主要包括以下几方面:①术前4小时禁饮食。②选股动脉插管部位备皮,肥皂水清洗会阴部。③术前行血常规、X线胸透、心电图、碘过敏试验等检查。④心理护理:对清醒患者及其主要亲属应详细介绍造影的目的、方法,消除其紧张、恐惧心理,主动配合检查。⑤镇静药物的应用:对过度紧张的患者可适当应用药物,一般选地西泮 10 mg,术前半小时肌内注射。⑥观察患者血压并记录。

（2）脑血管造影术术后护理的注意事项主要包括以下几个方面:①造影结束后穿刺部位按压 30 分钟后应加压包扎,观察有无活动性出血,如无特殊不适将患者送回病房。②穿刺部位压沙袋 12 小时,同时要观察有无出血、渗血情况。③患肢制动 24 小时(穿刺侧),严密观察肢体的血运情况。注意观察穿刺肢体的皮肤温度、颜色。④严密观察生命体征和瞳孔、意识的变化,应用抗菌药物及改善微循环的药物。⑤加强基础护理,防止并发症发生。

660 颅内动脉瘤夹闭术后有哪些常见并发症?

答 继发性脑出血、脑血管痉挛等。

661 脑血管痉挛的主要临床表现有哪些?

答 (1) 头晕:头晕呈持续性,也可以呈发作性。主要表现为旋转性眩晕,头晕发作时不敢活动,卧床不起,特别是不能活动头部,严重时伴恶心、剧烈呕吐,或者伴随呈持续性低音调的耳鸣或头鸣,心情烦躁焦虑,或胸闷、心慌、气短、呼吸紧迫感、头脑不清晰,思维与记忆受影响。

(2) 头痛:持续性的头部闷痛、压迫感、沉重感,有的患者自诉头部有"紧箍"感。大部分患者为双侧头痛,多为两颞侧、后枕部及头顶部或全头部。头痛性质为钝痛、胀痛、压迫感、麻木感和束带样紧箍感。头痛的强度为轻度至中度。有的患者可有长年累月的持续性头痛,患者可以整天头痛,疼痛的时间要多于不痛的时间。因为激动、生气、失眠、焦虑或忧郁等因素常使头痛加剧。还有一部分患者主诉颞侧搏动性头痛。患者多伴有烦躁易怒、焦虑不安、心慌、气短、恐惧、耳鸣、失眠多梦、腰酸背痛及颈部僵硬等症状。

662 颅内动脉瘤患者如何有效预防脑血管痉挛?

答 (1) 密切观察病情变化,如患者出现头痛、失语、偏瘫等表现,及时报告医师处理。

(2) 遵医嘱使用钙通道阻滞剂,控制高血压等,防止脑血管痉挛和缺血。

(3) 扩容稀释,补液,维持足够的脑灌注区;3"H"治疗。

663 尼莫地平的使用方法及注意事项是什么?

答 尼莫地平遵医嘱静脉滴注,7 天后改为口服,使用时注意观察血压,低血压患者须慎用。尼莫地平遇光易分解,需避光保存,输注前不要将其取出,输注时禁止与其他药物混合。

664 护理人员在应用血管扩张药时有哪些注意事项?

答 观察血压的变化,防止剂量过大导致血压下降。如在使用过程中出现面部潮红、血压下降明显,应降低速度。

665 如何保证颅内动脉瘤患者的有效血容量?

答 液体用输液泵 24 小时匀速输入,准确记录 24 小时出入量,维持足够脑灌注压,监测中心静脉压,维持血压的稳定。

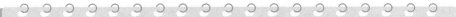

病例 7(666～684 问)：高血压脑出血(颅内血肿清除术)

　　简要病情　女性,69 岁,于 1 小时前由家属发现跌倒在农田里,呼之不应,口吐白沫,二便失禁,家属立即呼叫"120"送入院。查体：T 38℃,P 110 次/分,R 12 次/分,BP 200/110 mmHg。双侧瞳孔等大等圆,直径约 0.3 cm,对光反射消失,左侧肢体偏瘫,患者有头面部抽搐,时间约 1 分钟。

　　辅助检查　头颅 CT：右基底节区脑出血。

　　入院诊断　高血压脑出血。

　　目前治疗要点　入院后予对症治疗,完善相关检查,必要时行颅内血肿清除术。

666　什么是高血压脑出血？

答　高血压脑出血是指非外伤性脑实质内血管破裂引起的出血。

667　脑出血的诱因有哪些？

答　脑出血最常见的病因是高血压、脑动脉粥样硬化、颅内血管畸形等,常因用力、情绪激动等因素诱发。

668　脑出血有哪些先兆症状？

答　脑出血的先兆症状为：突然感到一侧身体麻木、无力、活动不便、手持物掉落、嘴歪、流口水、走路不稳,与人交谈时突然讲不出话来,或吐字含糊不清,或听不懂别人的话,暂时性视物模糊,以后可自行恢复正常,或出现失明,突然感到头晕,周围景物出现旋转,站立不稳甚至晕倒在地。这些表现可以短暂出现一次,也可以反复出现或逐渐加重。

669　脑出血累及内囊可出现哪三偏症状？

答　脑出血累及内囊可出现的三偏症状为：对侧肢体偏瘫、对侧同向性偏盲和对侧偏身感觉障碍。

670 高血压脑出血哪个部位出血可出现针尖样瞳孔改变?

答 高血压脑出血中桥脑出血可出现针尖样瞳孔、四肢瘫和交叉瘫,病情重,预后差,但脑桥出血量小于 5 ml 者预后良好。

671 脑出血的临床表现有哪些?

答 脑出血的临床表现与出血的部位、出血量、出血速度、血肿大小以及患者的一般情况等有关,一般表现为不同程度的突发头痛、恶心、呕吐、言语不清、二便失禁、肢体活动障碍和意识障碍。位于非功能区的少量出血可以仅仅表现为头痛及轻度的神经功能障碍,而大量出血以及大脑深部出血、丘脑出血或者脑干出血等可以迅速出现昏迷,甚至在数小时及数日内死亡。

672 脑出血的治疗要点是什么?

答 脑出血的治疗可分为内科保守治疗和外科手术治疗。少量出血可选择内科治疗,控制血压,控制脑水肿,降低颅内压,预防并发症。出血量大(幕上大于 30 ml,幕下大于 10 ml)时可选择外科手术清除血肿。

673 颅内血肿清除术的手术护理要点有哪些?

答 (1) 体位摆放正确舒适,充分暴露手术野。

(2) 搬运患者时,动作轻柔、平稳,尤其是昏迷患者。

(3) 由于手术时间较长,做好骨突处易受压部位的保护。

(4) 手术切皮前,再次核对患者基本信息和手术部位标识。

(5) 显微脑棉切勿剪太小,避免遗漏在脑组织里,点数时应先点小脑棉再点大脑棉。

(6) 使用电钻时应将周围的棉片清理干净,以免将其卷入钻头,如卷入,应及时重新清点物品。

674 护理人员应如何观察脑出血患者病情变化?

答 脑出血患者急性期病情变化快,护理人员应及时观察患者病情变化,使患者得到及时的治疗,对患者预后有极其重要的作用。

(1) 瞳孔的观察:双侧瞳孔等大等圆,对光反射灵敏,常为出血量较少,病情较轻;双侧瞳孔极度缩小,对光反射测不到,伴有不同程度的昏迷、高热,常提示脑桥损伤;双侧瞳孔大小或形态多变、深昏迷状态、高热,常提示中脑损伤;双侧瞳孔不等大,一侧瞳孔进行性散大、固定,提示有颅内压增高、脑疝的发生,常需要紧急抢救;双侧瞳孔极度散大,对光反射消失,伴有生命体征严重紊乱,提示濒死。

(2)意识的观察:意识状态的变化,是最早反映脑损伤程度的一项指标。因此,在观察中要准确分清嗜睡、昏睡、浅昏迷、中昏迷及深昏迷等不同程度的意识障碍。可以呼唤患者姓名、问话,看其回答情况,对疼痛刺激的防御反应如何;还可通过吞咽、咳嗽、角膜反射等了解意识障碍程度。此外,脑出血患者常出现全身不适、轻微头痛、难以入睡等,这时给予镇静安眠药物后,更应注意意识状态的改变,防止入睡后意识变化。

(3)生命体征的观察:生命体征随病情的变化而变化。随血肿增大,颅内压继续增高,而出现脉搏缓慢而有力,呼吸慢而不规则,血压代偿性升高。在测血压时应结合患者实际情况,做出正确判断。如患者基础血压较低,而发生脑出血后血压升至较高,就不能说患者血压不高,而实际上患者血压已明显升高。因此,在测血压前,要了解患者既往血压值,而不能断然下结论。丘脑下部体温调节中枢受损,患者出现持续高热,应及时应用冰袋、冰帽、酒精擦浴给予物理降温。在降温过程中严密观察病情,如出现面色苍白、脉搏细数,应立即停止降温。患者体温逐渐升高,并呈弛张热者多为合并感染,应以药物降温为主。在用药过程中,严密观察用药后反应,防止大量出汗后引起体温骤降而发生虚脱。

(4)躁动的观察:脑出血患者出现躁动,既有可能是神清的表现,也可能是病情恶化的先兆。患者出现由清醒到躁动不安、嗜睡、昏迷、血压升高症状,都应及时报告医生。另外,躁动时注意观察有无阵发性剧烈头痛、频繁呕吐,观察呕吐物的性质、颜色、量。一旦出现上述情况,及时应用脱水剂,保持呼吸道通畅,密切观察呼吸、心跳、瞳孔的变化。除此之外,还要排除是否是体位不适、尿潴留引起的躁动。

675 脑出血急性期护理时应注意哪些常见并发症?

答 脑出血急性期常见的并发症:应激性溃疡、肺部感染、心血管并发症、水电解质紊乱和肾损害、便秘。

676 如何对脑出血患者进行饮食护理?

答 告知积极治疗原发病对防止再次发生出血性脑血管疾病的重要性。避免精神紧张、情绪激动、用力排便及过度劳累等诱发因素,指导患者自我控制情绪、保持乐观心态。给予低脂、低盐饮食,忌刺激性及辛辣食物,避免暴饮暴食,多吃新鲜蔬菜和水果,如有吞咽困难、呛咳者,可予糊状流质或半流质小口慢慢喂食,必要时给予鼻饲。矫正不良的生活方式,戒除烟酒。

677 如何对脑出血患者进行皮肤护理?

答 向家属解释发生压疮的危险因素,协调做好预防皮肤损伤的措施。每 1～2 小时给患者变换体位,操作过程中避免拖、拉、推等动作。受压部位给予局部按摩,用软枕或棉垫垫于骨突受压处。勤换尿垫,保持皮肤清洁,被褥平整干燥。给予高蛋白、高维生素、高热量且营养丰富饮食,以增强机体抵抗力。感觉减退的患者注意避免温度过高或过低的物体,避免烫伤、冻伤。

678 护理人员如何对脑出血患者进行保健指导?

答 (1)休息与活动指导:脑出血患者必须绝对卧床 4 周,过早活动可以引起再次出血。因此,对于意识清楚、可在床上大小便的患者,护士应耐心解释。让家属配合护士做好患者的思想工作,锻炼其养成卧床大小便的习惯,以免造成不良后果,康复的患者也不可盲目参加体力劳动而引起意外。

(2)合理饮食:保证营养的供给,可增加机体的抵抗力。对于神志不清或吞咽困难者,应在 72 小时后插入胃管,开始鼻饲;对于意识尚清能进食的患者,给予低盐、低脂、富含纤维素且易消化的饮食,食物不宜过冷、过热,吃的速度不宜过快,以免引起呛咳,甚至导致窒息的危险。

(3)出院指导:脑出血患者出院时,大多数患者均留有智力、肢体功能障碍等后遗症。因此,护士应嘱其家属配合患者尽早开始进行肌力和灵活性的锻炼,有的患者因说不清而拒绝说话,家属应耐心开导,引导其恢复智力,并根据身体情况,尽早逐步训练患者的生活自理能力,嘱其按时吃饭,并定期到医院复查,防止发生再出血。

679 如何对脑出血患者进行心理护理?

答 关心尊重患者,避免刺激和损伤患者自尊,克服急躁和悲观情绪,避免过度依赖,增强患者自我照顾能力和信心。

680 如何对脑出血患者进行言语训练?

答 (1) 口腔操：教患者噘嘴、鼓腮、龇牙、弹舌等。每个动作做5～10个。

(2) 舌运动：张大嘴，做舌的外伸后缩运动，将舌尖尽量伸出口外，舔上、下嘴唇和左右口角；患者做舌绕口唇的环绕运动、舌舔上颚的运动。每项运动重复5次，每天2～3次。

(3) 教患者学习发音，先单个连贯重复，当患者能准确发音后，三个音连在一起重复，每日重复训练多次，直到患者训练好为止。

(4) 呼吸训练：当患者存在呼吸不均匀现象时，应先训练患者呼吸：双手摸患者两胸肋骨，嘱患者吸气，吸气末嘱患者稍停，双手向下轻压嘱患者均匀呼吸，如此反复。亦可教患者先用口吸气，再用鼻吸气，以利调整呼吸气流，改善语言功能。

(5) 利用图片、字卡、实物等强化患者记忆，早期还可利用抄写、默写等方法加强患者的语言记忆功能，要求患者多读、大声读，以刺激记忆。

681 如何促进脑出血患者恢复肢体功能?

答 对于脑出血患者而言，重点应在促进瘫痪肢体功能的恢复：

(1) 瘫痪肢体关节按摩和被动运动。

(2) 起坐锻炼：抬头—仰卧起坐—床边坐位，双腿下垂—稳坐30～60分钟—站立。

(3) 步行锻炼：扶住站立—稳站15～30 min不疲劳—迈步训练。

(4) 增进日常生活自理能力。鼓励患者做力所能及的事情，患肢肌力改善后，训练手的功能，经顽强训练，1～3年内肢体功能可基本恢复。

682 高血压脑出血的患者如何进行血压管理?

答 高血压治疗的最终目的不仅仅是降低血压，更重要的是同时保护心脑肾器官。应将血压进一步降低到130/85 mmHg左右。如果血压降得过低或降压速度过快，将会导致脑供血不足，甚至发生脑梗死。对于高血压脑出血患者，既要考虑血压过高会导致再出血或活动性出血，又要警惕血压下降可能加重缺血。因此，要在降颅内压的前提下慎用降压药物，使血压逐渐下降到脑出血前原有水平或略偏高。降血压不可过速、过低，2小时内降压幅度不超过25%，使血压在2～10小时内缓慢下降，通常降至150～160 mmHg/90～100 mmHg为宜。此外,一定要注意患者对疾病的恐慌感、尿潴留等因素引起的反射性血压升高,并给予相应处理。

683 脑疝分类和临床表现有哪些?

答 脑疝常见的可分为 3 类:小脑幕切迹疝、枕骨大孔疝及大脑镰下疝。这里介绍下前两者的临床表现。小脑幕切迹疝:颅内压增高症状,进行性意识障碍,瞳孔相继散大,生命体征不稳,体温升高,最终因循环衰竭而死亡。枕骨大孔疝:因颅后窝容积较小,颅内压代偿能力较小,病情变化较快,剧烈头痛,频繁呕吐,患者早期即可出现呼吸骤停而死亡。

684 脑疝的处理原则是什么?

答 患者一旦出现典型的脑疝症状,立即给予脱水治疗以降低颅内压,确诊后尽快手术去除病因;若难以确诊或虽确诊但病变无法切除者,可通过脑脊液分流术、侧脑室外引流术或病变侧颞肌下、枕肌下减压术等姑息性手术来降低颅内压。

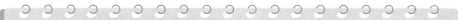

病例 8(685~690 问):颅内动静脉畸形(血管内栓塞治疗)

简要病情 男性,19 岁。于入院前 1 小时无诱因下出现口齿不清,右侧大拇指和示指麻木,急诊来院。查体:T 37℃,P 70 次/分,R 16 次/分,BP 120/80 mmHg。见口角向右侧歪斜,双侧瞳孔等大等圆,直径约 0.25 cm,对光反射迟钝。平时身体健康。

辅助检查 头颅 CT:左侧颞顶部脑出血约 30 ml。急诊脑血管造影提示:左侧颞叶脑血管动静脉畸形。

入院诊断 颅内动静脉畸形。

目前治疗要点 入院后予对症治疗,完善 DSA 检查,进一步行血管内栓塞治疗。

685 什么是颅内动静脉畸形?

答 颅内动静脉畸形(AVM)是由一支或几支发育异常的供血动脉、引流静脉形成的病理性脑血管团,是先天性中枢神经系统血管发育异常所致畸形中最常见的一种类型。由于其内部动脉与静脉之间缺乏毛细血管结构,动脉血直接流入静脉,由此产生一系列血流动力学改变,出现相应的临床症状和体征。颅内动静脉畸形可发生于脑的任何部位,多在 40 岁以前发病,男性稍多于女性。

686 颅内动静脉畸形的诊断方法有哪几种?

答 脑血管造影、CT、MRI 检查等。

687 颅内动静脉畸形的常见临床表现有哪些?

答 (1) 出血:最常见的首发症状,出血好发于 20～40 岁,多因畸形血管破裂引起脑内、脑室内和蛛网膜下腔出血。发病较突然,往往在患者进行体力活动或有情绪波动时发病,出现剧烈头痛、呕吐、意识障碍等症状;少量出血时症状可不明显。

(2) 抽搐:额、颞部颅内动静脉畸形的青年多以抽搐为首发症状。可在颅内出血时发生,也可单独出现。与脑缺血、病变周围胶质增生及出血后的含铁血黄素刺激大脑皮质有关。若长期癫痫发作,脑组织缺氧不断加重,可致患者智力障碍。

(3) 头痛:一半患者有头痛史,为局部或是全头痛,间断性或迁移性。可能与供血动脉、引流静脉及静脉窦扩张有关,或与小量出血、脑积水及颅内压增高有关。

688 较大颅内动静脉畸形为什么要分多次栓塞治疗?

答 对于大型颅内动静脉畸形的栓塞治疗,为避免发生正常灌注压突破(NPPB),应该分多次栓塞治疗。

689 介入手术前、后的护理有哪些?

答 (1) 术前护理:同 DSA 检查。

(2) 术后护理:观察神志、瞳孔、生命体征、四肢活动度以及穿刺点出血征象。术后患者需平卧 24 小时,穿刺肢体伸直,禁止蜷曲。穿刺部位护理:术中全身肝素化会导致穿刺点和全身出血风险增加,局部加压是防止穿刺部位出血最为简单有效的方法。可选择用手按压穿刺点或动脉压迫止血器进行压迫,注意观察局部穿刺处有无渗血、瘀斑、血肿。注意观察局部穿刺肢体动脉搏动及色泽,询问患者有无下肢疼痛、麻木现象。若术侧足背动脉搏动较对侧明显减弱或下肢疼痛明显,皮肤色泽发绀,提示有下肢动脉栓塞可能。穿刺点加压包扎过度也可致动脉血运不良,应迅速松解加压包扎绷带。加强凝血机制及生化学的检测。

690 颅内动静脉畸形患者术后血压的管理有哪些?

答 (1) 术后控制血压在 90～100 mmHg/60～70 mmHg,密切监护 48～72 小时,可有效预防高血流病灶栓塞术后发生正常灌注压突破(NPPB)。但对于低血流的病灶,降压并非必需,对高血压患者降压以降低平时的 20%(不超过 30%)为宜。

(2) 密切观察患者意识、瞳孔和肢体活动情况,防止出血、神经功能障碍等并发症的发生。

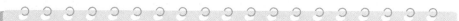

病例 9(691～695 问):脑膜瘤(肿瘤切除术)

　　简要病情　女性,60 岁。入院前 12 小时无明显诱因下出现头晕不适,有恶心、呕吐数次,为内容物,非喷射状,并有行走不稳。CT 检查示:右小脑半球密度略低。查体:T 36.7℃,P 85 次/分,R 21 次/分,BP 150/85 mmHg。神志清,双侧瞳孔等大等圆,直径 0.25 cm,对光发射灵敏。

　　辅助检查　CT:右小脑半球密度略低。

　　入院诊断　脑膜瘤。

　　目前治疗要点　入院后予对症治疗,完善各项检查,进一步行脑膜瘤切除术。

691 什么是脑膜瘤?

答 占颅内原发肿瘤的 14.4%～19.0%,是成人常见的发生率仅次于胶质瘤的颅内肿瘤。良性居多,生长缓慢,病程长,呈膨胀性生长,多位于大脑半球矢状窦旁,脑膜瘤有完整的包膜,采取手术彻底切除可预防复发。

692 脑膜瘤的辅助检查有哪些?

答 了解 CT、MRI 检查结果,以及血清内分泌激素的检测。

693 脑膜瘤主要的临床表现是什么?

答 约90％以上的患者可出现头痛、呕吐、视乳头水肿等颅内压增高症状,主要为颅内占位效应、瘤周脑水肿和脑脊液循环受阻出现脑积水所致。

694 脑膜瘤术后引流管护理有哪些?

答 妥善放置引流瓶:术后早期,创腔引流瓶置于头旁枕上或枕边,高度与头部创腔保持一致,以保证创腔内一定的液体压力,避免脑组织移位。术后48小时内,不可随意放低引流瓶,以免腔内液体被引流出致脑组织迅速移位,撕破大脑上静脉,引起颅内血肿。引流管放置3～4天后,一旦血性脑脊液转清,即可拔出引流管,以免形成脑脊液漏。

695 脑膜瘤如何指导术后的用药?

答 用药指导:遵医嘱按时、按量服药,不可突然停药、改药及增减药量,尤其是抗癫痫药、脱水剂、激素治疗,以免加重病情。及时就诊:原有症状如头痛、头晕、恶心、呕吐、抽搐、不明原因持续高热、肢体乏力、麻木及视力下降等加重时应及时就医。按时复诊:术后3～6个月门诊复查CT或MRI。

病例10(696～700问):原发性脑干损伤

简要病情 女性,68岁。于入院前2小时在行走时不慎被电瓶车撞到,致后枕着地,当时即呼之不应,二便失禁。查体:T 36.7℃,P 95次/分,R 21次/分,BP 170/95 mmHg。神志不清,深昏迷,GCS 5分,双侧瞳孔等大等圆,直径约0.15 cm,对光反射消失。四肢肌张力增高,双侧巴氏征阳性。

辅助检查 头颅CT:环池消失,蛛网膜下腔出血,脑干点状出血。

入院诊断 原发性脑干损伤。

目前治疗要点 入院后予对症处理,完善相关检查,密切观察生命体征变化。

696 什么是原发性脑干损伤?

答 指外力直接损伤脑干,伤后症状与体征立即出现的损伤。

697 为什么说脑干损伤是脑挫裂伤最严重的类型?

答 因为脑干里有调节心血管运动、呼吸、吞咽及呕吐等重要生理活动的反射中枢。若这些中枢受损伤,将引起心跳、血压的严重障碍,甚至危及生命。

698 脑干损伤的主要临床表现有哪些?

答 (1)意识障碍:原发性脑干损伤者,伤后立即昏迷,昏迷为持续性,时间较长。损伤后意识障碍的恢复比较缓慢,且常有智力迟钝和精神症状。如网状结构受损严重时,患者可长期呈植物生存状态,患者无明显的意识活动,仅存在咳嗽、打哈欠、吞咽及瞬目等原始动作。

(2)瞳孔和眼球运动变化:脑干的动眼神经、滑车神经和展神经核,以及内侧纵束、交感神经受累导致眼球运动和瞳孔调节功能异常,根据症状可确定脑干受损的部位。如患者出现深昏迷、双侧瞳孔缩小、对光反应迟钝,伴有中枢性高热,提示脑桥损伤;如患者双侧瞳孔散大、大小多变、形状不规则,提示中脑损伤。

(3)去大脑强直:去大脑强直表示伸肌收缩中枢失去了控制,是中脑损伤的表现。患者头部后仰,两上肢过伸和内旋,两下肢过伸,躯体呈角弓反张状态。

(4)交叉性瘫痪:为脑干一侧损伤的表现,中脑一侧损伤时出现同侧眼神经瘫痪和对侧上下肢瘫痪;脑桥一侧损伤时出现同侧展神经、面神经瘫痪和对侧上下肢瘫痪。

(5)生命体征变化:脑干是呼吸中枢、心搏中枢和血管运动中枢,当脑干损伤时生命体征变化往往比较明显。主要表现有以下3点。

①呼吸功能紊乱:呼吸中枢分布于延髓、脑桥和中脑下端的网状结构内,由吸气中枢、呼气中枢、长吸中枢和呼吸调节中枢所组成。脑干损伤常在伤后立即出现呼吸节律的变化,即呼吸不规则。②心血管功能紊乱:延髓是心搏加速中枢、心搏抑制中枢、血管收缩中枢和血管舒张中枢。当延髓损伤严重时,表现为呼吸和心搏迅速停止,导致患者死亡。③体温变化:脑干损伤后有时可出现高热,这多由交感神经功能受损、出汗功能障碍所致。

(6)常见并发症。①消化道出血:为脑干损伤症状,由胃或十二指肠黏膜糜烂或溃疡所致。②顽固性呃逆:其控制十分困难。

699 脑干损伤时常见的异常眼球活动有哪些?

答 (1)水平性凝视麻痹:若双眼视向病灶侧为大脑半球病变;双眼视向健侧或患侧则为脑桥展神经核受损。

(2)病灶侧眼球内收不全:提示脑干病变。

(3)眼球固定:提示脑干广泛病变。

(4)眼球分离:多见于脑干病变或深昏迷。

(5)双侧眼球游走浮动:见于脑桥病变。

(6)前庭动眼反射消失:脑干前庭外-外展动眼反射路径中断,预后欠佳。

(7)垂直性眼球震颤:中脑、脑桥或脑桥、延脑交界处病变。

(8)旋转性眼球震颤:提示脑桥病变。

(9)持续性水平性眼震颤伴眩晕而无耳鸣:提示脑干内病变。

700 脑干损伤的专科护理措施有哪些?

答 (1)病情监测:密切观察意识、瞳孔和生命体征变化,警惕继发性血肿、脑水肿发生。

(2)保持呼吸道通畅:输氧,备吸引器,气管切开包于床旁,及时翻身、叩背、雾化吸入,必要时辅助排痰治疗。

(3)合适体位:取侧卧位,床头抬高 $15°\sim30°$,以利颅内静脉回流,防止误吸和窒息。

(4)合理营养:遵医嘱静脉补充营养,48 小时后鼻饲流质。

(5)症状护理:观察患者呼吸及心律变化,及时处理中枢性高热,积极维持生命体征平稳等。

(6)生活护理及安全护理。

(7)预防与处理并发症。①脑疝:动态监测意识、瞳孔、生命体征、神经系统体征;颅内压监护仪连续监测颅内压,增高提示可能继发颅内血肿,应立即报告医生,并积极做好再次手术准备,以挽救患者生命。②消化道出血:遵医嘱预防用药,并观察消化系统表现,如呕吐咖啡色液体、腹胀、肠鸣音亢进及柏油样便等提示上消化道出血,应严密观察并及时处理,并做好失血性休克的抢救准备。③感染:监测体温,加强日常生活护理,及早拔除导尿管,不将留置导尿作为解决尿失禁的方法。④静脉血栓:定时按摩肢体和被动运动,严密观察肢体皮肤温度、色泽、弹性及肢端动脉搏动。一旦出现局部皮肤发绀、肿胀等血栓征象,应及时报告医生,制动、抬高下肢,禁止按摩,以免栓子脱落导致心、脑及肺等重要器官栓塞。⑤肺部并发症:保持呼吸道通畅,持续昏迷时协助医生及早行气管切开,并严格遵守气管切开术后护理规范,及时清除呼吸道分泌物,防止误吸,及时翻身、叩背、排痰。

第八章

骨外科疾病问答

（701～879 问）

病例 1(701～707 问)：锁骨骨折(锁骨骨折切开复位内固定术)

简要病情 男性，57 岁。患者于入院前 2 小时行走时不慎被电瓶车撞倒，致左肩部肿痛伴活动受限，当时无昏迷、抽搐、呕吐，无胸闷、呼吸困难等症状，来我院急诊就诊。X 线片和 CT 示左锁骨骨折，收住入院。查体：T 37.1℃，P 72 次/分，R 19 次/分，BP 132/75 mmHg。左肩部肿胀、压痛明显，皮肤色泽可，末梢感觉、循环可。否认高血压、糖尿病、心脏病等病史。

辅助检查 X 线正位片、CT：左锁骨骨折。

入院诊断 左锁骨骨折。

目前治疗要点 入院后予肩部制动、镇痛，完善术前相关检查，择期行左锁骨骨折切开复位内固定术。

701 锁骨有什么特点？

答 锁骨为"S"形弯曲的细长骨，位于皮下，可视为颈部与胸部的分界线，是上肢与躯干的唯一骨性联系，左右各一块，分别架于胸廓前上方，横于颈部和胸部交界处，全长于皮下均可摸到，是重要的骨性标志。

702 什么是锁骨骨折？

答 直接或间接暴力作用于锁骨，造成锁骨的完整性和连续性中断，即为锁骨骨折。因锁骨位置较为表浅，容易因外力作用而发生骨折。

703 锁骨骨折的临床表现是什么?

答 局部肿胀、皮下淤血,肩关节活动时疼痛加剧,或伴有明显的畸形。触诊时骨折部位伴有明显的压痛,可触及骨擦音及锁骨的异常活动。

704 锁骨骨折手术前护理有哪些?

答 (1)心理护理:详细评估患肢的心理状况,安慰患者了解患者的心理状态,针对个体情况给予针对性护理计划。

(2)保持正确的体位,尽量取半卧位或者平卧位,站立时使用吊带将患肢悬挂于胸前。

(3)密切观察患肢末梢血液循环及感觉情况,如有异常及时报告医生。

(4)饮食以易消化、高蛋白、高维生素为主,避免刺激性食物。

(5)完善术前各项相关检查,通知手术时间、方式、禁食、禁饮的时间。

705 锁骨骨折术后采取什么体位?

答 患者术后平卧时肘关节下垫一软枕使患侧肩关节外展后伸,上臂及肘部与胸部保持平行,防止患肢下垂。坐或行走时,用前臂吊带悬吊,患侧上肢屈肘成90°直角(掌心向内,拇指向上),促进静脉血液回流,减轻疼痛及肿胀。

706 锁骨骨折术后怎样进行功能锻炼?

答 (1)麻醉清醒后即可进行握拳、伸指、腕关节的屈伸练习。

(2)术后1周内,在前臂吊带保护下,可以进行手指、腕关节、肘关节屈伸、握拳,前臂内外旋等主动练习。

(3)术后1~3周,如无明显肿胀、疼痛,开始进行钟摆运动,鼓励患者进行轻柔的主动关节活动。

(4)术后4周~2个月,根据复诊结果,在医生指导下做患肢爬墙运动。

(5)术后3个月,练习肩关节负重,通常能恢复良好的功能。

707 锁骨骨折患者的出院指导有哪些?

答 (1)保持患侧肩部及上肢的有效固定,避免患侧卧位而使患肢受压。

(2)患肢避免提重物,避免过早负重。

(3)当患肢出现麻木、切口处红肿、疼痛等情况应及时就诊。

（4）定期门诊复查,了解骨折愈合情况。

病例2(708～714 问)：肩关节脱位(肩关节脱位闭合手法复位术)

　　简要病情　男性,47 岁,于入院前 1 小时骑电瓶车时不慎被汽车撞倒,致左肩部肿痛伴活动受限,当时无昏迷、抽搐、呕吐,无胸闷、呼吸困难等症状,来我院急诊就诊。X 线片示左肩关节前脱位,收住入院。入院后查体：T 36.9℃,P 81 次/分,R 19 次/分,BP 145/85 mmHg。左肩部肿胀、方肩畸形、压痛,左肩关节活动受限。否认高血压、糖尿病、心脏病等病史。

　　辅助检查　X 线检查：左肩关节前脱位。

　　入院诊断　左肩关节前脱位。

　　目前治疗要点　入院后予肩部制动,完善相关术前准备,即刻入手术室行左肩关节脱位闭合手法复位术。

708　什么是肩关节脱位?

答　多为间接暴力引起,身体侧位跌倒时,手掌着地、外展、外旋的暴力撕破关节囊前部,肱骨头滑出肩胛盂窝而形成前脱位。肩关节受到由前向后的暴力作用或在肩关节内收内旋位跌倒时手部着地,使肱骨头向后冲破关节囊形成后脱位。

709　为什么肩关节容易脱位?

答　肩关节是全身大关节中运动范围最广而结构又最不稳定的一个关节,肱骨头大,关节盂浅而小,肱骨头呈半球形,其面积为关节盂的 4 倍。肩关节囊薄弱松弛,其前下方组织薄弱,肩关节活动范围大,稳定性差,遭受外力的机会多,故易发生脱位。

710　肩关节脱位有哪些临床表现?

答　（1）症状：肩关节疼痛,周围软组织肿胀,活动受限。常用健侧手扶持患肢前臂,头倾向患肩。

　　（2）体征：肩关节脱位后,关节盂空虚,肩峰明显突出,肩部失去正常饱满圆钝的外形,呈"方肩"畸形;在腋窝、喙突下或锁骨下可触及肱骨头;Dugas 征阳性。

711 肩关节前脱位有哪些治疗方法?

答 (1) 手法复位:对于新鲜肩关节脱位,在进行充分的临床评估后,手法复位多能获得成功,常用的有手牵足蹬法和悬垂法。

(2) 切开复位:当合并肱骨近端骨折、肩胛盂骨折移位、手法复位失败等时,积极采取手术治疗。

712 肩关节前脱位复位后患肢该如何固定?

答 保持内收内旋位,屈肘 90°,腋窝处垫棉垫固定,再用三角巾或石膏固定于胸前 3 周,合并有大结节骨折者应该延长 1～2 周。

713 肩关节复位后怎样进行功能锻炼?

答 在固定期间患者首先进行握拳练习,活动手腕、手指关节。等固定解除后开始肩关节各个方向的活动。肩关节的活动方向分为外展、内收、前屈、后伸、内旋、外旋、环转。活动时应以主动活动为主,可采取手指爬墙、弯腰划圈、前后摆动等方式锻炼,活动应遵循无痛、循序渐进的原则。

714 肩关节脱位患者的出院指导有哪些?

答 (1) 注意适当休息,避免重体力劳动和剧烈运动。

(2) 保持有效的固定,肩关节保持内收位,时间一般为 3～4 周。

(3) 在医生的指导下坚持功能锻炼,防止肩关节过度的外展、外旋活动。

(4) 按时门诊复查,当肢体感觉异常时应及时就诊。

(5) 增强安全意识,避免事故的再次发生。

病例 3(715～722 问):肱骨干骨折(肱骨干骨折切开复位内固定术)

简要病情 患者女,69 岁,在入院前 4 小时不慎摔倒,右手掌撑地,右上臂疼痛,活动不便,由家人护送来院急诊。急诊摄片提示右肱骨干骨折,后收入院。查体:T 37.3℃,P 74 次/分,R 20 次/分,BP 150/85 mmHg。右上臂肿胀、压痛,肘关节活动障碍。否认高血压、糖尿病、心脏病等病史。

辅助检查 X 线正侧位片：右肱骨干骨折。

入院诊断 右肱骨干骨折。

目前治疗要点 入院后予抬高肢体、消肿、止痛,完善术前相关检查,择期行右肱骨干骨折切开复位内固定术。

715 什么是肱骨干骨折?

答 肱骨外科颈下 1～2 cm 至肱骨髁上 2 cm 段内的骨折称为肱骨干骨折,常见于青年和中年人。

716 肱骨干骨折的临床表现是什么?

答 (1) 症状：患侧上臂出现疼痛、肿胀、皮下瘀斑,上肢活动障碍。

(2) 体征：患侧上臂可见畸形、反常活动,可感知骨擦感/骨擦音。

717 肱骨干骨折后可能损伤什么神经?

答 在肱骨干中下 1/3 段后外侧有桡神经沟,有由臂丛神经后束发出的桡神经经内后方紧贴骨面斜向外前方进入前臂,此处骨折容易发生桡神经损伤。可出现患侧垂腕畸形,各手指、掌指关节不能背伸,拇指不能伸直,前臂旋后障碍,手背桡侧皮肤感觉减退或消失。

718 肱骨干骨折的体位怎么安置?

答 在平卧位时抬高患肢,高于心脏水平以利于静脉、淋巴回流,减轻肿胀。站立位时,用前臂吊带将患肢悬挂于胸前制动。

719 患者术前应采取哪些护理措施?

答 (1) 疼痛护理：可用局部冷敷、抬高患肢等方法减轻水肿,起到减轻疼痛的作用。重视患者主诉,遵医嘱给予镇痛药物,并注意观察药物效果及有无不良反应。

(2) 病情观察：观察患肢末梢感觉、活动、颜色以及肿胀、疼痛情况,有不适及时报告医生并处理。

（3）饮食指导：多吃高蛋白、高钙、高维生素食物，如鸡蛋、鱼、虾等，保证充足营养，有利于术后伤口和骨折的愈合。

（4）心理护理：骨折为突发事件，导致患者生活自理能力缺陷，加之对手术的恐惧，渴望得到他人的理解、关怀和同情。向患者介绍有关的医务人员及病友，充分介绍成功的案例，鼓励患者表达自己的感受，并耐心倾听。调动家庭成员参与，进行陪伴交谈，转移患者注意力。

（5）术前准备：根据不同的麻醉方式、手术时间，遵医嘱禁食、禁水。

720　患者术后如何进行病情观察？

答 观察伤口有无渗血，有无红、肿、热、痛；保持伤口引流管通畅，密切观察引流液的色、质、量并正确记录；观察患肢末梢血供情况，如有垂腕、掌指关节不能伸直、拇指不能外展或手背桡侧皮肤有麻木等现象应立即通知医生。

721　患者术后如何进行功能锻炼？

答 （1）复位固定后尽早开始手指屈伸活动，并进行上臂肌肉的主动舒缩运动，但禁止做上臂旋转运动。

（2）2～3周后，开始腕、肘关节屈伸主动活动和肩关节外展、内收活动，逐渐增加活动量和活动频率。

（3）6～8周后加大活动量，并作肩关节旋转活动，以防肩关节僵硬或萎缩。在锻炼过程中，要随时检查骨折对位、对线及愈合情况，还可配合理疗和中医治疗等。

722　患者的出院指导有哪些？

答 （1）加强营养，增强抵抗力，促进骨折愈合。

（2）坚持功能锻炼，活动幅度和强度要循序渐进，以利于关节功能恢复。

（3）患肢避免负重，定期复查，待骨折愈合后方可负重锻炼。

（4）如患肢出现麻木、肿胀、手指皮肤颜色改变，或者伤口处红肿、疼痛等情况应及时来院就诊。

（5）定期门诊复查骨折愈合情况。

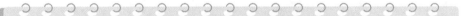

病例4(723～729 问)：前臂双骨折(前臂双骨折切开复位内固定术)

　　简要病情　患者男,18 岁,入院前 3 小时行走时不慎被电瓶车撞倒致使右前臂肿痛、畸形、活动受限,即由家人送至本院急诊。X 线片显示右尺桡骨干骨折,予收住入院。查体：T 37.1℃,P 88 次/分,R 18 次/分,BP 132/70 mmHg。右前臂肿胀明显、短缩、活动受限,局部皮肤表面有淤血,皮肤完整,压痛阳性,叩击痛阳性,可及骨擦音及骨擦感,右手各指屈伸活动好,末梢血运好。

　　辅助检查　X 线检查：右尺桡骨干骨折。

　　入院诊断　前臂双骨折。

　　目前治疗要点　入院后予患肢制动、冷敷、镇痛,完善术前相关检查,择期行前臂双骨折切开复位内固定术。

723　有哪些原因导致前臂双骨折?

答　(1) 直接暴力：多由重物直接打击、挤压或刀砍伤引起。特点为两骨同一平面的横形或粉碎性骨折,多伴有不同程度的软组织损伤,包括肌肉、肌腱断裂,神经血管损伤等,整复对位不稳定。

　　(2) 间接暴力：常为跌倒时手掌着地。由于桡骨负重较多,暴力作用向上传导后首先使桡骨骨折,继而残余暴力通过骨间膜向内下方传导,引起低位尺骨斜形骨折。

　　(3) 扭转暴力：跌倒时手掌着地,同时前臂发生旋转,导致不同平面的尺桡骨螺旋形骨折或斜形骨折,尺骨的骨折线多高于桡骨的骨折线。

724　尺骨和桡骨为什么容易同时骨折?

答　尺骨和桡骨两骨组成前臂骨骼。尺骨上端参与构成肘关节,桡骨下端参与构成腕关节,两骨由上下尺桡关节和骨间膜连接,骨间膜是强韧的纤维组织,起自桡骨,斜向内下至尺骨,几乎连接尺骨、桡骨全长,跌倒时手掌触地,暴力向上传至桡骨中或上 1/3 造成桡骨骨折,残余暴力沿骨间膜转移到尺骨,造成尺骨骨折。

725　前臂双骨折的临床表现是什么?

答 (1) 症状:受伤后,患侧前臂出现疼痛、肿胀、畸形及功能障碍。

(2) 体征:可出现畸形、反常活动、骨擦音或骨擦感。尺骨上 1/3 骨干骨折可合并桡骨小头脱位,称为孟氏骨折。桡骨干下 1/3 骨折合并尺骨小头脱位,称为盖氏骨折。

726　患者术前应采取哪些护理措施?

答 (1) 体位:维持肘关节屈曲 90°、前臂中立位,适当抬高患肢,以促进静脉血液的回流,减轻肿胀。

(2) 病情观察:观察患肢末梢血供情况,注意手部皮肤温度、颜色、感觉及手指活动情况。

(3) 疼痛护理:可用局部冷敷、抬高患肢等方法减轻水肿,起到减轻疼痛的作用。重视患者主诉,遵医嘱给予镇痛药物,并注意观察药物效果及有无不良反应。

(4) 饮食指导:多吃高蛋白、高钙、高维生素食物,如鸡蛋、鱼、虾等,保证充足营养,有利于术后伤口和骨折的愈合。

(5) 术前准备:根据不同的麻醉方式、手术时间,遵医嘱禁食禁水。

727　患者术后应采取哪些护理措施?

答 (1) 体位:卧位时患肢下面垫一软枕,促进血液回流,减轻肿胀;站立时用前臂吊带将患肢悬挂于胸前。

(2) 病情观察:密切观察生命体征变化,观察术后伤口有无渗血,有无红、肿、热、痛;保持伤口引流管通畅,密切观察引流液的色、质、量并正确记录;观察患肢末梢血供及手部肿胀、活动及疼痛情况,观察手部皮肤有无苍白,手指有无麻木、剧烈疼痛等,应警惕骨筋膜室综合征的发生。

728　患者术后如何进行功能锻炼?

答 (1) 复位固定后主动开展适当功能锻炼,尽早开始手指屈伸活动,并进行上臂和前臂肌肉的主动舒缩运动。

(2) 2 周后局部肿胀消退,开始练习腕关节活动。

(3) 4 周以后开始练习肘关节和肩关节活动。

(4) 8~10 周后 X 线检查证实骨折已愈合,才可进行前臂旋转活动。

729　患者的出院指导有哪些?

答 (1) 患者卧床休息时患肢下面应垫一软枕与躯干平行,起床活动时用前臂吊带将患肢悬挂于胸前。

(2) 继续进行功能锻炼,患肢避免过早负重,等骨折完全愈合后方可由不负重向逐步负重过渡。

(3) 定期门诊复查骨折愈合情况。

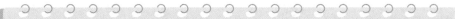

病例 5(730~737 问):开放性手外伤(腕部清创＋肌腱血管神经探查修补术)

简要病情 男性,59 岁,于 2 小时前因玻璃爆裂致右腕部疼痛、流血,右手麻木伴活动受限急诊入院。急诊查 X 线摄片示右前臂未见明显骨折。拟诊为"右前臂切割伤、肌腱断裂、神经损伤",收住入院。查体:T 37.4℃,P 83 次/分,R 21 次/分,BP 145/79 mmHg。右前臂见多道切割伤,皮瓣不规则,伤口深至尺骨,可见尺动脉断裂,活动出血,探查见尺侧腕屈肌腱断裂。右手小指及环指尺侧伴麻木、感觉减退,右手指分开并拢受限,桡动脉可触及搏动。

辅助检查 X 线检查:右腕部诸骨未见明显骨折。

入院诊断 右腕部切割伤、尺动脉断裂、尺神经损伤。

目前治疗要点 入院后完善术前准备,立即入手术室行右腕部清创＋肌腱血管神经探查修补术。

730　什么是开放性手外伤?

答 开放性手外伤通常指手部受到意外导致的创伤。除了皮肤破损外,同时伴有骨折、肌腱、神经和血管的损伤,完全或者不完全的断指、断掌等。

731　开放性手外伤的病因有哪些?

答 (1) 刺伤:钉、针、木片等刺伤。

（2）锐器伤：刀、玻璃、电锯等切割伤。

（3）钝器伤：钝器砸伤。

（4）挤压伤：门窗等挤压伤。

（5）火器伤：鞭炮、雷管等爆炸伤。

732 开放性手外伤的临床表现有哪些？

答 出血，合并骨骼和神经损伤时患指出现功能障碍。最重要的问题是外伤引起的感染和直接暴力所导致的开放性损伤。

733 患者术后如何观察患指？

答 主要观察患指末端皮肤颜色、温度、感觉、毛细血管充盈时间、肿胀及其程度。如患指皮肤苍白或发绀，皮温下降，说明有血液循环障碍，应立即通知医生给予处理。如有石膏外固定者，还应观察石膏松紧度、伤口渗血情况，并且关注患指疼痛的程度。

734 影响手部神经功能恢复的因素有哪些？

答 （1）损伤的严重程度：切割伤的修复效果明显好于撕裂伤、牵拉伤、挤压伤等性质的损伤。严重外伤常常伴有皮肤、骨骼、肌腱或其他神经损伤，修复效果往往不理想。

（2）损伤神经：不同神经所含感觉及运动纤维的比例不同，神经修复后对位准确率不同，预后也不同。

（3）患者年龄：一般认为年龄越小，神经功能恢复越好。

（4）损伤部位：神经损伤越靠近近端，修复后功能恢复越差。

（5）受伤时间：伤断的神经如果能一期修复，新生的神经生长较快，如伤断后时间较长，远端神经干化，则效果就不理想。

（6）缝合张力和吻合技术：神经断裂后应在无张力下缝合。吻合技术也是影响神经功能恢复的重要原因。

735 患肢神经修复术后功能锻炼需要注意些什么？

答 神经无张力位固定 3～4 周后，在进行早期康复治疗时，应尽早对瘫痪肌肉进行电刺激。停止外固定后，应继续进行电刺激。在恢复关节活动时，注意避免牵拉修复的神经。

736 患肢肌腱损伤术后功能锻炼需要注意些什么?

答 手术后 3 周内为固定期,可进行未牵涉固定的手指及近端肩、肘关节的主动和被动运动,禁止进行引起修复肌腱张力增高的主动和被动运动。术后 1~3 周以限制性被动活动为主,术后 3 周以后,可进行被动活动和主动活动。术后 3~4 周肌腱愈合,外固定去除后可开始关节活动、肌腱活动及肌力的练习。患指进行被动和主动屈伸活动,力量由小到大。

737 患者的出院指导有哪些?

答 (1) 保持手部及伤口周围皮肤清洁干燥。

(2) 禁止吸烟,增加营养,宜进食高热量、高蛋白饮食,利于神经、血管的修复。

(3) 继续功能锻炼,循序渐进,避免过度用力,以防损伤神经肌腱。

(4) 定期门诊复查。

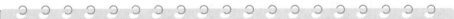

病例 6(738~746 问):皮瓣移植(拇指清创+局部皮瓣移植手术+甲床修补术)

简要病情 男性,54 岁,于入院前 1 小时不慎受到外伤,伤及右手拇指及示指,当即感右手拇指及示指疼痛、出血伴活动受限,遂被家人送入我院急诊。摄片示右手示指远节指骨及部分中节指骨缺如,予收住入院。查体:T 37.1℃,P 79 次/分,R 19 次/分,BP 142/74 mmHg,右手示指远节、右手拇指近节背侧软组织缺损,压痛明显,骨外露,右手示指指甲、甲床缺失,污染明显。

辅助检查 X 线检查:右手示指远节指骨及部分中节指骨缺如。

入院诊断 右手示指远端损毁伤、右手拇指近节背侧软组织缺损。

目前治疗要点 入院后完善术前准备,立即入手术室行右手指清创+局部转移皮瓣手术+残端修整术。

738 什么是皮瓣移植？

答 皮瓣移植也称皮瓣转移，皮瓣是由皮肤及其附着的皮下脂肪层等所组成的组织块构成的。与游离皮瓣移植不同的是，皮瓣必须有与机体皮肤相连的蒂，或行血管吻合、血管重建后以供给皮瓣的血供和营养，才能保证移植皮瓣的成活。前者被称为带蒂皮瓣移植；后者被称为游离皮瓣移植。

739 皮瓣移植术前应采取哪些护理措施？

答 （1）心理护理：首选对患者进行心理状态的评估，然后根据患者个体情况提供针对性的心理支持，包括解释手术的必要性、手术方式、术后的注意事项，鼓励患者表达自身的感受，教会患者自我放松的方法。

（2）保持病房的安静，严禁吸烟。

（3）加强营养，增加机体抵抗力。

（4）保护供区皮肤及受区组织，清洁皮肤，修剪指甲，避免损伤。

740 皮瓣移植术后对环境有什么要求？

答 加强保温防寒措施，保证室内温度 24～26℃，相对湿度 50％～60％，局部持续烤灯照射 7～10 天，烤灯距离为 30～40 cm，用无菌巾遮盖灯罩和皮瓣区域，保证局部温度的恒定，促进血液循环，防止血管痉挛。

741 皮瓣移植后体位应该如何安放？

答 患者绝对卧床 10～14 天，一般采取平卧位，患肢用垫枕垫起高于心脏 10～15 cm，维持功能位或根据手术部位适当调整，以保证动脉供血又利于静脉回流。禁止患侧卧位，防止皮瓣蒂部被牵拉、扭转而影响皮瓣的血液供应。

742 皮瓣移植术后评估疼痛的重要性？

答 疼痛可使机体释放 5-羟色胺，强烈收缩血管，导致血管痉挛或血栓形成。如不及时处理，可导致血管闭塞或血栓形成。因此，术后应根据患者情况选择使用止痛剂与止痛方法，尽量避免一切引起疼痛的诱因，如伤口包扎过紧，患肢牵拉、扭曲和活动，体位不舒服等。术后治疗及护理动作应轻柔，患肢给予有效固定，必要时用石膏托外固定。

743 皮瓣移植手术患者为什么要绝对禁烟?

答 香烟中含有较多的尼古丁,它刺激损伤血管内皮细胞,又是血小板的吸附剂。无论是直接还是间接吸烟,尼古丁皆可经肺进入血液,刺激血管使小动脉痉挛,血管阻力增加,诱发血管危象。

744 皮瓣移植术后如何观察皮瓣血液循环?

答 (1)皮瓣的颜色:术后皮瓣复温后皮肤颜色应红润、色泽较健侧稍红或与健侧相同。正常皮瓣应红润、温暖、干燥,如果皮瓣发白、干瘪,温度低于正常皮肤,提示动脉缺血,应放平或放低肢体,注意保暖,并及时报告医生,遵医嘱采取相应措施。术后3天内皮瓣可出现轻微肿胀,则为反应性组织水肿,但若皮瓣区明显肿胀,出现瘀点,肤色由暗红→紫红→紫黑,多为静脉回流受阻,可抬高患肢,并检查皮瓣蒂部是否有受压牵拉、扭转,应及时调整体位使血运障碍得以缓解,观察皮瓣内引流是否通畅,如果皮瓣区有皮下血肿,应及时告知医生清除血肿。

(2)皮瓣的温度:皮温的变化已被证明是判断皮瓣血循环情况最为敏感和有效的方法。复温后的皮瓣温度,应等于或略高于健处。如皮温突然增高超过正常范围,且局部有刺痛感觉或疼痛持续加重,提示有感染可能。

(3)毛细血管充盈反应:用棉签压迫移植皮瓣使之苍白,放松压迫时,皮瓣应在1～2秒内转为红润;如超过5秒,或反应不明显,则考虑血液循环障碍。

(4)皮瓣的肿胀程度:术后轻微肿胀是手术创伤所致的正常组织反应,一般术后3～7天肿胀逐渐消退。如皮瓣明显或持续肿胀、皮纹消失,表明静脉回流受阻,可抬高患肢或用50%硫酸镁湿敷。

(5)局部出血情况:发现局部性出血,首先应查明原因。出血量较多,移植物发生血液循环障碍者,应立即通知医生进行手术探查;出血不多,应严密观察,保持引流通畅,切不可压迫皮瓣止血。

(6)血管的充盈和搏动:在移植物的浅层存在较大血管行走时,常可见到血管的充盈和血管的搏动,可作为一种可靠的观察指标。较小的或深层血管,可借助多普勒超声血流仪来测定。

745 皮瓣移植术后有哪些并发症?

答 (1)皮瓣血管痉挛:表现为皮瓣颜色苍白、逐渐发绀,皮温下降和皮纹加深。

(2)血管栓塞:动脉栓塞通常发生在术后3～6小时,皮瓣颜色变为淡红或苍白,肿胀不明显,皮纹增多,皮温低。静脉栓塞主要是皮瓣肿胀及颜色开始变红,继而变紫、紫红或紫黑,出血增多。

(3)皮瓣水肿:皮瓣水肿常因静脉回流障碍所致,皮瓣颜色苍白或者紫色,皮纹增多,皮温较低,严重者有水泡形成。

746 患者术后如何进行健康宣教?

答 (1)术后禁止吸烟和被动吸烟,保持病房安静,减少不良刺激对皮瓣的影响。

(2)告知患者出院后皮瓣的感觉尚未恢复正常,仍需注意保护皮瓣,防止烫伤及冻伤。冬天避免用热水袋等物给皮瓣取暖,可使用棉套袖等,保护皮瓣免受伤害。

(3)不饮用含咖啡因的液体,如可乐、咖啡、茶水。

(4)告知患者及家属保持心情稳定,防止激动以免血管痉挛。

病例7(747～758问):骨盆骨折(骨盆骨折切开复位内固定术)

简要病情 患者男,38岁,因车祸被撞,当即感到髋部、腰背部剧烈疼痛、畸形、不能活动,受伤当时神志尚清,无恶心、呕吐等症状,即送至我院急诊。急诊摄片示右侧髂骨骨折,右侧耻骨上下支骨折,L_4、L_5左侧横突骨折,即收住入院。查体:T 37.3℃,P 105次/分,R 24次/分,BP 75/40 mmHg,血氧饱和度97%。腹部平坦、无压痛、反跳痛、肠鸣音存在,骨盆挤压分离试验阳性。头颅CT未见明显异常,肝胆胰脾肾B超未见外伤后改变。患者无高血压、糖尿病、心脏病史。

辅助检查 头颅CT:未见明显外伤性改变。腹部B超:肝胆胰脾肾未见外伤后改变。X线摄片:右侧髂骨骨折,右侧耻骨上下支骨折,L_4、L_5左侧横突骨折。

入院诊断 右侧髂骨骨折,右侧耻骨上下支骨折,L_4、L_5左侧横突骨折。

目前治疗要点 入院后即予密切观察生命体征、留置导尿、保暖、抗休克治疗,待病情稳定后行骨盆骨折切开复位内固定术。

747 什么是骨盆骨折？

答 骨盆骨折是指骨盆壁的一处或者多处连续性中断。半数以上的骨盆骨折患者都伴有并发症或多发伤,其中最严重的是创伤性失血性休克,可直接危及生命。

748 骨盆骨折需要做哪些检查？

答 (1) X 线检查:骨盆正侧位片可以明确骨折及脱位的部位、骨折的类型和移位的程度。

(2) CT 检查:进一步了解骨折的移位情况和关系结构的损伤程度。

(3) B 超检查:了解有无内脏的损伤。

749 什么是骨盆挤压试验阳性？

答 骨盆挤压试验是用于诊断骨盆骨折和骶髂关节病变的。患者取仰卧位,检查者两手分别放于髂骨翼两侧,两手同时向中线挤压,如有骨折则会发生疼痛;或嘱患者取侧卧位,检查者双手放于上侧髂骨部,向下挤压发生疼痛,称骨盆挤压试验阳性。

750 为什么骨盆骨折容易引起大出血？

答 主要与骨盆的解剖特点及结构有很大关系,包括骨折的断端大量渗血、盆腔静脉丛损伤出血及骨盆内血管损伤出血。渗血量的多少与骨折的严重程度成正比,而这种渗血通常不易止住,是发生失血性休克的重要原因。

751 什么是骨盆分离试验？

答 检查者双手交叉撑开两髂嵴,骨折的骨盆前环产生分离,如出现疼痛即为骨盆分离试验阳性。

752 骨盆骨折的术前护理观察要点有哪些？

答 (1) 首先需要严密观察患者的生命体征、意识、精神状态,患者的意识可反应脑部的血液灌注情况及缺氧程度。休克早期,脑组织血供好,缺氧不严重,神经细胞反应呈兴奋状态,患者表现为躁动不安。休克中期,神情淡漠、反应迟钝。休克晚期,脑部血液循环不良,意识模糊或昏迷。每 15～30 分钟测量生命体征 1 次,病情稳定后可改为每小时 1 次。

（2）其次是面、唇色泽，肢端皮肤的温度及尿量的观察。面色、口唇和肢端温度可反映外周灌注的情况。休克早期，皮肤苍白、肢端皮肤湿冷，提示外周血管收缩，循环灌注不足。尿量的观察也是非常重要的，尿量变化是早期诊断休克的主要指标。肾功能的改变在休克早期就可发生，主要表现为少尿或者无尿。应给予患者留置导尿，正确记录尿量。

753 如何计算休克指数？

答 脉率/收缩压＝休克指数

（1）休克指数为 0.5，提示无休克。

（2）休克指数为 1.0～1.5，提示有休克。

（3）休克指数＞2.0，提示重度休克。

754 骨盆骨折术前有哪些并发症？

答 （1）出血、休克：骨盆骨折为松质骨骨折，盆壁静脉丛多且无静脉瓣阻挡回流，以及中小动脉损伤，往往造成大量出血，严重者出血量可达到 1 000～4 000 ml，患者可表现为轻度或重度休克。

（2）膀胱、尿道损伤：尿道损伤后排尿困难，尿道口有血液流出，膀胱在充盈状态下破裂，尿液可流入腹腔，呈现腹膜刺激症状。

（3）神经损伤：骨盆骨折的部位不同，造成不同部位的神经损伤。

（4）腹腔脏器的损伤：实质性脏器损伤时表现为腹腔内出血，可有移动性浊音，空腔脏器破裂时主要体征是腹膜刺激症状及肠鸣音或肝浊音界消失。

755 骨盆骨折术后有哪些并发症？

答 （1）肺部感染：指导患者进行腹式呼吸、吹气球及有效咳嗽，增强呼吸肌的收缩力，增大肺通气量，改善肺功能。痰液黏稠者可给予雾化吸入，协助翻身拍背，利于痰液的排出。

（2）下肢深静脉血栓：手术创伤和长期卧床等因素易形成下肢深静脉血栓，因此入院后应正确进行深静脉血栓评分。下肢深静脉血栓重在预防，遵医嘱使用抗凝药物，加强出凝血时间、凝血酶原时间测定，严禁在患肢行静脉穿刺。术后正确指导患者进行早期功能锻炼、穿弹力袜及使用间隙充气加压装置。密切观察患肢颜色、血运、皮温、肿胀及疼痛等症状，发现异常立即告知医生采取有效措施。

（3）泌尿系统感染：鼓励患者饮水＞2 000 ml/d,保持会阴部清洁干燥。留置导尿者,会阴护理2次/天,妥善固定尿管,保持尿管通畅,正确记录尿量,根据病情评估留置尿管的必要性。

（4）压疮：给予气垫床,协助翻身,避免局部组织长时间受压,保持床单元整洁,及时清理大小便,保持皮肤的清洁干燥。

756 骨盆骨折后能翻身吗?

答 稳定型骨盆骨折都可以翻身预防压疮,只有少数多处、移位的不稳定性型骨盆骨折不能翻身。稳定性骨盆骨折可采取平卧位或者健侧卧位,翻身时站于患者的健侧,健侧膝关节略弯曲,一手扶肩膀、一手扶臀部进行侧翻,保持患侧髋关节与膝关节在同一水平线上。不稳定型骨盆骨折可用翻身单保持水平位抬臀或向健侧稍侧翻,角度小于30°,检查皮肤或者做好皮肤护理后平卧。

757 患者术后怎样进行功能锻炼?

答 （1）早期：麻醉清醒后可指导患者继续双下肢踝泵运动和股四头肌等长收缩运动。术后1~2周指导患者行双下肢膝关节屈伸运动。

（2）中期：术后3~4周指导患者在床上继续进行屈髋屈膝和直腿抬高运动。

（3）晚期：术后6~8周后根据骨折愈合情况可以扶拐下床练习站立和行走,待独立行走后逐步练习下蹲运动。

758 患者的出院指导有哪些?

答 （1）注意休息,避免剧烈运动。

（2）合理安排饮食,多食高蛋白、易消化、新鲜蔬菜和水果等食物,禁烟酒。

（3）按计划继续加强功能锻炼,预防肌肉萎缩和关节僵硬。

（4）定期门诊复查,如有不适及时就诊。

病例8(759~771问)：颈髓损伤(颈椎前路减压植骨融合内固定术)

简要病情 患者男,50岁,入院前4小时因醉酒后不慎摔倒,受伤部位不详,伤后神志清楚,四肢疼痛伴肌力下降,伴有麻木不适,不能站立行走,由120送我院急诊。急诊CT扫描提示颈椎退变,颈椎无明显骨折征

象,查体后急诊以急性颈髓损伤、四肢瘫收住入院。入院后查体:T
37.3℃,P 76 次/分,R 17 次/分,BP 143/82 mmHg,患者颈部压痛、活动
受限,双手握力 2 级,双上肢疼痛,感觉减退,双侧肱二头肌、肱三头肌反
射消失,双侧霍夫曼征(+),T$_4$ 以下针刺感觉下降,腹壁反射能引出,提
睾反射引出,会阴区、肛周皮肤针刺感觉减退,大腿内侧、小腿外侧、足背、
足心针刺感觉下降,双下肢肌力 3 级,双侧膝踝反射能引出,双侧 Babinski
征(+)。

辅助检查 CT:颈椎退行性改变。

入院诊断 急性颈髓损伤、四肢瘫。

目前治疗要点 完善各项术前准备,择期行颈椎前路减压植骨融合
内固定术。

759 什么是颈髓损伤?

答 颈髓损伤是指外界直接或间接因素导致脊髓损伤,在损害的相应节段出现
各种运动、感觉和括约肌功能障碍,肌张力异常及病理反射等相应改变。

760 脊髓损伤有哪些临床表现?

答 (1)脊髓震荡:临床上表现为损伤平面以下感觉、运动及反射完全消失或大
部分消失。一般经过数小时至数天,感觉和运动开始恢复,不留任何神经系统后
遗症。

(2)不完全性脊髓损伤:损伤平面以下保留某些感觉和运动功能,为不完全
性脊髓损伤。

(3)完全性脊髓损伤:脊髓实质完全性横贯性损害,损伤平面以下的最低位
骶段感觉、运动功能完全丧失,包括肛门周围的感觉和肛门括约肌的收缩运动丧
失,称为脊髓休克期。

(4)脊髓圆锥损伤:正常人脊髓终止于第 1 腰椎体的下缘,因此,第 12 胸椎
和第 1 腰椎骨折可发生脊髓圆锥损伤,表现为会阴部(鞍区)皮肤感觉缺失,括约
肌功能丧失致大小便不能控制和性功能障碍,双下肢的感觉和运动仍保持正常。

(5) 马尾神经损伤:马尾神经起自第 2 腰椎的骶脊髓,一般终止于第 1 骶椎下缘。马尾神经损伤很少为完全性的。表现为损伤平面以下弛缓性瘫痪,有感觉、运动、性功能障碍及括约肌功能丧失,肌张力降低,腱反射消失,没有病理性锥体束征。

761 脊髓损伤程度如何分级?

答 脊髓损伤严重程度分级可作为脊髓损伤的自然转归和治疗前后对照的观察指标。依据损伤的临床表现进行分级,目前较常用的是 Frankel 功能分级。

A 级:完全瘫痪。

B 级:感觉功能不完全丧失,无运动功能。

C 级:感觉功能不完全丧失,有非功能性运动。

D 级:感觉功能不完全丧失,有功能性运动。

E 级:感觉、运动功能正常。

762 肌力如何分级?

答 根据抗引力或抗阻力的程度,临床通常将肌力分为 6 级。

0 级:无肌肉收缩,无关节活动。

1 级:有轻度肌肉收缩,无关节活动。

2 级:有肌肉收缩,关节有活动,但不能对抗引力。

3 级:可对抗引力,但不能对抗阻力。

4 级:对抗中度阻力时,有完全关节运动幅度,但肌力较弱。

5 级:肌力正常。

763 如何减轻脊髓水肿和继发性损害?

答 (1) 激素治疗:地塞米松 10～20 mg 静脉滴注,连续应用 5～7 天后,改为口服,维持 2 周左右。

(2) 脱水:20%甘露醇 250 ml 静脉滴注,2 次/天,连续 5～7 天。

(3) 甲泼尼龙冲击疗法:只适用于受伤 8 小时以内者,同时静脉使用保护胃黏膜药物,以免大剂量激素引起胃肠道并发症,使用心电监护仪密切观察生命体征变化。该治疗可减轻外伤后神经细胞变性,降低组织水肿,改善脊髓血流量,预防损伤和脊髓缺血进一步加重,促进新陈代谢和预防神经纤维变性。

(4) 高压氧治疗:一般伤后 4～6 小时内应用。

764 颈椎前路手术术前应加强哪些训练?

答 (1) 气管、食管推移训练:术前 5～7 天进行,可防止术中因气管牵拉导致喉头水肿、呼吸困难而影响手术。方法:患者取仰卧位,头后仰,使其颈部肌肉放松,训练者站在患者的右侧,用示指、中指、无名指指端从颈部右侧将气管、食管向左侧牵拉推移,幅度必须超过中线,每次 5～10 分,每天 3～4 次。当患者出现恶心、呕吐、呛咳等不适时应立即停止。

(2) 呼吸功能训练:指导患者练习深呼吸、有效咳嗽、吹气球,以增加肺活量,减少气管和肺部分泌物,增加肺部通气功能。

(3) 卧位训练。术中卧位训练:患者取仰卧位,肩后部垫一薄枕使颈部后伸,充分暴露颈部,每天锻炼 2～3 次。术后卧位训练:侧卧时头与肩部等高,翻身时头、颈与躯干保持一直线。

765 患者术后如何安置体位?

答 术后返回病房时佩戴合适的颈托,取平卧位,将小棉枕垫于颈后,颈部两侧用沙袋制动,保持颈部中立位,绝对禁止颈部呈前屈位。待麻醉完全清醒后可取侧卧位,侧卧位时颈部垫枕与肩高度一致,防止颈部弯曲。

766 患者术后何时进食?

答 患者术后 6 小时可进食,当天可进温流质饮食,注意不要进食热饮,以减少伤口出血,必要时可给冷饮减少咽部充血、水肿,进食少者可静脉补充营养,促进伤口愈合,增强机体抵抗力。术后 1～2 天进半流质饮食,逐渐过渡到普食,但不可吃过硬的固体食物,以防植骨块的滑脱。

767 颈椎前路手术后观察要点有哪些?

答 (1) 密切观察患者的生命体征,重点观察呼吸频率、节律、深浅度和血氧饱和度的变化。

(2) 观察四肢感觉、运动情况。

(3) 观察伤口渗血有无肿胀,注意颈部有无增粗,声音有无嘶哑、饮水有无呛咳等现象。

(4) 观察伤口引流管是否通畅,引流液的色、质、量。

768 颈椎术后需要佩戴多长时间颈托?

答 长时间佩戴颈托会造成颈部肌肉萎缩、关节僵硬,所以颈部适当的锻炼是必要的,一般白天工作或外出时佩戴,晚上卧床睡觉时要取下。一般术后佩戴 3 个月。

769 颈椎术后并发症有哪些? 如何护理?

答 (1)颈部血肿:是颈椎前路手术后早期最严重的并发症之一,严重的颈部血肿可导致气管受压变形,引起急性呼吸道梗阻。多发生于术后当日,尤其是术后 12 小时内,因此术后应密切观察伤口敷料、引流液、颈部软组织张力情况,床旁备气管切开包、吸引器等急救仪器。

(2)脑脊液漏:多发生于术后 3～4 天,术后应询问患者有无头昏、头痛、腰痛,同时观察引流液的性质和量。如果引流液稀薄,伤口敷料出现淡红色或淡黄色渗出,则考虑为脑脊液漏,应立即告知医生及时处理,同时切忌摇高床头,给予头低足高位。

(3)喉返神经或喉上神经损伤:应密切注意观察呼吸、发音、吞咽等情况,若出现一过性声音嘶哑、吞咽动作不协调、吞咽受限或呛咳等现象,应立即告知医生及时处理。

(4)伤口感染:应注意观察患者体温变化,观察伤口局部有无红肿、疼痛。如体温持续在 38～39℃,则提示伤口有感染的可能,告知医生对症处理。

770 患者术后如何进行功能锻炼?

答 (1)术后 6 小时后每日定时按摩四肢,协助患者进行四肢关节的被动运动,保持肩关节、肘关节、腕关节、髋关节、膝关节、踝关节 10°～30°的活动。

(2)2～4 周:被动运动全关节可达 90°,开始训练患者的膀胱功能、大肠功能,以及坐轮椅功能。3～8 周:继续全关节的活动,膀胱及大肠的活动,加强上、下肢肌力的强度,开始训练踏步及行走功能。

(3)3 个月内带颈托保护颈部,避免颈部屈伸和旋转活动。待 X 线片示植骨椎间隙已完全融合后,可进行颈部功能锻炼。开始时做颈部屈伸、旋左、旋右活动,然后再做颈部旋转活动。注意颈部勿做剧烈活动,防止再损伤。功能锻炼要循序渐进,若出现颈部不适时应暂时停止。

771 患者的出院指导有哪些?

答 (1) 纠正不良姿势:在日常生活、工作、休息时注意纠正不良姿势,最佳的伏案工作姿势是保持颈部正直,微微前倾,不要扭转、倾斜;工作时间超过 1 小时,应休息几分钟,做颈部运动或按摩,以缓解颈部肌肉的慢性劳损;不宜头靠在床头或沙发扶手上看书或看电视。

(2) 颈部保暖:在秋冬季节最好穿高领衣服;天气稍热,夜间睡眠时应注意防止颈部受凉;炎热季节,空调温度不宜太低。

(3) 卧硬板床且低枕:枕头选择以中间低两端高、透气性好、长度超过肩宽 10～16 cm,高度以头颈部压下后一拳头高为宜。

(4) 避免外伤:行走或劳动时注意避免损伤颈肩部。一旦发生损伤,尽早诊治。乘坐机动车时戴颈托保护,避免乘坐高速汽车,以防止紧急制动引起挥鞭性损伤而致高位截瘫。

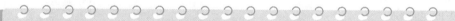

病例 9(772～780 问):糖尿病足(小腿截肢术)

简要病情 患者女,65 岁,主诉 2 年前不慎被钉子扎伤左足部,后到当地医院就诊,给予补液抗炎等对症治疗。后足部反复红肿疼痛伴流脓,慢性溃疡形成,来我院就诊。拟"左糖尿病足"收住入院。查体:T 37.8℃,P 86 次/分,R 17 次/分,BP 150/86 mmHg。糖尿病史 10 余年。左足广泛皮温高,蹈趾缺如,可见第 1 跖骨头外露,左足见大量黄绿色脓性物渗出,创面深及肌层,创底组织呈暗红色,创缘不齐,伴有大量坏死组织。患足残余皮肤感觉不敏感。

辅助检查 下肢动脉、静脉超声:左侧股浅动脉闭塞可能大,左下肢动脉内壁粥样硬化、管腔狭窄。

入院诊断 左糖尿病足。

目前治疗要点 入院后完善各项术前准备,控制血糖,择期行左小腿截肢术。

772 什么是糖尿病足?

(答) 糖尿病足是指糖尿病患者因下肢远端神经异常和不同程度的血管病变导致的足部感染、溃疡和深层组织的破坏,是糖尿病的慢性并发症之一。

773 糖尿病足的临床表现有哪些?

(答) 糖尿病足患者的临床表现与 5 个方面有关:神经病变、血管病变、生物力学异常、下肢溃疡形成和感染。神经病变表现为皮肤干而无汗,肢端刺痛、灼痛、麻木、感觉减退或缺失,呈袜套样改变,行走时有脚踩棉絮感。下肢缺血表现为糖尿病足溃疡,可按照病变性质分为神经性溃疡、缺血性溃疡和混合性溃疡。神经性溃疡在神经病变病因上起主要作用,血液循环良好。这种足通常是温暖的、麻木的、干燥的,痛觉不明显,足背动脉搏动良好。有神经病变的糖尿病足可有两种后果:神经性溃疡(主要发生在足底)和神经性关节病(Charcot 关节)。单纯缺血所致的足溃疡,无神经病变,则很少见。神经-缺血性溃疡的患者同时有周围神经病变和周围血管病变,足背动脉搏动消失。这类患者的足是凉的,可伴有休息时疼痛,足边缘部有溃疡和坏疽。

774 糖尿病足如何分级(Wagner 分级)?

(答) (1) 0 级:有发生足部溃疡的危险因素,但目前无足部溃疡。

(2) 1 级:表面有溃疡,临床上无感染。

(3) 2 级:有较深的溃疡,常合并软组织炎,无脓肿或骨感染。

(4) 3 级:深度感染,伴有骨组织病变或脓肿。

(5) 4 级:局限性坏疽(趾、足跟或前足背)。

(6) 5 级:全足坏疽。

775 患者术前应采取哪些护理措施?

(答) (1) 心理护理:截肢患者的焦虑、抑郁和精神障碍发生率高于一般人群,不仅需要常规的心理护理,更需要有专业的心理疏导,引导患者接受并面对现实,缓解不良情绪,积极配合。

(2) 血糖的控制:糖尿病患者术前血糖控制强调个性化。对于择期手术患者一般要求将血糖控制在 8～10 mmol/L,急诊手术控制在 14 mmol/L 以下。

776 患者术后应采取哪些护理措施?

答 (1)病情观察:密切观察患者生命体征,观察伤口有无渗血、渗液,床旁备止血带。保持引流管的通畅,观察引流液的色、质、量并正确记录。

(2)血糖的控制:术后继续遵医嘱监测血糖,正确注射胰岛素,并指导饮食。

(3)残端护理:保持局部清洁、干燥,密切观察残端有无红肿、渗液、皮肤坏死等,残端使用弹力绷带包扎,包扎时应从残肢远端开始斜行向近端进行。

777 什么是幻肢痛?

答 幻肢痛是患者主观感觉已经被截除的肢体依然存在,并有剧烈疼痛的幻觉现象,是运动知觉、视觉、触觉等一种心理学、生理学上的异常现象。

778 幻肢痛怎样护理?

答 (1)心理护理:患者因肢体的缺失存在极度焦虑、恐惧和悲观等心理状态,护士应给予正确的引导和心理支持消除患者的恐惧、悲观心理,用积极、正面语言激发患者生存欲望及正确面对假肢的勇气。

(2)物理治疗:低中频脉冲电疗、超声波等。

(3)药物治疗:常用抗抑郁药、镇痛药和麻醉药等。

(4)残端弹力绷带塑形包扎、尽量穿戴假肢、运动疗法等。

779 患者术后有哪些并发症?

答 (1)残端出血、肿胀。

(2)残端皮肤感染、溃疡、窦道形成。

(3)残端骨突出外形不良。

(4)残肢关节挛缩。

(5)幻肢痛。

780 糖尿病足怎样进行足部护理?

答 (1)坚持每天温水洗脚,水温低于 37°C,适当双脚按摩促进足底血液循环。慎用热水袋暖脚,可用厚袜及毛毯保暖。

(2)修剪指甲,保持指甲边缘光滑。禁止赤脚,防止被异物刺伤。

(3)尽量选择棉袜,松紧适宜,选择鞋底厚软的鞋子。

(4) 对于脚部皮肤干燥者应涂抹护理软膏,但不能用在脚趾间。

(5) 足部有鸡眼、甲沟炎、真菌感染,或者足部皮肤破损、红肿,应及时到医院就诊。

病例 10(781～799 问):股骨颈骨折(人工股骨头置换术)

简要病情 患者女,86 岁,行走时不慎摔伤 1 天,当时即感左髋部疼痛、活动不便。受伤当时无昏迷,无恶心,无大小便失禁等不适,自行在家休养,未做特殊处理。因左髋部疼痛持续,由家人护送入院。查体:T 37℃,P 70 次/分,R 20 次/分,BP 140/90 mmHg,神志清楚,被动体位,痛苦面容。外伤后精神食欲欠佳,睡眠差,大小便正常,无药物、消毒剂过敏史。左髋部肿胀,活动受限,左髋部有压痛、叩击痛,左下肢外旋、缩短畸形。左足末梢循环好,感觉、运动功能正常,可扪及左足背动脉搏动。既往有高血压、糖尿病病史。高血压平时口服美托洛尔,每日早晚各 1 片,血压控制在正常范围。糖尿病于 1 年前开始注射诺和锐 30,早 20u、晚 16u 皮下注射,血糖控制平稳。

辅助检查 X 线检查:左股骨颈骨折,移位明显。

入院诊断 左股骨颈骨折。

目前治疗要点 入院后予制动、镇痛,完善术前相关检查,择期行左侧人工股骨头置换术。

---

781 什么是股骨颈骨折?

答 股骨颈骨折是指股骨头下端至股骨颈基底部之间的骨折,是股骨颈的连续性或完整性中断。多发生在中老年人,女性发生率高于男性。

782 股骨颈骨折按移位程度如何分类?

答 常采用 Garden 分型,可分为:

Ⅰ型:不完全骨折。

Ⅱ型:完全骨折但不移位。

Ⅲ型：完全骨折,部分移位且股骨头与股骨颈有接触。

Ⅳ型：完全移位的骨折。

783 股骨颈骨折的临床表现是什么?

答 (1)症状：中老年人有跌倒外伤史,伤后感髋部疼痛,下肢活动受限,不能站立和行走。部分外展嵌插型骨折患者受伤后仍能行走,但数日后髋部疼痛逐渐加剧,活动后更疼,甚至完全不能行走,提示可能由受伤时的稳定骨折发展为不稳定骨折。

(2)体征：内收型骨折患者可有患肢缩短,出现 $45°\sim60°$ 的外旋畸形,患侧大转子突出,局部压痛和纵向叩击痛。

784 股骨颈骨折有什么特点?

答 股骨头、颈的营养供给主要来自旋股内、外侧动脉的分支。股骨颈骨折后,股骨头的血液供应可遭受损害。因此,股骨颈骨折应早期复位及行内固定手术,以利于使扭曲、受压和痉挛的血管尽早恢复。由于股骨头血液供应的特殊性,骨折时易使主要供血来源阻断,不但影响骨折愈合,而且有可能发生股骨头缺血坏死及塌陷的不良后果。

785 股骨颈骨折为什么多发生在老年人?

答 老年人多有骨质疏松,当遭受轻微扭转暴力时即可发生骨折,多为滑倒时身体扭转倒地、间接暴力传导使股骨颈骨折。年轻人股骨颈骨折则多为严重创伤所致。

786 什么是人工髋关节置换术?

答 人工髋关节置换术是指采用金属、高分子聚乙烯、陶瓷等材料,根据人体关节的形态、构造及功能制成人工关节假体,通过外科技术植入人体内代替患病关节,达到缓解关节疼痛、恢复功能的目的。分为人工股骨头置换术和全髋关节置换术。

787 人工股骨头置换术术前护理需要注意哪些内容?

答 (1)体位与活动：对于未做牵引的患者,可仰卧位与健侧卧位交替翻身,避免局部皮肤组织长时间受压而发生压疮。术前已予皮肤牵引或者骨牵引的患者,取仰卧位,在保持有效牵引的基础上,适当翻身。双上肢及健侧下肢可适当活动,患侧肢体可进行肌肉的舒缩锻炼,促进全身血液循环。

(3)疼痛护理:维持有效牵引,减少骨折断端摩擦引起的疼痛。卧气垫床,适当延长翻身间隔时间。局部冷敷,减轻肿胀和疼痛,遵医嘱使用镇痛药物。各项操作在镇痛后集中进行,动作轻柔。

(4)用药指导:术日晨用一口水服下降压药,以保持血压平稳。停止注射胰岛素,避免因禁食发生低血糖反应。注意观察患者血糖变化及患者主诉,警惕低血糖反应。

(5)病情观察:定时测量生命体征,有异常及时报告医生并处理。观察患肢末梢血运、感觉、活动、颜色、足背动脉搏动以及患肢肿胀情况,重视患者的主诉,有不适立即报告。

788 人工股骨头置换术的手术室护理要点有哪些?

答 (1)术前一日访视患者,了解患者病情及基本身体状况。

(2)体位摆放正确舒适,充分暴露手术野。

(3)手术切皮前,再次核对患者基本信息和手术部位标识。

(4)术后感染是人工关节置换手术最严重的并发症,一旦感染将导致手术失败,不但给患者带来经济上的损失,更重要的是身体上的损害。加强手术室控制感染的各个环节,如选择百级手术间,限制参观人员,植入器械按照质量控制流程,植入物及假体在有效期内,参加手术人员严格执行消毒流程,术中严格执行无菌操作等,有效控制感染发生。

(5)关节置换手术中,保持吸引器畅通。被骨屑堵塞时,巡回护士应及时处理,必要时准备双路吸引器,保障手术野清晰干净。

(6)手术完毕,巡回护士、麻醉师、手术医生协助合作移动患者至转运床上,手术侧肢体必须由专业医生保护,不能有过度的外翻,防止关节脱位。

789 人工股骨头置换术后应如何护理?

答 (1)一般护理:做好生命体征监测、术后并发症的护理等。

(2)体位与活动:术后一般采取外展中立位。在患侧下肢垫一薄枕,两腿夹梯形枕或软枕,防止两腿交叉。待麻醉清醒后,患者无恶心、呕吐,血压平稳,可取健侧卧位,翻身时两腿中间夹枕头,两腿不交叉放置。麻醉清醒后即可做健肢的主动运动及患侧肢体的肌肉收缩和踝泵运动,对于力量较弱者亦可进行被动运动,促进全身血液循环。早期开展康复训练,指导生活自理。

(3)疼痛护理:抬高患肢,有利于血液回流,减轻因肿胀引起的胀痛不适。定时翻身,翻身时动作轻柔,减少因长时间同一体位引起的肌肉酸痛或不适感。遵医嘱使用镇痛药物,功能锻炼可在镇痛后实施。

(4)引流管护理:使用负压引流瓶引流时注意保持引流管通畅,避免扭曲、脱落、漏气,告知患者及家属尽量不要牵扯、压迫、折叠引流管。注意观察管道有无堵塞或漏气。如出现异常,及时进行调整。观察引流液的量、颜色及性状,当发现有大量新鲜血液引流出时应立刻通知医生。

(5)基础护理:骨折术后患者生活自理能力缺陷,应加强巡视,关心体贴患者,了解生活所需,尽量满足患者的要求,协助患者床上大小便、进食等。指导患者使用呼叫器,将常用物品放置患者易取的地方,鼓励患者完成病情允许的自理活动或部分自理活动。病情允许应早日用助行器下床行走,逐步提高生活自理能力。

790 人工股骨头置换术后如何观察和预防伤口感染?

答 伤口感染多发生于术后早期,是造成手术失败的主要原因之一。术后保持伤口清洁干燥,如有渗血、渗液或污染,应及时更换敷料。注意观察体温变化,遵医嘱正确使用抗菌药物。观察伤口有无红肿、流脓,如关节有疼痛、肿胀,患侧皮温较高,则提示术后感染可能。

791 人工股骨头换术后如何预防假体脱位?

答 人工股骨头置换术后假体脱位是一种严重的早期并发症,绝大多数发生在术后1个月内。

(1)平卧位:术后3个月内以平卧位为主。平卧时在两腿之间夹软枕,以保持术侧腿外展,避免下肢内收、内旋,禁止交叠双腿。

(2)侧卧位:如需侧卧时,宜取健侧卧位,健侧在下略弯曲,术侧腿在上,伸直术侧腿,两腿间夹软枕。

(3)坐位:双手扶在高座椅扶手上,身体向后靠,术侧腿向前伸直,保持膝关节低于或者等于髋关节的高度,不坐矮凳,不盘腿。

(4)入厕:使用较高的坐便器,身体向后靠,术侧腿向前伸,保持膝关节低于或者等于髋关节的高度。

(5)沐浴:建议淋浴。淋浴时可坐一个高凳子,喷头为一个可移动的手持喷头,并准备一个长柄的淋浴海绵,以便能接触到下肢和足部,早期最好有家属在一旁协助。

(6)拾物:拾物时健侧腿弯曲,健侧膝关节和髋关节屈曲。术侧髋关节伸直,膝部跪地,防止在拾物时出现下蹲或踮起脚尖的动作,术后 3 个月内不要弯腰超过 90°拾物。

792 人工股骨头置换术后如何预防下肢深静脉血栓?

答 下肢深静脉血栓(DVT)是指血液在下肢深静脉腔内的不正常凝结,阻塞静脉管腔,导致静脉回流障碍,引起远端静脉高压、肢体肿胀、疼痛及浅静脉扩张等临床症状,可造成不同程度的慢性深静脉功能不全,严重时可致残。血栓栓塞是人工股骨头置换术最常见的严重并发症之一,是术后 3 个月内最常见的致死原因。术后患者由于卧床时间较长,下肢静脉回流缓慢,血液呈高凝状态,容易发生下肢深静脉血栓。要观察患肢肿胀、疼痛程度,有无皮肤发绀、感觉异常等。认真听取患者主诉,发现异常,及时报告处理。鼓励早期康复锻炼,促进患肢及全身血液循环。避免患侧下肢静脉穿刺,以免损伤血管壁,加重患肢循环负担。遵医嘱使用抗凝剂,监测血小板和出、凝血时间,观察有无出血点和出血倾向。如有下肢静脉血栓形成,则应避免患肢活动,忌做按摩、理疗等,以免使血栓脱落引起肺等其他组织器官栓塞。

793 人工股骨头置换术后如何预防肺部感染?

答 老年人体弱、心肺功能差、卧床时间长,极易发生肺部感染。应注意保暖,适当抬高头部,指导多饮水。鼓励患者做深呼吸运动,指导患者进行有效咳嗽、咳痰,定时翻身拍背,必要时雾化吸入。

794 人工股骨头置换术后如何预防泌尿系感染?

答 患者年龄大,卧床时间较长,术后留置尿管,易发生泌尿系感染。妥善固定引流管和尿袋,避免折叠、扭曲、受压,尿袋低于膀胱水平,防止逆行感染。留置尿管期间,保持引流装置的密闭性,搬运时夹闭引流管,防止尿液逆流。沐浴或擦身时,不应把尿管浸入水中,更换尿管或尿袋时注意无菌操作。保持尿道口清洁,每日清洁消毒尿道口。鼓励患者多饮水,每日摄入 2 000～3 000 ml 液体,以稀释尿液。定时放尿,训练膀胱舒缩功能,每日评估留置尿管的必要性,尽早拔除。

795 人工股骨头置换术后如何预防压疮的发生?

答 老年患者皮肤松弛、弹性差,术后卧床时间长,因术后疼痛,翻身困难,容易发生压疮。使用气垫床减轻局部压力,定时翻身,保持床单位清洁、干燥、平整,翻身时避免拖、拉、拽等,减少局部摩擦。鼓励患者增加蛋白质和营养的摄入,提高机体抵抗力。

796 人工股骨头置换术后如何预防便秘的发生?

答 该患者高龄,本身肠功能有所减退,因术后长期卧床导致肠蠕动减慢,容易发生便秘。对于患者床上排便,要提供私密的排便环境,正确指导床上使用便器,不能忽视便意。合理膳食,多食粗纤维食物,多饮水,禁食产气食物。鼓励早期进行功能锻炼,指导患者及家属每日顺时针进行腹部按摩,促进肠蠕动。对于仍不能正常排便的患者,遵医嘱口服通便药物或外用开塞露、灌肠等,促进排便。

797 人工股骨头置换术后如何指导患者进行功能锻炼?

答 功能锻炼的次数、频率和幅度等需要根据患者的自身情况来决定。

(1)床上锻炼方法。①屈伸踝关节:慢慢将脚尖向上勾起,然后再向远伸使脚面绷直,每个动作保持 3~5 秒;②转动踝关节:由内向外转动踝关节;③臀部肌肉收缩练习:平卧位使臀部肌肉绷紧,保持 5~10 秒;④股四头肌收缩练习:大腿前方肌肉(股四头肌)绷紧,尽量伸直膝关节,保持 5~10 秒;⑤直腿抬高练习:大腿前方肌肉(股四头肌)绷紧,尽量伸直膝关节,抬高下肢(距床面 10 厘米)保持 5~10 秒;⑥贴床屈伸髋、膝关节练习:仰卧位,双腿伸直,术侧足跟缓慢滑向臀部,弯曲膝关节,注意屈髋<90°,并使足底不离开床面,维持 5 秒,再缓慢伸直,注意不要使膝关节向两侧摆动。

(2)上床、下床方法。①上床:双手扶助行器站于床旁,术侧腿在前,健侧在后。伸直术侧腿,屈曲健侧腿,坐于床旁,慢慢用双手将术侧腿平移至床上。用双肘支起上肢,健侧再上。继续伸直术侧腿,利用双手与健侧肢体逐渐挪动身体到床中间,取平卧位躺下。②下床:利用双手与健侧下肢向床边移动身体,伸直术侧腿。屈曲健侧肢体,继续伸直术侧腿,逐渐挪动身体坐于床旁,健侧先着地,术侧再着地。挺直上身,再双手扶助行器缓慢站起。

(3)平地行走方法:用双手分别握住助行器两侧的扶手,先将助行器摆在身体前 20 厘米处,双手用力支撑身体重量。先迈术侧腿(根据手术日期、假体的材质、假体固定方式以及手术医生的要求,决定术侧腿负重多少),再将健侧腿跟上,如此循环。

(4)上下楼梯方法。①上楼梯:将助行器折叠好,一手扶楼梯栏杆,一手提助行器。一手将助行器提起放在上一级台阶上,身体向前倾。迈健侧腿上一个台阶,然后术侧腿跟上。如此反复进行。②下楼梯:将助行器折叠好,一手扶楼梯栏杆,一手提助行器。一手将助行器提起放在下一级台阶上,迈术侧腿下一个台阶,然后健侧腿跟上。如此反复进行。

798 如何预防人工股骨头置换术后意外伤害?

答 老年患者创伤后,有时出现精神障碍,应对每位患者进行评估。如有创伤性精神障碍发生者,应及时给予保护性措施,如双侧床栏、约束带等,防止坠床、意外拔管等,24小时看护。躁动严重者,遵医嘱予药物治疗。

799 如何对人工股骨头置换术后患者进行出院指导?

答 (1)饮食指导:多进富含蛋白、高钙食物,多食用牛奶及豆制品、豆类食物,多晒太阳,促进骨吸收和骨形成。适当控制体重的增加,以减少关节的负重。

(2)戒烟限酒:吸烟和饮酒可使骨量减少,成骨细胞功能下降,是造成骨折的重要危险因素,应帮助患者戒烟限酒。

(3)功能锻炼:出院后继续进行正确的功能锻炼,逐渐增加训练时间及强度,根据肌力的恢复和骨折的愈合情况决定运动量和负重时间。

(4)防跌倒:对于股骨颈骨折的老年患者一定要进行关于生活环境的健康教育,因为跌倒有可能会造成二次骨折,甚至给患者带来更坏的后果。因此,告知患者要增强防跌倒意识,加强防跌倒知识和技能的学习。患者应熟悉生活环境,衣服要舒适,尽量穿合身宽松的衣服。家居环境应坚持无障碍观念,合理安排室内家具的高度和位置。居室内地面设计应防滑,保持地面平整、干燥,过道及卫生间安装扶手,地板上应放置防滑橡胶垫。

(5)遵医嘱按时、按量服药,定期复查,不适随诊。

病例11(800~807问):股骨干骨折(股骨干骨折切开复位内固定术)

简要病情 患者女,73岁,于3小时前行走时不慎摔倒,当时即感左大腿疼痛伴活动受限。受伤当时无昏迷,无恶心,无呕吐,无腹胀,无大小便失禁,遂由家人护送至我院就诊。查体:T 37.2℃,P 87 次/分,R 20次/分,BP 146/94 mmHg。患者神志清楚,痛苦面容,左大腿上段明显肿胀、畸形,皮下无明显瘀斑。局部压痛,叩击痛阳性。左下肢较健侧短缩约 1.5 cm。左足背动脉搏动好,末梢感觉、循环好。否认有高血压、糖尿病、心脏病病史。

辅助检查 X 线:左股骨干骨折、错位。

入院诊断 左股骨干骨折。

目前治疗要点 入院后予患肢制动、抬高、冷敷,完善术前相关检查,择期行左股骨干骨折切开复位内固定术。

800 什么是股骨干骨折?

答 股骨干骨折是指股骨小转子与股骨髁之间的骨折,青壮年和儿童常见,多由强大的直接暴力或间接暴力造成。直接暴力包括车辆撞击、机器挤压、重物击伤及火器伤等,引起股骨横断或粉碎性骨折;间接暴力多由高处跌下所致,常引起股骨的斜形或螺旋形骨折。

801 股骨干骨折的临床表现有哪些?

答 (1) 症状:患肢疼痛、肿胀,远端肢体异常扭曲,不能站立和行走。

(2) 体征:患肢明显畸形,可出现反常活动、骨擦音。单一股骨干骨折因失血量较多,可能出现休克前期表现;若合并多处骨折,或双侧股骨干骨折,甚至可以出现休克表现。股骨下 1/3 骨折时可损伤腘动脉、腘静脉、胫神经或腓总神经,出现远端肢体相应的血液循环、感觉和运动功能障碍。

802 股骨干骨折的处理原则是什么?

答 (1) 非手术治疗:①皮牵引。②骨牵引:成人股骨干骨折闭合复位后,可采用 Braun 架固定持续牵引,或 Thomas 架平衡持续牵引,一般需持续牵引 8～10 周。

(2) 手术治疗:非手术治疗失败、多处骨折、合并神经血管损伤、老年人不宜长期卧床、陈旧骨折不愈合或有功能障碍的畸形愈合等患者,可行切开复位内固定。

803 手术前应对患者采取哪些护理措施?

答 (1)体位:平卧抬高患肢,早期可用冰袋冷敷,使血管收缩,以止血和减少渗出。冷敷时加强巡视,注意观察局部皮肤情况,防止冻伤。

(2)病情观察:定时测量生命体征,注意观察患者的神志,评估有无休克等威胁生命的并发症,有异常及时报告医生并处理。观察患肢足背动脉搏动、感觉、运动、颜色以及肿胀情况。

804 术后应采取什么护理措施?

答 (1)一般护理:做好生命体征监测、疼痛护理、引流管护理、基础护理、并发症护理等。

(2)体位与活动:抬高患肢,使之高于心脏平面,促进血液回流,减轻肿胀,保持患肢外展中立位,可穿防旋鞋。

(3)病情观察:观察患肢末梢血运、感觉、活动、颜色、足背动脉搏动以及患肢肿胀情况,有异常及时报告医生并处理。

805 股骨干骨折内固定术后有哪些常见的并发症?

答 (1)感染:多发生于术后早期,引起感染的原因是多方面的,包括术中污染、内固定材料、体内其他部位的炎性病灶诱发的菌血症。因此,术前必须注意患者体质情况,完善必要检查,排除存在感染病灶和其他系统疾病的可能性。

(2)下肢深静脉血栓:参见股骨颈骨折。

(3)钢板弯曲、断裂:发生的原因多为手术后未用支具进行外固定或固定时间过短,以致过分依赖钢板有限的固定力量去负重或活动,造成钢板弯曲或断裂,如发生应重新手术。

806 术后如何进行功能锻炼?

答 (1)术后1～3天行股四头肌功能锻炼和踝泵运动。

(2)术后4天至2周,进行卧床屈膝运动及直腿抬高练习。根据患者情况协助患者坐于床旁,做膝关节的屈伸练习。

(3)术后2～3周,可在医师指导下使用助行器下地行走,但应避免患肢负重着地,防止再次受伤,且时间不宜过长。

（4）术后 1 个月根据骨折愈合情况进行自主负重活动,逐渐增加患肢活动以加强其适应生活的能力。

807 该患者如何进行出院指导?

答（1）加强营养,禁烟酒,经常到户外多晒太阳,促进骨折愈合。

（2）继续加强功能锻炼,每次活动应以不感到疲劳为宜,以免给骨折的愈合带来不良影响。

（3）坚持做髋、膝关节的屈伸锻炼,根据个体差异,循序渐进。

（4）定期复查,如受伤部位出现疼痛、活动障碍等应及时就诊。

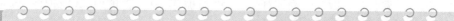

病例 12（808～814 问）：胫骨平台骨折（胫骨平台骨折切开复位内固定术）

简要病情 患者女,70 岁,行走时不慎摔伤 6 小时,当时侧方倒下,即感右膝关节疼痛伴活动受限。受伤当时无昏迷,无恶心、呕吐,无腹痛腹胀,无大小便失禁,急诊来院就诊。查体：T 36.8℃,P 80 次/分,R 20 次/分,BP 154/68 mmHg,神志清楚,被动体位,痛苦面容。右膝部肿胀,压痛、叩击痛明显。皮肤完好,色泽可,皮温略高。右膝关节活动受限,右踝和足趾活动、感觉正常,可扪及右足背动脉搏动。20 年前行胆囊切除术,既往有心脏病史,有输血史。无药物、消毒剂过敏史。

辅助检查 X 线检查：右胫骨平台骨折,错位明显。

入院诊断 右胫骨平台骨折。

目前治疗要点 入院后予制动、冷敷、镇痛,完善术前相关检查,择期行右胫骨平台骨折切开复位内固定术。

808 什么是胫骨平台骨折?

答 胫骨平台骨折是指胫骨上端与股骨下端的接触面发生骨折,是膝关节创伤中最常见的骨折之一,常伴有关节软骨、膝关节韧带或半月板的损伤,可由间接暴力或直接暴力引起。

809 胫骨平台骨折的临床表现有哪些?

答 膝关节肿胀、疼痛、活动障碍,关节内多有积血,局部多有大片的瘀斑。因为是关节内骨折,严重者还可合并半月板及关节韧带损伤,易造成膝关节功能障碍。

810 该患者除常规术前检查外,还需做哪些检查?

答 膝关节 CT 或 MRI 扫描:当无法确定关节面粉碎程度、塌陷范围或考虑手术治疗时,可行 CT 或 MRI 检查。CT 或 MRI 扫描能观察骨质和软组织的结构,能够准确地显示胫骨平台骨折的类型、骨折片的移位情况以及骨折损伤程度,对胫骨平台骨折的诊断和治疗方式的选择具有重要的指导意义。

811 该患者术前有哪些护理措施?

答 (1)体位:平卧抬高患肢,维持患肢功能位。局部可用冰袋冷敷,使血管收缩,达到止血和减少渗出、缓解疼痛的效果。冷敷时加强巡视,注意观察局部皮肤情况,防止冻伤。严禁肢体外旋,以免损伤腓总神经。

(2)病情观察:密切观察患肢末梢血液循环、感觉、运动、足背动脉搏动及胫后动脉搏动情况,观察患肢皮肤颜色、温度、肿胀情况。注意观察患者的神志和生命体征,评估有无威胁生命的并发症。

(3)心理护理:因意外致伤,顾虑手术效果,担忧骨折预后,易产生焦虑、恐惧心理。应耐心开导,介绍骨折的特殊性及治疗方法,以减轻或消除心理问题。

812 术后护理有哪些内容?

答 (1)一般护理:做好生命体征监测、引流管护理、疼痛护理、并发症护理等。

(2)体位与活动:抬高患肢,使之高于心脏平面 $10°～15°$,促进血液回流。早期开展康复锻炼,缩短康复时间。

(3)病情观察:密切观察患肢末梢血运、感觉、运动等情况,特别应注意小腿肿胀程度、踝关节屈伸、足背动脉搏动、足趾的感觉等,发现异常及时告知医生。

813 胫骨平台骨折术后如何进行功能锻炼?

答 原则是早锻炼、晚负重,以免因重力压迫使骨折再移位。

(1)术后 1～7 天:术后第 1 天即可行股四头肌功能锻炼及踝关节背伸跖屈

练习、足趾关节的活动以及被动直腿抬高锻炼。术后 3 天根据患者情况在医师的指导下扶双拐不负重行走。

（2）术后 2～3 周：在床上被动进行膝关节屈伸及直腿抬高锻炼。

（3）术后 4 周：主动练习膝关节伸屈活动,根据患者情况锻炼角度逐渐增加。

（4）术后 1～2 个月：视骨折愈合情况下地逐渐负重行走。

814 该患者如何进行出院指导?

答（1）加强营养,进食含钙丰富的饮食,如排骨、骨头汤、酸奶等,促进骨折愈合。

（2）患者术后 1 个月后根据骨折愈合情况扶双拐下床逐渐负重活动,3 个月以后弃拐行走,避免剧烈运动。扶拐行走时注意地面要平整,不能有水渍和油渍,避免摔倒。

（3）保持心情愉快,按时作息,劳逸适度。发现患肢血液循环、感觉、运动异常,及时就医。

（4）定期复查,如有不适,及时就诊。

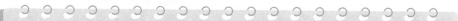

病例 13（815～824 问）：胫腓骨干骨折（胫腓骨干骨折切开复位内固定术）

　　简要病情　患者男,59 岁,2 小时前骑摩托车不慎摔倒,当即感右小腿疼痛难忍,出现右小腿畸形,急诊入院。受伤当时无昏迷,无恶心、呕吐,无腹痛腹胀,无大小便失禁。查体：T 36.9℃,P 92 次/分,R 21 次/分,BP 140/86 mmHg,神志清楚,痛苦面容。右小腿肿胀明显,中段前方有一 2 cm×4 cm 伤口,有少许鲜血外渗。局部皮温略高。右膝关节、右踝关节活动受限,右足趾活动、感觉正常,可扪及右足背动脉搏动。否认有心脏病、原发性高血压病等病史,无药物、消毒剂过敏史。

　　辅助检查　X 线：右胫腓骨中段粉碎性骨折。

　　入院诊断　右胫腓骨开放性粉碎性骨折。

　　目前治疗要点　入院后予制动、镇痛、冷敷,完善术前相关检查,择期行右胫腓骨干骨折切开复位内固定术。

815 什么是胫腓骨干骨折?

答 胫腓骨干骨折是指自胫骨平台以下至踝关节以上部位发生的骨折,是长骨骨折中最常见的一种。成人以胫骨、腓骨干双骨折多见,儿童以胫骨骨干骨折最多。胫腓骨骨折占全身各类骨折的 13%～17%,由直接暴力和间接暴力所致。

816 胫腓骨干骨折的临床表现有哪些?

答 表现为小腿疼痛、肿胀、活动受限,患者常因疼痛而处于被动体位,开放性伤口可见伤口出血及外露骨折端。如骨折有明显的移位,可表现为肢体成角、旋转畸形,反常活动,有骨擦音及骨擦感。

817 该患者术前应采取哪些护理措施?

答 (1) 体位:平卧抬高患肢,促进静脉回流,利于消肿。

(2) 病情观察:定时观察生命体征,观察患肢末梢足背动脉搏动、感觉、活动、颜色以及患肢肿胀情况。重视患者的主诉,观察疼痛性质,及早发现异常,及时处理。

(3) 心理护理:帮助患者适应陌生环境,向患者介绍疾病和手术的相关知识,消除患者紧张情绪。

(4) 疼痛护理:予以心理疏导,必要时遵医嘱应用镇痛药物。

818 该患者术后应采取什么护理措施?

答 (1) 一般护理措施参见胫骨平台骨折。

(2) 病情观察:密切观察患者生命体征,告知患者如有感觉麻木、患肢憋胀等应及时告知医生护士。

(3) 有效固定:随时调整外固定的松紧,避免因伤肢肿胀后外固定过紧,造成压迫。

819 胫腓骨骨折术后会出现哪些并发症?

答 (1) 感染:定期换药,观察伤口周围颜色、温度及异常分泌物。

(2) 切口皮肤、皮瓣坏死:观察伤口皮瓣颜色、温度及毛细血管反应。

(3) 骨筋膜室综合征:观察小腿肿胀、疼痛程度,趾端温度、颜色、感觉及毛细血管反应,发现异常及时报告医生。

820 什么是骨筋膜室合征?

答 骨筋膜室是由骨、骨间膜、肌间隔和深筋膜形成的密闭腔隙。四肢骨折时,骨折部位骨筋膜室内的压力增高,导致肌肉和神经因急性缺血而产生一系列早期综合征,即为骨筋膜室综合征。骨筋膜室综合征好发于前臂掌侧和小腿,注意评估"5P"征:疼痛(pain)、苍白(pallor)、感觉异常(paresthesia)、麻痹(paralyis)及脉搏消失(palseless)。常由创伤骨折的血肿和组织水肿,使其室内内容物体积增加或外包扎过紧造成局部压迫,使骨筋膜室容积减小而导致骨筋膜室内压力增高所致。

821 骨筋膜室合征有哪些护理措施?

答 (1)心理护理:骨筋膜室综合征发病较急,患者及家属对突如其来的打击会产生不知所措的感觉,应根据患者的不同情况,充分体谅他们的情绪并做好相应的措施。

(2)病情观察:评估患者受压部位疼痛、肿胀程度,患肢肢体运动障碍及关节活动受限的状况。观察伤处的皮肤色泽和感觉,监测血压和脉搏,了解肾功能情况。

(3)疼痛护理:适当抬高患肢,禁止热敷、红外线照射及按摩。观察疼痛的部位、性质、节律性、程度以及疼痛发作时的伴随症状。早期疼痛的性质呈进行性加剧,而且肢体不会因有效固定或处理而减轻。随着缺血时间的延长,表现为痛觉迟钝,甚至感觉消失为无痛。发现异常,及时告知医生并协助处理。

(4)一经确诊为骨筋膜室综合征,应及时做好切开减压的手术前准备。

(5)术后密切观察生命体征的变化和血氧饱和度情况,遵医嘱记 24 小时尿量,及时采集血标本监测肾功能。观察伤口敷料渗出情况。渗出多及时换药,并监测体温。密切观察患肢皮肤颜色、温度、动脉搏动、感觉、活动情况。

(6)用药护理:遵医嘱使用消肿、促进血液循环的药物,观察用药后的效果及反应。

822 胫腓骨骨折多会出现下肢肿胀,肿胀程度如何分级?

答 0 级:无肿胀。

Ⅰ级:较正常皮肤肿胀,但皮纹存在。

Ⅱ级:皮肤肿胀伴皮纹消失,但无水疱。

Ⅲ级：出现张力性水疱。

823 胫腓骨骨折术后应如何进行功能锻炼?

答 (1) 术后1～2天行股四头肌收缩、踝关节和足趾关节自主屈伸活动。

(2) 术后3～7天根据患者情况,主动或被动进行膝关节屈伸活动和直腿抬高锻炼。

(3) 术后2～3周进行伸膝抗阻训练。

(4) 术后4～8周在医师的指导下扶双拐不负重行走。

(5) 术后2～4个月扶双拐逐渐负重行走。

824 该患者如何进行出院指导?

答 (1) 加强营养,禁烟酒及其他刺激性食物,促进骨折愈合。

(2) 维持外固定支架固定的有效性,指导患者外固定支架的护理方法。

(3) 指导患者选择合适的裤子,穿裤子时,先穿患侧,再穿健侧;脱裤子时,先脱健侧,再脱患侧。

(4) 根据情况每天进行患肢的功能锻炼,随着骨折愈合的程度,肢体可逐步增加负重,活动量循序渐进,以不感到疲劳为宜。

(5) 通过微信、电话等多途径形式进行咨询,督促康复锻炼,促进康复。

(6) 定期复查,如有不适,及时就诊。

病例 14(825～832 问):踝部骨折(踝关节骨折切开复位内固定术)

简要病情 患者男,72 岁,于 1 天前不慎外伤,致右踝部肿胀、活动不便,否认恶心、呕吐,胸腹部无疼痛,无腰痛不适,无下肢麻木乏力,当时未予重视。后感右踝部肿胀较前加剧,遂由家人护送入院。查体:T 37℃,P 70 次/分,R 20 次/分,BP 140/90 mmHg。右踝部肿胀、瘀青,活动受限,皮肤完好。局部压痛,纵向叩击痛阳性。右足背动脉搏动好,末梢感觉、循环好。否认有高血压、糖尿病、心脏病病史。

辅助检查 X 线:右踝关节骨折。

入院诊断 右踝关节骨折。

目前治疗要点 入院后予患肢制动、抬高、冷敷,完善术前相关检查,择期行右踝关节骨折切开复位内固定术。

825 什么是踝部骨折?

答 踝部骨折是指构成踝关节的胫骨远端、腓骨远端和距骨所发生的骨折,包括内踝、外踝、后踝、前踝骨折,是最常见的关节内骨折,青壮年多见,多由间接暴力引起,大多数是踝跖屈扭伤、力传导引起骨折,常合并韧带损伤。

826 踝部骨折有哪些临床表现?

答 踝部剧烈疼痛,局部压痛,常规体检将加剧疼痛,出现皮肤肿胀和皮下淤血等。患者不能行走,严重时出现张力性水疱。关节畸形,即患肢出现足内翻或外翻。患肢不能活动,呈被动体位。

827 该患者除常规术前检查外还需做哪些检查?

答 CT三维重建。在不同的外力作用下,踝关节骨折块的数目、移位、关节面的受累情况,关节间隙内骨折碎片的位置情况十分复杂,仅凭X线片难以良好显示,CT三维重建能够真实地反映踝关节骨折的病变情况,对踝关节骨折的分型诊断及治疗具有重要的临床意义。

828 该患者术前应采取哪些护理措施?

答 (1)体位:抬高患肢,患侧小腿略高于心脏位置,促进静脉回流,以减轻肿胀。

(2)病情观察:严密观察肢端末梢感觉、运动、颜色、足背动脉搏动及皮肤温度情况,如有异常立即报告医生并处理。

(3)皮肤护理:足跟可预防性地使用黏性敷料或减压垫等,避免足跟出现压力性损伤。

(4)疼痛护理:局部冰敷,降低毛细血管通透性,减少渗出。正确进行疼痛评分,按需给予镇痛治疗。

829 患者术后应该采取什么护理措施?

答 (1)一般护理措施参见胫骨平台骨折。

(2)病情观察:观察患肢足背动脉搏动、感觉、运动、颜色以及肿胀情况,重视患者的主诉,有不适立即报告医师并处理。观察伤口渗血情况,因术中止血困难,故渗血较多,应及时更换敷料,保持伤口干燥,若有活动性出血及时通知医师处理。

830 踝关节骨折常见的并发症有哪些?

答 (1)假关节形成:较为多见,如已引起踝关节不稳,影响站立及步行时,应及早手术,一般采用张力带固定+植骨术。

(2)畸形愈合:主要由骨折对位不良或未行复位引起,应及早切开矫正对位。

(3)创伤性关节炎:常见于粉碎性骨折,轻者可行理疗、关节镜下冲洗减压及外用护踝,中度者宜切开或关节镜下行软骨面修整术,重者考虑行踝关节植骨术。

(4)Sudeck 骨萎缩:主要表现为局部持续性疼痛、肿胀压痛及皮肤发亮等症状,予以对症处理后多可自愈,症状持续较久者行局部钻孔减压。

(5)距骨不稳:主要由外踝副韧带松弛所致,轻者予踝部保护,重者行韧带重建术。

(6)骨软骨损伤:主要表现为关节活动及负重时疼痛,但 X 线片无阳性所见。一般行非手术治疗,有条件者行关节镜下软骨面修整术。

831 踝关节骨折手术后如何进行功能锻炼?

答 (1)术后 1～2 天:以股四头肌收缩、足趾关节活动为主,注意活动应适宜,禁止足背伸。

(2)术后 3～7 天:进行膝关节屈伸活动和趾间活动,禁止踝关节内翻和内外旋转活动。

(3)术后 1～5 周:进行踝关节跖屈、背伸运动。在床上主动或被动进行膝关节屈伸及直腿抬高锻炼。

(4)术后 6～8 周:6 周后根据骨折愈合情况,开始平缓进行踝关节内外翻和内外旋转活动,以不加重关节疼痛为度,在医师的指导下扶双拐不负重行走,7周后逐渐负重行走。

(5)3 个月后,逐渐弃拐行走。

832 该患者如何进行出院指导?

答 (1)加强营养,宜高热量、高钙、高维生素饮食,禁烟酒,促进骨折愈合。

(2)石膏固定期间注意石膏的松紧度,维持有效固定,遵医嘱服用促进骨折愈合的药物。

（3）指导患者有计划地进行功能锻炼，循序渐进，以不疲劳为度，避免再次受伤。

（4）定期复查，如有不适，及时就诊。

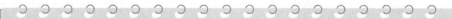

病例 15（833～840 问）：跟骨骨折（跟骨骨折切开复位内固定术）

简要病情 患者男，54 岁，因不慎致右足部外伤 2 天，当即右足肿痛，活动不便，在家休养。因局部肿胀、疼痛加重，今由家人送至我院就诊。查体：T 36.7℃，P 88 次/分，R 22 次/分，BP 120/80 mmHg，神志清楚，痛苦面容。右足跟部肿胀明显，局部皮肤张力增高，可见明显皮下瘀青，局部压痛明显，右足各趾活动正常，可扪及右足背动脉搏动，肢端血运、感觉正常。

辅助检查 X 线检查示：右跟骨粉碎性骨折。

入院诊断 右跟骨粉碎性骨折。

目前治疗要点 入院后予制动、冷敷、镇痛，完善术前相关检查，择期行右跟骨骨折切开复位内固定术。

833 什么是跟骨骨折？

答 跟骨骨折是跟骨的连续性或完整性中断，是临床上常见的骨折之一。骨折常因高处坠落、足跟着地，导致跟骨完整性受损。多为高能量损伤，如严重地破坏跟距关节，引起粘连和僵硬，可遗留疼痛和运动功能障碍。

834 跟骨骨折有哪些临床表现？

答 局部疼痛、淤血、肿胀，有压痛及叩击痛，足跟不能着地，踝关节及距下关节活动常受限，患肢多有足跟增宽、内外翻畸形、足弓塌陷。

835 该患者除常规术前检查外还需做哪些检查？

答 CT 检查。CT 可以清楚地判断跟骨骨折的部位及移位程度，有助于骨折分型和手术治疗。冠状位 CT 片可以清楚地看到后关节面、载距突、足跟外形。水平位 CT 片应注意观察跟骨关节、跟骨外侧壁、载距突及后关节面的前下部。

836　该患者术前应采取哪些护理措施?

答　(1) 体位:抬高患肢,促进血液回流,减轻肢体肿胀。

(2) 病情观察:观察患肢足背动脉搏动、感觉、活动、颜色以及患肢肿胀情况,重视患者的主诉,有异常立即报告医师并处理。

(3) 疼痛护理:抬高患肢促进下肢静脉血液回流,维持关节功能位及舒适体位。局部可用冰袋冷敷,使血管收缩,达到止血和减少渗出、缓解疼痛的效果。冷敷时加强巡视,注意观察局部皮肤情况,防止冻伤。遵医嘱应用镇痛药物。

837　跟骨骨折切开复位内固定术后应采取什么护理措施?

答　(1) 一般护理措施参见胫骨平台骨折。

(2) 病情观察:观察患肢末梢血运、感觉、活动、颜色、足背动脉搏动以及患肢肿胀情况;重视患者的主诉,如有异常报告医生并处理。

838　跟骨骨折术后有哪些常见的并发症?

答　(1) 感染:跟骨骨折术后感染比较常见,是早期并发症之一。感染一旦发生,切口则难以愈合,严重者会导致跟骨骨髓炎。因此,术中应严格无菌操作,术后充分引流,保持伤口敷料清洁干燥。一旦发生感染应加强局部换药,选择敏感抗菌药物。若深部感染久治不愈,可取出内固定的钢板和螺钉。

(2) 足部疼痛及距下关节功能障碍:手术时损伤腓肠神经,形成神经瘤;外伤或手术时广泛剥离致使足跟下脂肪垫坏死,或因跟骨结节骨突引起滑囊炎;粉碎性骨折累及距下关节面,未达到解剖复位或关节软骨的损伤引起创伤性关节炎,均会引起足部疼痛及距下关节功能障碍。

(3) 腓骨肌腱脱位:骨折后由于跟骨外侧壁突出,缩小了跟骨与腓骨间隙,挤压腓骨长短肌腱,引起肌腱脱位。故手术时要使跟骨外侧壁骨折解剖复位以保留跟骨、腓骨的肌间隙。另外,腓骨长短肌支持带切开后一定要修复,可有效防止肌腱脱位。

839 跟骨骨折术后如何进行功能锻炼?

答(1)术后 1 天:可行被动的直腿抬高、股四头肌功能锻炼,进行足趾关节的活动。

(2)术后 1 周后:继续上述练习外,行主动的直腿抬高锻炼,可扶双拐不负重行走。

(3)术后 4～6 周:可进行踝关节的跖屈、背伸运动,禁止内外翻运动。

(4)术后 8～12 周:可进行踝关节的主动运动锻炼,扶双拐负重行走。

(5)术后 12 周:视骨折愈合情况弃双拐行走,进行步态练习。

840 该患者如何进行出院指导?

答(1)加强营养,禁烟酒,促进骨折愈合。

(2)患肢持续抬高,促进血液回流、消肿。避免过早下床活动,避免患肢负重。

(3)定期复查,如有不适,及时就诊。

病例 16(841～851 问):膝关节半月板损伤(关节镜下膝关节半月板修补术)

简要病情 患者女,66 岁,左膝肿痛伴活动受限 6 周余。患者入院 6 周前不慎扭伤,即感左膝肿痛伴活动受限,否认受伤时昏迷史,否认肢体麻木,在当地医院拍片检查未见膝关节骨折,予保守治疗后略有好转,但仍有疼痛,今到我院就诊。查体:T 36.4℃,P 70 次/分,R 18 次/分,BP 138/76 mmHg。左膝略肿胀,股四头肌轻度萎缩,左膝内侧关节线压痛,外侧麦氏征阳性。左膝活动度 0°～10°～120°,前后抽屉试验阴性,轴移试验阴性。患者伤前睡眠、饮食好,两便无特殊,体重无明显下降。既往有高血压病史 3 年,平时口服降压药,血压控制平稳。

辅助检查 MRI:左膝关节半月板损伤,内侧半月板后角为甚,左膝关节腔及髌上囊少量积液。

入院诊断 左膝关节半月板损伤。

目前治疗要点 入院后予制动,完善术前相关检查,择期行关节镜下左膝关节半月板修补术。

841 什么是膝关节半月板损伤？

答 半月板损伤是膝部最常见的损伤之一,是指膝关节内的半月形纤维软骨的破裂,多见于青壮年。正常膝关节由股骨髁的球形关节面与胫骨平台连接,内外侧的楔形间隙由内外侧半月板充填,增加了胫骨承受载荷传导的面积,起稳定关节的作用。半屈膝位受到扭转载荷时或者反复下蹲起立时均可能引起半月板损伤。

842 膝关节半月板损伤的临床表现有哪些？

答 急性期膝关节明显疼痛、肿胀和积液,关节屈伸活动障碍。急性期过后,肿胀和积液可自行逐渐消退,但活动时仍有关节疼痛,尤其是上下楼梯时,感到下肢无力,常打软腿,影响工作和生活。部分患者可出现膝部打软腿及交锁现象,或者在膝关节屈伸时有弹响。

843 诊断膝关节半月板损伤的辅助检查有哪些？

答 (1) X 线摄片:拍片的目的不是为了诊断半月板撕裂,而是排除骨软骨游离体、剥脱性骨软骨炎和可能类似于半月板撕裂的其他膝关节紊乱。

(2) MRI 扫描:诊断半月板损伤、交叉韧带断裂等阳性敏感率和准确率较高的影像学检查手段,特别是急性期。

(3) 膝关节镜检查:对膝关节疾病,尤其是半月板损伤有较高的诊断准确率,已被公认为是最理想的半月板损伤的诊断和外科处理手段。

844 什么是关节镜？

答 关节镜由光学系统、光导纤维和金属鞘 3 部分组成,通过关节镜检查可以获得关节内各解剖结构的图像,用以完成伤病的检查与镜下手术操作。

845 关节镜治疗的优点有哪些？

答 (1) 切口小、美观,可避免术后晚期因关节表面和运动部位的瘢痕而引起的刺激症状。

(2) 属于微创手术,痛苦小,术后反应较小,患者易于接受。

(3) 术后早期即可活动和使用肢体,避免长期卧床导致的并发症,减少护理人力和费用。

（4）并发症相对较少。

（5）基本不影响关节周围肌肉结构，术后可早期进行功能锻炼，防止关节长期固定引起的废用和并发症。

（6）可以在近乎生理的环境下对关节内病变进行观察和检查，提高了诊断能力。

（7）关节镜可施行以往开放性手术难以完成的手术，如半月板部分切除等。

846 术前应采取哪些护理措施？

答 抬高患肢，保持功能体位。应注意休息，减少关节活动。指导患者练习床上卧位排便。

847 关节镜手术的手术室护理要点有哪些？

答 （1）术前一日访视患者，了解患者病情及基本身体状况，向患者介绍关节镜手术的优点减轻患者心理压力，取得患者的积极配合。

（2）体位摆放正确舒适，充分暴露手术野。

（3）手术切皮前，再次核对患者基本信息和手术部位标识。

（4）严格无菌操作，铺单方法顺序正确，并保持干燥，严格控制手术间进出人员，以免术中污染。确保镜下视野清晰，保持灌洗关节腔液体的压力、温度。手术过程中，巡回护士应密切观察患者。

（5）膝关节镜手术无菌要求严格，使用专用手术粘贴巾，能保持手术野的干燥，避免灌洗液渗湿敷料而导致术后感染，有效提高手术室的护理质量。

（6）气囊止血带应缠绕在患者大腿上 1/3 处，特别是较肥胖的患者止血效果好。

（7）灌洗液要保持适宜的压力（高度 1.5～2.0 m），压力过小，气泡进入关节腔，影响术者视野。

（8）术后患者自粘弹力绷带加压包扎后才能松止血带，否则容易引起关节腔积血积液。

848 术后应采取什么护理措施？

答 （1）体位：用软枕使患肢抬高约 20 cm，保持膝关节接近伸直位，以促进静脉回流，减轻肿胀。

（2）病情观察：严密观察患肢末梢血液循环，患肢感觉、活动和肢端皮肤颜色、温度情况;观察伤口有无渗血,膝关节有无肿痛。术后常规给予膝关节加压或间断冰敷患肢膝关节降温,以减少关节内出血及疼痛。

849 术后有哪些常见并发症?

答 (1)关节内出血:一般情况关节镜手术后关节内有少量积液,多为术中冲洗液,关节稍肿胀,可自行吸收,不会影响关节功能锻炼;如发现关节内积液增多、关节肿胀加重,引流管引流出大量血性液,应暂停功能锻炼,制动关节,立即报告医师并配合及时进行相应治疗。

(2)感染:是关节镜术后较为严重的并发症,所以预防感染尤为重要。

(3)血栓及废用性萎缩:关节镜术后早期功能训练可以促进静脉回流,防止血栓形成以及肢体的废用性萎缩,对尽早恢复关节功能具有积极意义。

850 该患者术后如何指导功能锻炼?

答 (1)主动运动:术后第 1 天开始,包括主动踝泵运动和股四头肌的收缩运动。

(2)被动运动:运用持续的被动运动[如连续被动运动(CPM)机锻炼]可使关节活动比较容易,有利于患肢静脉回流,防止静脉血栓形成。患者术后第 2 天即可行 CPM 机锻炼,每天被动活动 1 小时,上午、下午各活动半小时,平均每天增加 5°~10°,术后 9~14 天屈曲到 120°。应注意做 CPM 机被动运动时患者要保持放松,不要绷紧腿部肌肉以免损伤。

(3)术后 3~14 天:可增加屈膝训练。指导患者平卧屈髋、伸膝,靠肢体重量,辅以肌力收缩,带动膝关节屈曲,逐步加大关节屈曲角度。也可以坐在床边,小腿自然下垂,做主动的屈伸膝锻炼。

(4)行走步态的锻炼:行走步态是下肢关节手术后锻炼的主要方法,目的是改变患者不好的行走步态。术后 3 天遵医嘱鼓励患者下床活动,训练的强度应由小到大、循序渐进,以不明显引起患者不适为宜。

(5)术后 2 周,继续上述练习,增加锻炼次数,促进肌肉力量的恢复。根据医嘱患肢逐渐锻炼负重,恢复日常生活。一般情况下,术后半年可逐渐恢复体育运动。

851 该患者如何进行出院指导?

答 (1)注意劳逸结合,适当运动,可从事日常活动,2 个月内避免重体力劳动及剧烈的体育运动。

（2）按康复计划每天坚持功能锻炼，逐渐恢复膝关节功能，避免负重运动，防止外伤。

（3）注意保暖：寒冷的刺激会加重关节的疼痛，不利于损伤的恢复。因此，注意膝部保暖，温度低时可使用护膝保暖。

（4）定期复查：如有不适及时就诊。

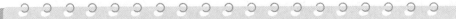

病例 17（852～866 问）：腰椎骨折（经皮椎体成形术）

　　简要病情　女性，88 岁，在家登高取物时不慎仰面倒地，当时即刻感觉腰背部疼痛不适、不能活动，休息后稍有缓解，居家休息 2 天后自觉疼痛加重，由家人平车护送入院。查体：T 36.6℃，P 88 次/分，R 22 次/分，BP 146/90 mmHg。精神可，脊柱无侧弯、后凸畸形，皮肤完好。L_1 水平棘突压痛及叩击痛，腰背部活动受限制，双下肢伸膝肌力 Ⅴ 级。双下肢感觉、运动功能好。既往有糖尿病、脑梗死病史 10 余年，平时药物控制好，病情平稳。无药物、消毒剂过敏史。

　　辅助检查　CT：L_1 椎体压缩性骨折。

　　入院诊断　L_1 椎体压缩性骨折。

　　目前治疗要点　入院后平卧硬板床，完善术前相关检查，择期行经皮椎体成形术。

852　什么是腰椎骨折？

答　腰椎骨折是指腰段脊椎骨的连续性中断，主要表现为腰椎局部肿胀、疼痛，骨折处两侧肌肉紧张，不能站立，翻身困难，运动障碍等。

853　腰椎的运动学有哪些特点？

答　腰椎与颈椎、胸椎不同，腰椎承受的载荷很大，腰椎和骨盆的运动构成了躯干的活动。由于小关节面的取向，腰椎的轴向旋转运动是很小的，但有较大的屈伸活动。腰椎的屈伸运动范围从上至下是逐渐增加的，其中 L_5/S_1 节段屈伸运动最大,L_4/L_5 和 L_5/S_1 节段承受的载荷最大,运动的幅度也最大,其独特的生物力学机制与临床上这两个节段疾患较多的现象有密切地联系。

854 哪些因素易引起腰椎骨折?

答 腰椎骨折绝大多数由间接暴力引起,少数因直接暴力所致。当从高处坠落时,头、肩、臀或足部着地,使身体猛烈屈曲,所产生的垂直分力可导致椎体压缩性骨折,水平分力较大时则可同时发生脊椎脱位。直接暴力所致的脊柱骨折,多见于战伤、爆炸伤及直接撞伤等。

855 腰椎骨折患者如何进行正确的搬运?

答 三人平托患者,同步行动,将患者放在脊柱板、木板或门板上;也可将患者保持平直体位,整体滚动到木板上。严禁弯腰、扭腰。如有颈椎骨折、脱位,需要另加一人牵引固定头部,并与身体保持一致,同步行动。

856 腰椎骨折有哪些典型临床表现?

答 腰椎骨折表现为局部疼痛,不能翻身起立。检查局部有压痛和肿胀,常有活动受限和后突畸形。

857 什么是经皮椎体成形术?

答 经皮椎体成形术是指经皮通过椎弓根或椎弓根外向椎体内注入骨水泥以增加椎体强度和稳定性,防止塌陷,缓解疼痛,甚至部分恢复椎体高度的一种微创脊柱外科技术。

858 该患者术前除常规检查外,还需做哪些检查?

答 (1) 神经系统检查:除脊柱本身损伤外,须全面检查脊髓神经功能,确定有无脊髓损伤或脊髓损伤平面,包括感觉与运动检查、反射检查、肛门检查等。

(2) 影像学检查:X 线检查可确定骨折的部位、类型和移位情况,CT 检查判定移位骨折侵犯椎管的程度和发现突入椎管的骨块或椎间盘,MRI 检查对判定脊髓损伤的程度和范围极有价值。

859 该患者术前应采取哪些护理措施?

答 (1) 体位:患者应平卧,以保持脊柱平直,防止发生畸形或进一步损伤。受伤部位垫一适当高度的软垫,以维持腰部正常生理曲度,最佳垫枕高度 10～15 cm。翻身时嘱患者挺胸、直腰、绷紧背部肌肉,形成自然内固定,轴线翻身。禁止下床活动,以免加重骨折损伤。

(2) 病情观察:定时观察生命体征,观察患者双下肢感觉、运动及末梢循环情况,重视患者的主诉,发现异常,及时处理。

(3) 心理护理:腰椎骨折的患者受伤突然,情绪波动大,应及时给予心理疏导,正确认识疾病的转归和预后,缓解压力,积极接受手术。

(4) 疼痛护理:尽量减少不必要的搬动,翻身时注意保持头、颈、腰在同一直线,必要时可遵医嘱给予镇痛药。

860 该患者术后应采取哪些护理措施?

答 (1) 体位:术后仰卧位 4～6 小时后,可遵医嘱侧卧或佩戴腰围下床。

(2) 病情观察:注意观察患者的生命体征和双下肢末梢循环、感觉、运动及伤口的渗血渗液情况。

861 经皮椎体成形术后有哪些常见并发症?

答 (1) 穿刺损伤:手术者的技术水平及技巧是避免穿刺并发症的主要因素,提高手术熟练程度,细致而耐心的操作是预防穿刺并发症的重要措施。

(2) 骨水泥渗漏:是最为常见的并发症,在短时期内,绝大部分的渗漏无明显症状。但漏出的骨水泥也可能由于机械压迫、发热等因素造成神经损害甚至截瘫。预防需严格把握手术指征,掌握好骨水泥注入的时机与注入量,必须待骨水泥凝固后拔针。

(3) 肺栓塞:是一种严重的致命性并发症。在向椎体内注入骨水泥过程中,骨水泥单体、骨髓或脂肪颗粒,有可能在压力作用下进入椎旁静脉后,随着血液循环,最终引起肺栓塞。预防:良好清晰的影像学监测系统,必要时透视下注射骨水泥,熟练掌握手术技巧。

(4) 其他:感染、再骨折、球囊破裂等,要警惕迟发型神经损伤,一旦术后发生进行性的腰背痛,及时告知医生。

862 经皮椎体成形术有哪些优点?

答 (1) 经皮穿刺无须开放手术,创伤小,将穿刺针插入椎体即可。

(2) 疗效肯定,患者术后即刻或几天内腰背痛症状明显减轻或消失,并且疗效可长期维持。

(3) 安全性高,微创操作降低了麻醉及手术暴露的风险。

863 腰椎骨折术后如何进行功能锻炼?

答 (1) 锻炼计划因人而异,根据不同的年龄、病情、手术方式及患者的身体状况,选择适当的锻炼方法,循序渐进。数量由少到多,时间由短到长,强度由弱到强,次数逐渐增加,以双下肢、腰部肌肉无明显酸痛为宜。

(2) 腰背部肌肉功能锻炼方法:常用方法包括小燕飞法、五点支撑法和三点支撑法。小燕飞法:锻炼时俯卧床上,去枕,双手背后,用力挺胸抬头,使头胸离开床面,同时膝关节伸直,两大腿用力向后离开床面,持续 3~5 秒,然后肌肉放松,休息 3~5 秒为一个周期。五点支撑法:对于腰肌力量较弱、肥胖和老年人来说,小燕飞法比较费力,可以采用五点支撑法。锻炼时仰卧在床上,去枕屈膝,双肘部及背部顶住床,腹部及臀部向上抬起,依靠肩背、双肘部和双脚这五点支撑起整个身体的重量,持续 3~5 秒,然后腰部肌肉放松,放下臀部休息 3~5 秒为一个周期。三点支撑法:指导患者取仰卧位,依靠头和双足三点为支点,腹部及臀部向上抬起,持续 3~5 秒,然后肌肉放松,休息 3~5 秒为一个周期。

864 如何指导患者正确佩戴腰围?

答 指导患者正确使用腰围,避免活动时造成脊柱扭曲。选择的腰围与患者的体形相适应,一般上至上肋弓,下至髂嵴下,不宜过紧。在佩戴腰围情况下练习下床活动。站立练习法:站立时双脚分开与肩同宽,双手叉于腰部,挺胸收腹,使腰背肌收缩。行走时姿势正确,抬头挺胸收腹,坐位时必须端正,不要弯腰。佩戴腰部支具不能超过 3 个月。

865 腰椎骨折术后如何指导患者活动?

答 第 1 次下床应在医生指导下,佩戴支具或腰围下床,下床时穿跟脚的平底鞋。

(1) 术后第 1 天主要在室内活动,以 5 分钟为宜,2~3 次/天。无不适第 2 天活动增加。经过 2 天的室内活动,没有任何不适,可以适量室外活动。

(2) 每日下地时应有陪护扶行,陪护站在患者的前面,患者将双手放于陪护双肩上,将身体放松,正常行走。

(3) 保持行走地面干燥,防止滑倒。

（4）下地后不能蹲下大小便，科室的厕所坐便处应设有拉手，患者可以半蹲姿势，腰不宜用力，腿用力。下地如有不适，应卧床休息，并告知医生，对症处理。

866 该患者如何进行出院指导？

答 （1）加强营养，进食高蛋白、富含维生素、粗纤维、易消化的食物，多饮水。

（2）指导患者保持良好的睡眠姿势，卧硬板床，枕头高度适宜，胸腰部保持自然曲度，双髋、双膝呈屈曲状，全身肌肉呈放松状态。

（3）指导患者有计划地进行功能锻炼，循序渐进，以不疲劳为度。术后 3～6 个月内禁止拾重物，早期不做腰部屈伸及旋转动作，尽量减少脊柱活动。

（4）忌坐矮凳、沙发，不提重物、不弯腰、不做剧烈活动，捡拾物品时屈髋屈膝，保持腰部直立。

（5）定期复查，如有不适，及时随诊。

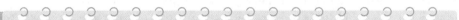

病例 18（867～879 问）：腰椎间盘突出症（经皮椎间孔镜下髓核摘除术）

简要病情 男性，65 岁，右侧腰腿痛 3 年，加重 2 周。否认发热，否认外伤史，当时未予特殊处理，经休息后缓解。曾到我院门诊就诊，予以对症治疗，效果不明显，以后上述症状反复发作。2 周前上述症状加重，伴右下肢疼痛、麻木，遂住院治疗。查体：T 36.8℃，P 72 次/分，R 18 次/分，BP 138/86 mmHg。腰椎生理曲度变直，腰部活动受限，腰背部压痛、深部叩击痛。右下肢肌力减弱，约 3～4 级，肌张力正常。右下肢皮肤针刺感觉轻度减退，以右大腿后侧、右小腿外侧、右足背为著，左下肢皮肤感觉正常，左下肢直腿抬高试验阴性，右下肢直腿抬高试验 45°阳性。上肢感觉肌力正常，肛周反射正常。患者病程中，无低热消瘦，胃纳可，无胸痛胸闷，无腹痛腹胀，无恶心呕吐，无尿频、尿急、尿痛，无血尿及无血便，大便次数无改变。否认有糖尿病、高血压病史，无药物、消毒剂过敏史。

辅助检查 MRI：L_4/L_5 腰椎间盘突出，相应椎管狭窄。

入院诊断 腰椎间盘突出症。

目前治疗要点 入院后平卧硬板床，完善术前相关检查，择期行经皮椎间孔镜下髓核摘除术。

867 什么是腰椎间盘突出症?

答 腰椎间盘突出症是由椎间盘变性、纤维环破裂、髓核组织突出刺激和压迫神经根或马尾神经所引起的一种综合征,是腰腿痛常见的原因之一。

868 腰椎间盘由哪几部分组成?

答 腰椎间盘主要由软骨板、髓核和纤维环 3 部分构成。两个椎体之间上下为软骨板,中心为髓核,髓核四周为纤维环。

869 腰椎间盘的功能是什么?

答 腰椎间盘连接相邻椎间盘的上、下椎体,使两个椎体间有一定的活动度,在脊柱受到剧烈冲击时能起到缓冲作用;椎体间留有一定的倾斜度,在外力作用下能使整个椎体承受相同的力量,同时维持脊柱的曲度,使脊柱呈现出正常的生理弯曲。

870 腰椎间盘突出症的病因有哪些?

答 导致腰椎间盘突出的原因有内因,也有外因。内因主要是腰椎退行性变,外因则有外伤、长期震动、过度负荷、妊娠等。

871 腰椎间盘突出症有哪些临床表现?

答 (1)腰背部疼痛:是腰椎间盘突出症最常见的症状,也是最早出现的症状之一。

(2)坐骨神经痛:又称下肢放射痛,典型症状表现为由臀部、大腿后侧、小腿外侧至足跟或足背部的放射痛。

(3)间歇性跛行:患者开始走路或走过数百米后,出现单侧或双侧腰腿疼痛伴下肢麻木,以致跛行,休息片刻或蹲下后症状可很快缓解或消失,可继续走路,但走一段时间后重复出现上述症状。

(4)马尾综合征:鞍区感觉迟钝,大小便功能障碍。

872 该患者术前应采取哪些护理措施?

答 (1)体位:患者平卧硬板床,卧位时椎间盘承受的压力较站立位时减少50%。因此,卧位可减轻对神经的压迫,缓解疼痛。卧床休息期间,逐步由平躺→半坐→坐起,以解除肌肉痉挛,减少椎间盘所承受的压力。

（2）病情观察：观察患者双下肢感觉、运动及末梢循环情况,重视患者的主诉,发现异常,及时处理。

873 经皮椎间孔镜手术的手术室护理要点有哪些？

答（1）术前一日访视患者,了解患者病情及基本身体状况。

（2）体位摆放正确舒适,充分暴露手术野。

（3）手术切皮前,再次核对患者基本信息和手术部位标识。

（4）术中严密观察患者的生命体征,注射局麻药时要与患者交流。

（5）巡回护士协助手术医生固定好脊椎穿刺套管,防止手术中移位,影响手术进展。

874 该患者术后应采取什么护理措施？

答（1）体位：患者术后回病房,采取 3 人平托搬运法,将患者移至病床上。术后仰卧 4～6 小时,起到压迫止血的作用。翻身过程及翻身后要保持脊柱在一水平线,避免扭转,侧卧位应稍前倾,用硬的枕头置于脊柱后。

（2）病情观察：监测并记录生命体征,观察双下肢感觉、活动情况,了解患者腰痛症状有无缓解,麻木是否减轻,有无大小便功能障碍等,并与术前比较。如患者下肢疼痛、麻木不消失或较术前加重等,应立即报告医生,及时处理。

875 经皮椎间孔镜髓核摘除术有哪些优点？

答（1）局部麻醉安全性高：术中能与患者互动,不伤及神经和血管。基本不出血,手术视野清晰,明显降低误操作的风险。

（2）恢复快：不对骨质造成损伤,使术后恢复时间缩短,更快地恢复到日常活动能力。

（3）患者满意度高：术后立即缓解不适症状,背部微小切口,6～8 mm,基本不留瘢痕,符合美学观点。

876 经皮椎间孔镜髓核摘除术后如何进行功能锻炼？

答（1）股四头肌等长收缩锻炼：术后即可在床上进行双下肢股四头肌等长收缩锻炼,防止下地后双腿无力,行走困难。

（2）直腿抬高练习：手术后第 1 天开始在医护人员的指导下练习抬腿,防止神经粘连。方法：身体平卧，两腿伸直，医护人员用手将患者的下肢抬起，不断提高抬腿高度，并教会患者自己掌握抬腿方法，进行主动练习，双腿交替进行。

（3）腰背肌锻炼：参考腰椎骨折术后功能锻炼。

877 经皮椎间孔镜髓核摘除术术后有哪些注意事项？

答 （1）第 1 次下床应在医生指导下，佩戴支具或腰围下床，下床时穿平底鞋。

（2）当日主要在室内活动，以 5 分钟为宜，每天 2～3 次。

（3）每日下地时应有陪护者扶行，陪护者站在患者的前面，患者将双手放于陪护者双肩上，将身体放松，正常行走。保持地面干燥，防止滑倒。

（4）下地后不能使用坐便器或蹲下大小便，患者如厕时可以采取半蹲姿势，腿用力，腰不宜用力。

878 腰椎间盘突出症患者为什么要戒烟？

答 吸烟对腰椎间盘有不良影响，因为吸烟时，大量有害物质会伤害骨髓及腰椎间盘。烟碱被吸入血液会引起椎间盘血管收缩，血供下降；吸烟者体内高水平的一氧化碳与红细胞中的血红蛋白结合，会使血红蛋白携氧能力降低，腰椎间盘本来不充足的氧和其他营养物质更加减少，从而导致其退变过程加快加重，使脊椎对机械压力更趋敏感，促使腰背痛的发生；另外，由于吸烟常引起慢性支气管炎，容易经常咳嗽。当咳嗽时，腰椎间盘受到的压力增加，是腰椎间盘退化的另一个诱因。因此，腰椎间盘突出症患者应该戒烟。

879 如何对腰椎间盘突出症术后患者进行出院指导？

答 （1）告知患者和家属 1 月内尽可能以卧床休息为主，睡硬板床，在腰背肌锻炼的基础上，术后 4 周可逐渐负重。避免久站或久坐，以防腰背部受累。

（2）术后 3～6 个月，避免剧烈活动和提重物，加强腰背部肌肉锻炼。6 个月内应避免长时间弯腰及重体力的劳动。

（3）体重超标的患者应注意减肥，从而减轻腰部负担。咳嗽和打喷嚏时，尽量采取直腰、挺胸、双手扶住腰部的姿势。

（4）继续加强腰背肌锻炼，运动量以腰腿部无不适为宜，循序渐进，持之以恒。运动和劳动前应先做热身运动，以增强脊柱的抗负荷能力，避免在腰部侧弯或扭转时突然用力。

（5）观察下肢活动情况，如有不适随时复诊，定期复查。

第九章

泌尿外科疾病问答

（880～974 问）

病例 1（880～890 问）：前列腺增生（经尿道前列腺电切术、前列腺气化电切术）

简要病情 患者男，76 岁，入院前 3 个多月无明显诱因下出现尿频、尿急、尿痛及血尿情况，血尿淡红，未见血块，患者小便次数多，每次量少，夜尿 3～4 次，有排尿不畅感，自觉小便射程变短，尿线变细，无排尿中断。查 B 超示前列腺增生伴钙化灶、膀胱结石，为求进一步诊治收入院。查体：T 37℃，P 80 次/分，R 20 次/分，BP 155/80 mmHg。既往有高血压病史，口服非洛地平片，每日 1 次，血压控制好。

辅助检查 B 超：前列腺增生伴钙化灶，膀胱结石 15 mm×15 mm。

入院诊断 前列腺增生，膀胱结石。

目前治疗要点 入院后完善相关术前检查，择期行前列腺气化电切术。

880 什么是良性前列腺增生症？

答 良性前列腺增生症简称前列腺增生，俗称前列腺肥大，是引起中老年男性排尿障碍最为常见的一种良性疾病。男性在 45 岁以后前列腺可有不同程度的增生，多在 50 岁以后出现临床症状。

881　前列腺增生患者有什么症状?

答 (1)尿频、尿急:尿频是最常见的早期症状,开始多为夜尿增多,随后白天也出现尿频。早期尿频是前列腺组织充血刺激所致;后期由于梗阻加重,残余尿日益增加,膀胱有效容量不断减少,尿频更加明显。

(2)排尿困难:进行性排尿困难是前列腺增生最主要的症状。典型表现是排尿迟缓、断续、射程短,尿线细而无力,排尿时间延长,终末滴沥状。

(3)尿潴留、尿失禁:当梗阻加重到一定程度时,膀胱逼尿肌受损,收缩力减弱,残余尿量逐渐增多,继而发生尿潴留。当膀胱过度充盈时,膀胱内压超过尿道阻力,少量尿液不自主从尿道口溢出,发生充盈性尿失禁。

(4)其他症状:前列腺体局部黏膜血管破裂可引起无痛性血尿;如合并感染或结石,可有膀胱刺激征;因长期排尿困难引起腹内压增加,可诱发疝、内痔、脱肛;长期梗阻可引起严重肾积水、肾功能损害等。

882　前列腺增生患者需做哪些检查?

答 需做血尿常规及肾功能、B 超、直肠指检、血清前列腺特异性抗原(PSA)测定、尿流动力学检查、膀胱镜检查。

883　尿流率测定有何意义?

答 尿流率测定是尿流动力学最基本的检查方法,主要用于诊断下尿路是否存在梗阻。此方法将整个排尿过程以每秒钟的流率记录下来,描绘成曲线,从尿流率曲线的分析可初步明确有无下尿路梗阻,但不能确切了解功能障碍的部位。在前列腺增生的早期即可有排尿功能的改变。检查时,尿量在 150～200 ml 测定的结果较为准确,正常最大尿流率>15 ml/s,在 10 ml/s 以下提示梗阻严重,<15 ml/s 表示排尿不畅。

884　前列腺增生引起的急性尿潴留的临床表现有哪些?

答 发病突然,膀胱胀满但排不出尿,患者痛苦面容,耻骨上可触及膨胀的膀胱,用手按压有尿意,常需到医院急诊导尿。

885　前列腺增生的并发症有哪些?

答 尿路感染、膀胱结石、膀胱憩室、尿失禁、肾积水、肾功能损害、疝气、脱肛及血尿。

886 什么是 IPSS(国际前列腺症状评分)?

答 IPSS 通过以下 7 个问题评价过去 1 个月内前列腺症状严重程度：

(1) 排尿不尽感的频率。

(2) 排尿 2 小时内又要排尿的次数。

(3) 排尿过程中断后又开始的次数。

(4) 排尿不能等待的频率。

(5) 有无尿线变细的现象。

(6) 感觉排尿费力的频率。

(7) 夜间入睡后排尿次数。

887 前列腺增生的治疗方法有哪些?

答 (1) 药物治疗。①α 受体阻滞剂：坦索罗辛、特拉唑嗪、阿夫唑嗪。②5α 还原酶抑制剂：非那雄胺、度他雄安。③植物类制剂：舍尼通。④中成药。

(2) 手术治疗：经尿道前列腺电切术(TURP)、经尿道前列腺气化切割术(TUVP)、经尿道前列腺等离子切割术、经尿道激光治疗(绿激光、钬激光、微米激光)。开放性手术(耻骨上经膀胱前列腺切除术、经耻骨后前列腺切除术、经会阴前列腺切除术)目前已基本不采用。

888 经尿道前列腺电切术的手术室护理要点有哪些?

答 (1) 术前一日访视患者，了解患者病情及基本身体状况。

(2) 体位摆放正确舒适，充分暴露手术野。

(3) 手术切皮前，再次核对患者基本信息和手术部位标识。

(4) 电切器械应与电切系统配套使用。

(5) 电切镜属于精密贵重仪器，要做到轻柔、稳准、正确地使用和妥善保管。

(6) 随时观察冲洗液的出入量，并保持出入量的基本平衡。若明显少于入量，应提醒医生观察有无前列腺包膜穿孔、膀胱穿孔等情况，并及时排空膀胱，防止膀胱充盈，加快冲洗液的吸收。

(7) 严密观察生命体征，因患者多为老年人，常伴有多种老年性疾病，如高血压、糖尿病及冠心病等，病情变化较快，术中应严密监测生命体征，以便及时发现病情变化。

889 前列腺增生术后护理应注意哪些问题?

答 (1)严密观察生命体征及血尿情况,关注膀胱痉挛的发生:一般早期出血发生在术后 24 小时内,多与术中止血不彻底、气囊导尿管压迫不够或创面渗血有关。特点是留置导尿管内尿色为深红色,伴有血块,发现此类现象要注意以下几点:①加快膀胱冲洗速度,防止膀胱内血块形成。②气囊导尿管加压牵引,压迫前列腺窝口,防止前列腺窝内血液反流到膀胱。③局部静脉应用止血药。④用 50 ml 针筒反复冲洗,直至血块被冲出。

(2)各种管道护理:妥善固定各引流管,保持导尿管通畅,翻身时注意引流管有无移位和脱落,确保引流管不扭曲、不折叠,并定时挤压引流管,防止血块堵塞。每天用安尔碘棉球消毒尿道口 2 次,防止逆行感染。

(3)舒适护理:保持床单位整洁、干燥,保持腹部、臀部、会阴部皮肤清洁干燥,预防湿疹及压疮的发生,协助患者更换体位,翻身时导尿管牵拉侧下肢避免弯曲,防止术后出血,尽量满足患者的需要,减轻患者对疼痛的敏感性,必要时给予止痛药,多活动下肢,防止静脉血栓形成。

(4)功能锻炼:肛门括约肌的收缩训练,其方法是,吸气时缩肛,呼气时放松肛门括约肌,早晚各做一回,每回 30～50 次。

890 前列腺增生手术后护理宣教有哪些?

答 (1)切勿用力活动,如提重物、用力解大便、做重体力活等,以免造成创面静脉压力高而发生再次出血。

(2)多饮水,减少尿液对创面的刺激。

(3)多食易消化的食物,防止大便干燥,引起便秘。

(4)尽量不要坐太久和骑车。

(5)不要饮酒、不吸烟。

病例 2(891～895 问):压力性尿失禁(经阴道尿道悬吊术)

　　简要病情　　患者女,68 岁,入院前 6 个月无明显诱因下出现行走、用力、咳嗽时尿液不自主流出。来我院门诊就诊,给予口服尼亭等药物对症治疗,效果欠佳。患者近来症状明显加重,来院就诊后收住入院。查体:

T 37℃,P 84 次/分,R 20 次/分,BP 138/80 mmHg。患者有高血压病史,多次脑梗死病史,一直口服血塞通。

辅助检查 B 超:残余尿 10 ml。膀胱造影示:尿道上移。

入院诊断 压力性尿失禁。

目前治疗要点 入院后完善术前相关检查,择期行经闭孔阴道无张力尿道中段悬吊术(TVT-O)。

891 什么是压力性尿失禁?

答 当腹压突然增高(如咳嗽、喷嚏、大笑、提重物、体位改变等)时出现尿液不自主地从尿道外口流出。它是成年妇女常见疾病,以中年经产妇多见,主要因为女性骨盆出口前部宽大,盆底肌肉较平坦,不像男性那样倾斜,同时女性尿道括约肌亦不如男性有力。因此,压力性尿失禁多见于女性患者。

892 压力性尿失禁的临床表现是什么?

答 表现为咳嗽、喷嚏、大笑、提重物、体位改变等使腹压增加时尿液不自主溢出。体征是腹压增加时,能观测到尿液不自主地从尿道口流出。

893 压力性尿失禁的治疗有哪些方法?

答 (1)非手术治疗:会阴部肌肉训练,收缩肛门及尿道括约肌,每日三回,每回做 15～30 次,至少半年。老年患者可给予雌激素制剂。

(2)手术治疗:尿道中段无张力性悬吊术、经阴道无张力尿道中段悬吊术(TVT)、TVT-O。目前以 TVT-O 的效果最好。

894 压力性尿失禁的术后护理有哪些?

答 (1)一般护理:按泌尿外科常规护理与硬膜外麻醉术后护理。取仰卧位,稍外展,下垫软垫,减少肌肉疲劳,并能充分放松下腹部肌肉,减少会阴部不适。对不同患者采取针对性护理。

(2)心理支持与辅导:给予全程心理辅导。态度和蔼,用正面积极的语言引导患者,避免刺激患者的语言及行为,排除外界不良因素和刺激,排除患者自身情感障碍因素,保持心理稳定。根据医嘱使用适量镇静药,创造安静舒适的环境。

(3)导尿管的护理:留置导尿按常规护理。每天消毒尿道口2次,保持局部清洁干净,鼓励饮水每日2 000 ml以上,增加患者的尿量。术后第2天,每2小时开放导尿管1次。导尿时提醒患者参与排尿,促进膀胱功能恢复,提高膀胱顺应性。拔除导尿管后,观察排尿过程是否通畅,有否漏尿情况。指导患者定时排尿,注意观察是否有排尿异常。

(4)阴道护理:术后碘仿纱条填塞阴道24小时,注意观察局部是否有出血、渗液,并早晚各1次会阴消毒。术后24小时拔除碘仿纱条后,注意观察创面是否有渗血、渗液,分泌物的量、气味。并加强外阴清洁护理,根据分泌物情况增加擦洗次数,严禁阴道冲洗。

(5)下腹部护理:注意保持耻骨上切口敷料干燥清洁,保持大便通畅,冬天注意保暖,严防感冒咳嗽;避免增加腹压的动作,如提水、持重物、抱小孩等。

(6)饮食指导:术后6小时可以饮水,并可以逐步恢复正常饮食,适量增加纤维素的均衡饮食,保持大便通畅,预防便秘,避免因用力排便导致尿液溢出,影响观察效果。

(7)预防感染:是手术成功的关键部分,必须严格无菌操作,并使用相关抗感染药物。长期伴随有慢性咳嗽患者,注意保暖,防感冒引起咳嗽,避免一切增加腹压的因素而影响手术效果。

895 压力性尿失禁的健康指导有哪些?

答 (1)指导患者术后1个月内避免性生活,以防感染,术后3月内不做重体力活动。

(2)加强身体肌肉各部分运动,指导对盆壁肌肉的收缩训练,以改善膀胱颈后尿道的支撑,改善其下移状态。提肛肌的训练指导:深呼吸时,慢慢收缩尿道口、阴道口和提肛肌,接着屏气5秒,并保持收缩状态5秒,然后呼气时慢慢放松,可训练尿道括约肌收缩。护士应耐心多次讲解,让患者充分理会,进而加强自我管理,提高锻炼效果。

(3)多饮水,多吃蔬菜、水果,保持大便通畅。

(4)定期复查,评价手术后的恢复状况。

病例 3(896～905 问)：前列腺癌(前列腺癌根治术)

简要病情 患者男,56 岁,入院前 1 个月在单位体检时发现 PSA 升高,当时 PSA 约 13 ng/ml,1 年前体检查 PSA 约 6.7 ng/ml,来我院进一步检查。B超检查示前列腺左侧周缘区小片状低回声,进一步超声造影检查示前列腺左侧周缘区略高增强表现。行前列腺穿刺活检病理示前列腺第 3、5、6 针为前列腺癌(Gleason, 3+4),其余提示为前列腺增生症。前列腺 MRI 检查提示前列腺异常信号,前列腺不均匀强化,骨扫描示全身骨显像未见明显异常。患者为求进一步诊治入院治疗。查体：T 36.8℃,P 68 次/分,R 20 次/分,BP 120/80 mmHg。患者无药物过敏史,无既往疾病史。

辅助检查 B超：前列腺左侧周缘区小片状低回声。前列腺穿刺：第 3、5、6 针为前列腺癌。血 PSA 12.1 ng/ml,游离 PSA/PSA(F/P) 0.18。

入院诊断 前列腺癌。

目前治疗要点 入院后完善相关术前检查,择期行前列腺癌根治术。

896 前列腺肿瘤如何分类?

答 根据前列腺癌细胞类型和起源可分为上皮来源、间质来源、生殖细胞来源及继发肿瘤四大类。

897 前列腺癌的临床表现有哪些?

答 由于癌变时前列腺组织将发生肿大并压迫相邻的尿道,所以前列腺肿瘤的许多症状与良性前列腺增生和前列腺炎非常相似,如尿流量减少、排尿困难、膀胱失去控制(尿失禁)以及射精疼痛等,随着癌变程度的不断加重,患者的尿液和精液可能呈血性,晚期可出现腰痛、腿痛、贫血、下肢水肿、少尿、无尿、尿毒症等表现。

898 前列腺癌的诊断包括哪些?

答 (1) 直肠指检。

（2）经直肠超声检查。

（3）血清 PSA 测定。

（4）经直肠超声引导下活组织检查。

（5）影像学检查：①CT；②MRI；③放射性核素全身骨扫描。

899 前列腺穿刺的适应证有哪些？

答 （1）直肠指检发现前列腺质地硬、有结节,经直肠 B 超检查发现有低回声光团,前列腺 MRI 扫描发现异常低信号区。

（2）年龄＞50 岁而且预计寿命＞10 年的无症状前列腺肿瘤筛查的患者。

（3）不论年龄,PSA＞4.0 ng/ml。

（4）年龄 60～65 岁,PSA＞2.5 ng/ml,则考虑活检。

（5）年龄 40 岁,PSA＞0.6 ng/ml。

（6）PSA 每年递增 0.75～1.0 ng/ml。

（7）有症状良性前列腺增生干预治疗前。

（8）膀胱前列腺切除术或常规尿道改流之前。

（9）在二线治疗前判断放射疗法失败。

（10）在诊断高级别前列腺上皮内瘤样增生或前列腺小腺增生后随访活检。

900 早期前列腺癌有何治疗方法？

答 （1）密切观察等待。

（2）前列腺癌根治术。

（3）根治性放射治疗。

901 进展期和晚期前列腺癌患者有何治疗方法？

答 （1）内分泌治疗：①外科去势(切除睾丸)；②药物去势(黄体生成素释放激素类似物)；③抗雄激素药物(氟他胺)。

（2）放射治疗。

（3）化疗。

902 腹腔镜下前列腺癌根治术的手术室护理要点有哪些？

答 （1）术前一日访视患者,了解患者病情及基本身体状况。

（2）注意掌握三方核查的时机。

（3）输液部位选择上肢充盈静脉,保证穿刺顺利。

（4）摆放体位时,注意床单平整无皱褶,防止局部组织的压伤。

（5）术中手术人员应避免压迫患者肢体,以免造成局部组织损伤。

（6）术中注意无瘤技术操作,接触过肿瘤的器械应更换。

（7）密切观察患者生命体征,术中如遇大出血时,应反应迅速,及时备好血管缝合器械和针线,巡回护士应及时取血配合抢救工作。

（8）关注气腹对患者呼吸的影响。

（9）关注引流液量与颜色变化。

903 前列腺癌根治术后护理需注意些什么?

答（1）严密观察生命体征、意识及尿量的变化。

（2）观察伤口有无渗血、渗液,如渗出较多及时通知医生。

（3）观察有无腹部疼痛、腹胀等症状。

（4）鼓励患者早期活动,促进肠蠕动的恢复,尽早进食。防止出现压疮及深静脉血栓形成,促进机体早日康复。

（5）引流管护理:保持引流管通畅,妥善固定,详细记录引流液的色、质、量。引流管一般7天左右可以拔除,拔管后注意观察患者自行排尿情况。

904 前列腺癌根治术后有哪些并发症?

答（1）尿失禁:由于尿道括约肌的损伤或牵拉,可出现暂时性的尿失禁,可指导患者进行提肛运动,加强盆底肌肉锻炼。

（2）尿外渗:术后导尿管的堵塞、扭曲、受压都可能导致尿液外渗。

（3）吻合口狭窄:手术损伤尿道、术后尿路感染、术后导尿管拔除时间过早均可引起尿道膀胱吻合口狭窄。

（4）性功能障碍:前列腺癌根治术后性功能障碍是常见的并发症。

905 如何预防前列腺癌根治术后尿失禁?

答指导患者有意识地经常进行肛门括约肌的收缩训练,配合电刺激和生物反馈治疗等措施进行改善。肛门括约肌的收缩训练方法同前列腺增生。

病例4(906～916问)：膀胱肿瘤(膀胱肿瘤电灼术)

　　简要病情　患者男,62岁,于入院前半个月在无明显诱因下出现血尿,血尿全程性,淡红色,未见血块,无尿频、尿急,无排尿中断,无腰部酸痛,未做诊治,自行缓解。患者10年前有膀胱癌病史,当时行膀胱部分切除术,术后未规律复查膀胱镜。本次血尿间歇性出现,目前再次血尿后来我院。B超检查示膀胱实质占位,考虑恶性肿瘤可能性大,前列腺回声欠均匀伴钙化。为求进一步诊治入院。查体：T 37.3℃,P 80 次/分,R 20次/分,BP 140/90 mmHg。患者有手术史,10年前行膀胱部分切除术。无药物过敏史。

　　辅助检查　B超：膀胱实质占位。CT尿路造影(CTU)：膀胱右后壁占位。

　　入院诊断　膀胱肿瘤。

　　目前治疗要点　入院后完善相关术前检查,择期行膀胱镜检查、膀胱肿瘤电灼术。

906　什么是膀胱肿瘤?

答　膀胱肿瘤是泌尿系统最常见的肿瘤,多数为尿路上皮移行细胞乳头状瘤。在膀胱侧壁及后壁最多,其次为三角区和顶部。膀胱肿瘤可先后或同时伴有肾盂、输尿管及尿道肿瘤。

907　膀胱肿瘤按分化程度可分哪几种?

答　乳头状瘤、乳头状低度恶性倾向的尿路上皮肿瘤、低级别乳头状尿路上皮癌和高级别乳头状尿路上皮癌。

908　膀胱癌的临床表现有哪些?

答　(1)血尿：无痛性和间歇性血尿是最早、最常见的症状。

　　(2)膀胱刺激征：即尿频、尿急和尿痛。

　　(3)尿路梗阻症状：肿瘤较大、膀胱颈部的肿瘤及血块堵塞均可引起排尿不畅甚至尿潴留;肿瘤侵犯输尿管口可引起上尿路梗阻,出现腰痛、肾积水和肾功能损害。

（4）晚期肿瘤表现：晚期肿瘤侵犯膀胱周围组织、器官或有淋巴结转移时出现膀胱区疼痛、尿道阴道瘘、下肢水肿等相应症状，远处转移时可出现转移器官功能受损、骨痛及恶病质等表现。

909 膀胱癌有哪些转移途径？

答 膀胱癌主要通过淋巴道转移到淋巴结，并常侵犯子宫旁、髂动脉和主动脉旁淋巴结。晚期可发生血行转移，多发生于高度未分化癌，有些可发生广泛转移，常见于肝、肺、骨髓、肾及肾上腺等。

910 膀胱癌的诊断标准包括哪些？

答（1）症状：中老年出现无痛性肉眼血尿，应首先考虑泌尿系统肿瘤的可能，尤以膀胱肿瘤多见。

（2）尿液检查：尿脱落细胞学检查。

（3）影像学检查：B超、静脉尿路造影（IVU）、CT、MRI、膀胱造影。

（4）膀胱镜检查：可直观看到肿瘤部位、大小、数量、形态，并可进行组织病理学活检。

（5）膀胱双合诊：可了解肿瘤大小，浸润的范围、深度以及与盆腔的关系。

911 膀胱镜检查的适应证、禁忌证有哪些？

答 适应证：

（1）通过膀胱镜可以观察到膀胱内部情况，了解膀胱内病变位置、性质、范围及程度。

（2）膀胱内结石可用碎石器钳碎后冲洗出来。

（3）膀胱内有小异物和病变组织可用异物钳或组织钳取出。

（4）膀胱内有出血点或乳头状瘤，可通过膀胱镜用电灼器治疗。

（5）经导管向肾盂或输尿管注入造影剂，施行逆行肾盂造影术，可以了解肾、肾盂和输尿管的情况。

（6）通过输尿管插入细长的输尿管导管至肾盂，分别收集尿液，进行常规检查和培养。

禁忌证：

（1）包茎、尿道狭窄而不能置入膀胱镜者。

（2）膀胱容量<60 ml。

（3）下尿路感染急性炎症期。

（4）全身出血性疾病患者。

（5）有严重的全身性疾患、年老体衰者。

（6）髋关节疾病而不能置膀胱截石位者。

（7）1 周内不做重复检查。

（8）女性患者月经期或妊娠 3 个月以上。

912 膀胱镜检查的并发症有哪些?

答 （1）发热。

（2）血尿。

（3）腰痛。

（4）尿道损伤。

（5）膀胱损伤。

913 膀胱癌的治疗方式有哪些?

答 （1）手术治疗。①肿瘤局部切除术及电灼术：适用于肿瘤只浸润到黏膜或黏膜下层、恶性程度较低、基蒂较细的膀胱乳头状瘤。②膀胱部分切除术：适用于范围较为局限的浸润性乳头状瘤，位于远离膀胱三角区及颈部区域的肿瘤。③全膀胱切除术：适用于膀胱三角区附近或位于膀胱颈部的浸润性肿瘤；肿瘤范围较大、分散的多发性肿瘤，不宜做局部切除者。

（2）介入治疗：已广泛用于治疗肿瘤，其治疗方法主要是腹壁下动脉插管化疗。

（3）放射治疗：膀胱癌的放射治疗效果不理想，目前用于晚期肿瘤患者的姑息治疗或手术、化疗患者的辅助治疗。

914 膀胱肿瘤患者的饮食有哪些是适宜和禁忌的?

答 膀胱肿瘤患者宜吃具有抗膀胱和尿道肿瘤作用的食物，如田螺、海带、紫菜、甲鱼、乌龟、海蜇、薏米、核桃、羊肾、猪腰、刀豆及鲈鱼等。

禁忌：忌烟、酒、咖啡、可可及辛辣、霉变、油腻的食物。

915 吸烟与膀胱癌有什么关系?

答 男性的年平均发病率大约是女性的 3 倍，吸烟者膀胱癌的死亡率大约是不吸烟者的 2 倍。

916 膀胱肿瘤术后健康教育有哪些?

答 (1) 术后适当锻炼,加强营养,增强体质。

(2) 禁止吸烟,对密切接触致癌物质者加强保护。

(3) 向患者说明膀胱癌有复发的倾向,应做到:①定期复查,可以早期发现复发,及时治疗;手术后应每 3 个月复查膀胱镜一次,不得间断,2 年无复发者改为半年一次;根治性膀胱手术后终身随访。②平时注意排尿情况,有无排尿困难、无痛性血尿的发生,如有应及时就诊。

(4) 用药指导:①手术后应每周进行膀胱灌注,连续做 8 次,以后每月一次膀胱灌注,连续做 2 年。灌注时插导尿管,排空膀胱中的尿液,以蒸馏水稀释的药液灌入膀胱后取平卧位、俯卧位、左侧卧位、右侧卧位,每 15 分钟更换体位一次,共 2 小时。②尿道改道者,护理应注意保护造口周围皮肤,每天清洗,外涂氧化锌软膏;养成多饮水的习惯,防止泌尿系感染;定时排放尿液,防止储尿囊内压力过高反流;定期冲洗尿囊,防止尿石形成。

(5) 定期随访,掌握康复情况。

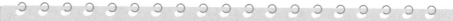

病例 5(917～924 问):肾囊肿(肾囊肿去顶减压术)

　　简要病情　患者男,74 岁,入院前半月于当地体检发现左肾巨大囊肿,来我院 CT 检查示两肾囊性灶、前列腺稍大,部分腰椎及骨盆诸骨密度欠均匀伴斑片状致密影。患者为求手术入院治疗。查体:T 37.1℃,P 78 次/分,R 18 次/分,BP 130/90 mmHg。患者无药物过敏史,无疾病史。

　　辅助检查　CTU:左肾多发囊肿,部分复杂囊肿;右肾小片略低密度灶。

　　入院诊断　左肾巨大囊肿。

　　目前治疗要点　入院后完善相关术前检查,择期行左肾囊肿去顶减压术。

917 什么是肾囊肿?

答 肾囊肿是肾脏内出现大小不等的、与外界不相通的囊性肿块的总称,常见的肾囊肿可分为成人型肾囊肿、单纯性肾囊肿和获得性肾囊肿。

918 肾囊肿的症状和体征是什么?

答 (1) 肾囊肿症状:疼痛常位于肋腹及背部,通常呈间歇性钝痛,当出血使囊壁扩张时,可出现突发性剧痛。胃肠道症状偶尔出现,而疑为消化性溃疡或胆囊疾病。

(2) 体征:体格检查多为正常,偶于肾区可触及或叩及一包块,当囊肿发生感染时,患者常诉肋腹疼痛,全身不适并有发热。

919 肾囊肿的并发症有哪些?

答 (1) 肾脏癌肿:呈占位性病变,但易发于深部。

(2) 肾痛:本病罕见。

(3) 肾积水:囊肿位于肾下极并紧贴输尿管时,可加重肾盂积水,而尿液对肾盂的压迫可引起背痛。

920 肾囊肿可选择哪两种手术方式?

答 肾囊肿的手术方式有开放手术和腹腔镜手术。

(1) 肾囊肿去顶减压术:适用于绝大多数肾囊肿患者。

(2) 肾切除术:适用于囊肿恶变或囊性肾癌。

921 肾囊肿手术的适应证有哪些?

答 (1) 囊肿合并感染,穿刺放液加抗生素治疗失败者。

(2) 囊性恶变者。

(3) 穿刺加硬化剂治疗失败。

(4) 巨大肾囊肿。

922 肾囊肿手术的禁忌证有哪些?

答 (1) 严重心、肺、肝、肾功能障碍不能耐受手术。

(2) 囊肿恶变,并有远处转移者。

923 肾囊肿手术的并发症有哪些?

答 感染、出血、尿瘘。腹腔镜术后并发症有腹膜损伤、皮下及纵隔气肿、高碳酸血症、肾周血肿、感染及肠管损伤出血等。

924 肾囊肿的健康教育有哪些?

答 (1) 定期复查:术后每 3 个月复查 B 超一次,半年后每半年复查一次 B 超,至少复查 5 年。

(2) 指导患者预防外伤:患者在日常生活中多加预防外伤,多囊肾囊肿的不断肿大,使囊内压力不断增高。此时,一点外力就能使囊肿破裂、出血,易诱发感染。

(3) 饮食指导:宜进高热量、低蛋白、低钠、营养丰富、容易消化的食物。

病例 6(925~931 问):膀胱结石(膀胱切开取石术)

简要病情 患者男,61 岁,入院前 27 年因外伤致截瘫,3 年来患者无明显诱因下出现尿频、尿急、排尿困难,小便次数多,每次量少,夜尿 3~4 次,小便射程短,排尿有淋沥不尽感,可有肉眼血尿,排尿中断,无腰酸痛,无腹痛、腹胀、发热,到当地医院就诊,对症治疗症状未好转,外院 CT 示"膀胱结石、前列腺增生",患者近来症状明显加重,来院就诊,拟"前列腺增生、膀胱结石"收住入院。查体:T 36.4℃,P 88 次/分,R 20 次/分,BP 140/86 mmHg。患者无药物过敏史。

辅助检查 B 超:膀胱结石 37 mm×26 mm,前列腺增生。CT:膀胱结石,前列腺增生。

入院诊断 膀胱结石、截瘫及神经源性膀胱炎。

目前治疗要点 入院后完善相关术前检查,择期行膀胱切开取石术。

---

925 什么是膀胱结石?

答 膀胱部位发生的结石称为膀胱结石,膀胱结石大多数在膀胱内形成,少数由上尿路结石移行而来。膀胱结石主要发生于男性,女性仅占 2% 左右。

926 膀胱结石的临床表现有哪些?

答 膀胱结石的临床表现是膀胱刺激征和排尿困难;典型表现是排尿突然中断、蹦跳或改变体位后又能继续排尿,表面粗糙的结石,可引起血尿;合并感染时,膀胱刺激征加重并可有脓尿;排尿时疼痛明显,并向会阴部和阴茎头部放射;结石嵌顿于膀胱颈部时可发生急性尿潴留。

927 膀胱结石的诊断方法有哪些?

答 (1) B 超检查:能发现强光团及声影,还可以发现膀胱憩室和良性前列腺增生等。

(2) X 线检查:膀胱区平片能显示绝大多数结石。

(3) 膀胱镜检查:可以确定有无结石,结石的大小、形状及数量,并能发现良性前列腺增生及膀胱病变。

(4) 直肠指检:较大的结石常可经直肠腹壁双合诊被叩及。

928 膀胱切开取石术有哪些适应证?

答 (1) 较复杂的儿童结石。
(2) 巨大的膀胱结石。
(3) 有严重的前列腺增生或尿道狭窄者。
(4) 膀胱憩室内的结石。
(5) 膀胱异物形成的结石。
(6) 合并有严重的膀胱炎或肿瘤。
(7) 有严重的肾脏并发症患者。

929 膀胱手术的手术室护理要点有哪些?

答 (1) 术前一日访视患者,了解患者病情及基本身体状况。
(2) 体位摆放正确舒适,充分暴露手术野。
(3) 手术切皮前,再次核对患者基本信息和手术部位标识。
(4) 手术前协助导尿、膀胱冲洗,注入生理盐水 300~400 ml,使膀胱充盈,便于术中寻找膀胱。

930　膀胱切开取石术后的护理观察要点是什么？

答 (1) 疼痛的观察：密切观察患者疼痛的部位、性质、程度、伴随症状。

(2) 观察患者的排尿形态和功能是否正常，遵医嘱应用止血药物。

(3) 导尿管的护理：保持导尿管通畅，固定要牢固，避免牵拉和扭曲，观察尿液的色、质、量。遵医嘱应用抗菌药物控制感染。

931　膀胱结石患者的饮食指导有哪些？

答 (1) 多饮水，一般每天 $1\,500\sim2\,000$ ml。

(2) 宜清淡、低蛋白及低脂肪为主。

(3) 禁食含胆固醇高的动物肝脏、脑及海虾等。

(4) 少食含草酸、钙高的食物，如菠菜、油菜、海带及巧克力等。

(5) 不宜喝酒、饮浓茶及浓咖啡等。

病例 7(932～944 问)：输尿管结石(输尿管钬激光碎石术)

　　简要病情　患者男，61 岁，入院前 3 天无明显诱因下出现右侧腰腹部酸胀、疼痛，持续性绞痛发作，阵发性加重，CT 扫描示"右侧肾盂输尿管连接部结石"，收入院。查体：T 36.3℃，P 94 次/分，R 20 次/分，BP 120/70 mmHg。患者无药物过敏史，无既往疾病史。

　　辅助检查　CT：右侧肾盂输尿管交界处结石伴右肾积水。

　　入院诊断　右肾盂输尿管结石。

　　目前治疗要点　入院后予补液镇痛、解痉对症治疗。择期行输尿管结石钬激光碎石术。

932　输尿管有哪 3 个生理性狭窄？

答 (1) 第 1 个狭窄位于肾盂、输尿管交界处(输尿管起始部)。

(2) 第 2 个狭窄在输尿管越过髂血管处(小骨盆入口处)。

(3) 第 3 个狭窄在输尿管、膀胱交界处(膀胱入口处)。

933 输尿管结石按生理解剖分为哪几类?

答 输尿管结石绝大多数来源于肾脏,多为单侧,根据解剖或影像学可分为上、中、下 3 段。

934 常见的尿路结石的成分有哪几种?

答 常见的尿路结石成分有含钙结石、感染结石、尿酸结石及胱氨酸结石等。

935 输尿管结石的临床表现有哪些?

答 (1)肾绞痛:肾绞痛是输尿管结石典型的症状,通常在运动后或夜间突然发生一侧腰背部剧烈疼痛,呈刀割样,同时还可以出现下腹部及大腿内侧疼痛、恶心、呕吐及面色苍白等,患者坐立不安,非常痛苦。有些患者表现为腰部隐痛、胀痛。

(2)血尿:约 80% 的患者可出现血尿,其中只有一部分人有肉眼血尿,绝大多数人为镜下血尿。

(3)输尿管膀胱壁段结石或结石伴感染时,可出现尿频、尿急及尿痛等膀胱刺激征。

(4)肾积水:结石堵塞输尿管,尿液排出不畅,造成肾积水,有的肾积水可以无症状。长期肾积水,会造成患侧肾功能受损。双侧肾积水严重者可能导致尿毒症。

(5)无症状:不少患者在体检时发现输尿管结石,没有任何症状。

(6)发热:输尿管结石也可以诱发细菌感染,导致肾积脓、高热。因为结石阻碍了尿液的排出,细菌不能及时排出,严重者可导致败血症,危及生命。

(7)恶心、呕吐:输尿管结石引起尿路完全性梗阻时,使输尿管管腔内压力增高,管壁局部扩张、痉挛和缺血。由于输尿管与肠道有共同的神经支配而导致恶心、呕吐。

936 输尿管结石的治疗方法有哪些?

答 输尿管结石的治疗方法有对症治疗、中药治疗、体外震波碎石及经内镜碎石取石等。

937　输尿管镜下碎石取石术的适应证有哪些?

答 (1) 半硬性输尿管镜的适应证:输尿管中、下段结石,ESWL(体外震波碎石)失败的上段输尿管结石,ESWL 后的"石街",结石并发可疑的尿路上皮肿瘤,X 线阴性的输尿管结石。

(2) 软性输尿管镜的适应证:输尿管结石,特别是上段结石,伴有输尿管扭曲、硬镜不能到达结石部位的患者;肥胖的患者;有出血倾向或不能停用抗凝药的患者。

938　输尿管镜下碎石取石术的禁忌证有哪些?

答 (1) 全身出血性疾病,不能有效控制症状者。

(2) 严重的心肺功能不全。

(3) 无法耐受手术者。

(4) 未控制的泌尿系感染。

(5) 严重的尿道狭窄。

(6) 腔内手术无法解决。

(7) 严重髋关节畸形截石位困难者。

939　输尿管结石切开取石术的适应证有哪些?

答 (1) 输尿管有狭窄者。

(2) 双侧或单侧输尿管结石嵌顿伴感染引起闭尿者。

(3) 结石大、肾积水严重、肾功能很差者。

(4) 体外震波碎石不能定位或震波失败者。

(5) 经济因素。

940　输尿管镜下碎石取石术的手术室护理要点有哪些?

答 (1) 术前一日访视患者,了解患者病情及基本身体状况。

(2) 体位摆放正确舒适,充分暴露手术野。

(3) 手术开始前,再次核对患者基本信息和手术部位标识。

(4) 输液部位选择上肢充盈静脉,保证穿刺顺利。

(5) 术前体位摆放时尽量使肢体处于功能位,避免过度牵拉。

(6) 手术开始前安抚患者,避免患者过度紧张。

(7) 注意患者隐私保护：手术开始前、患者离开手术室前要尽可能遮盖患者隐私部位。

(8) 手术中用的冲洗生理盐水温度为 $36\sim37℃$。液体温度太低,患者会发生低体温;液体温度过高,会发生膀胱内烫伤或肾烫伤。

(9) 肾结石患者大多数都是年长者,手术完毕要及时观察患者骨隆突处皮肤状况,以免发生压疮、破溃现象。

(10) 在手术完毕移动患者,注意管道的通畅,以防管道的脱落。

(11) 输尿管软硬镜注意保护,防止损坏。

941 输尿管镜下碎石取石术的并发症有哪些?

答 (1) 出血、黏膜撕裂、套叠、断裂及黏膜下假道形成。

(2) 穿孔。

(3) 感染性休克、尿源性败血症。

(4) 术后肾绞痛。

(5) 输尿管坏死。

(6) 输尿管狭窄或闭锁。

(7) 膀胱输尿管反流。

942 体外冲击波碎石的适应证有哪些?

答 (1) 下尿路无梗阻者。

(2) 肾功能正常者。

(3) 无急性尿路感染者。

(4) 手术残留或术后复发性肾结石。

(5) 结石直径$<2\,cm$者。

943 输尿管结石术后为什么要放置输尿管支架(双J管)?

答 (1) 双J管可起到支架作用,防止术后输尿管狭窄粘连,有助于输尿管的修复。

(2) 可防止输尿管痉挛、血块、结石引起的输尿管梗阻,从而避免感染及急性肾功能不全。

944 留置双 J 管后的注意事项有哪些?

答 (1) 多饮水,每天 2 000～2 500 ml,以尿液冲刷双 J 管防止异物沉积。

(2) 避免剧烈运动,避免上举、下蹲的动作,不可提重物,避免双 J 管移位。

(3) 多吃粗纤维食物,保持大便通畅,避免用力解大便及咳嗽等引起腹压增加。

(4) 勿憋尿,如有血尿,轻者可多饮水,如血尿加重,有腹部疼痛者及时就医。

(5) 按时拔管(一般双 J 管术后 3～4 周拔出,最长不超过 3 个月)。

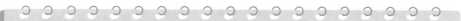

病例 8(945～954 问):肾结石(经皮肾镜取石术)

    简要病情　患者男,46 岁,于入院前半年余无明显原因及诱因下出现左侧腰部酸痛,一直未治疗,近来感左侧腰部酸痛较前加重,来院查 CT 示"左肾及左输尿管上段结石伴左肾积水",收住入院。查体:T 36.5℃,P 70 次/分,R 20 次/分,BP 120/80 mmHg。既往有手术史,10 年前急性阑尾炎行手术治疗。

    辅助检查　CTU:左侧输尿管上段结石伴左肾积水。

    入院诊断　左肾结石,左侧输尿管结石伴左肾积水。

    目前治疗要点　入院后完善相关术前检查,择期行经皮肾镜碎石术。

945 什么是肾结石?

答 肾结石多数位于肾盂、肾盏内,肾实质结石少见。平片显示肾区有单个或多个圆形、卵圆形或钝三角的致密影,小的结石会随体位而移动。

946 肾结石的分类有哪些?

答 (1) 草酸钙结石:最为常见,占肾结石的 80％以上,在酸性或中性尿液中形成。

(2) 磷酸钙结石:占肾结石的 6％～9％,在碱性尿液中形成。

（3）尿酸结石：占肾结石的 6%，在酸性尿液中形成，当尿液 pH 值＞7.2 时结石会溶解。

（4）磷酸镁铵结石：占肾结石的 10%，在碱性尿液中形成，当尿液 pH 值＜7.2 时结石会溶解。

947 肾结石的临床表现有哪些?

答 （1）临床表现个体差异性很大，取决于结石的大小、成分、数目、位置、活动度、病因，有无梗阻感染及肾实质的损害程度。轻者无症状。

（2）结石嵌顿在肾盂输尿管交界处或在输尿管内下降时可出现肾绞痛。

（3）结石对黏膜损伤较重，常伴有血尿，双侧上尿路结石或肾结石完全梗阻时，可出现无尿。

（4）结石并发急性肾盂肾炎、肾积脓感染时，有发热、畏寒、寒战等全身症状及尿频、尿痛，尿液中可出现脓细胞。

948 肾结石的治疗方法有哪些?

答 （1）对症治疗：解痉、止痛、补液、抗炎及中药治疗。

（2）排石治疗：结石直径＜1 cm、肾功能好、无合并感染、病程短、能活动的患者选用。

（3）溶石治疗：方法包括服用药物，大量饮水，调节尿液 pH 值，控制饮食种类等方法。

（4）经皮肾镜取石术（PCNL）。

（5）开放性手术（肾切开取石术、肾实质切开取石术、肾部分切除术、肾切除术及肾造瘘术等）。

（6）体外冲击波碎石。

949 经皮肾镜取石术的适应证、禁忌证有哪些?

答 适应证：

（1）所有需开放式手术干预的结石，包括单发和多发性结石、鹿角状肾结石等。

（2）开放式手术后残留和复发性结石。

（3）有症状的孤立盏结石或憩室内结石。

（4）体外冲击波无法粉碎及治疗失败的结石。

(5) 体积较大的结石,直径>2.0 cm。

(6) 同时有结石远端尿路梗阻。

(7) 特殊患者的肾结石:包括小儿及肥胖患者的肾结石。

禁忌证:

(1) 未纠正的全身出血性疾病。

(2) 未纠正的急性尿路感染。

(3) 结石合并同侧肾肿瘤。

(4) 脊柱严重畸形,不能俯卧位。

(5) 严重心脏疾病和肺功能不全,无法耐受手术者。

(6) 未纠正的重度糖尿病和高血压者。

(7) 相对禁忌证为服用阿司匹林、华法林等药物者,需停药 2～4 周,复查凝血功能正常才能进行手术。

950 经皮肾镜取石术的优点有哪些?

答 (1) 无须开刀,通过背部 0.5 cm 的切口即可取石。

(2) 手术适应证广,能够治疗多种肾、输尿管上段结石。

(3) 创伤小,减轻了患者的治疗痛苦。

(4) 结石清除率高达 99%,不复发。

(5) 手术时间短,术后恢复快,住院时间短,省钱又省心。

(6) 术后第 3～5 天即可下床活动,微创、安全及有效。

951 经皮肾镜取石术的手术室护理要点有哪些?

答 (1) 术前一日访视患者,了解患者病情及基本身体状况。

(2) 体位摆放正确舒适,充分暴露手术野。

(3) 手术切皮前,再次核对患者基本信息和手术部位标识。

(4) 输液部位选择上肢充盈静脉,保证穿刺顺利。

(5) 手术中用的冲洗生理盐水温度为 36～37℃。液体温度太低,患者会发生低体温;液体温度过高,会发生膀胱内烫伤或是肾烫伤。

(6) 患者在术中采取俯卧位时,密切注意观察患者呼吸情况。

(7) 肾结石患者大多数都是年长者,手术完毕要及时观察患者骨隆突处皮肤状况,以免发生压疮、破溃现象。

(8) 腔镜仪器设备轻拿轻放,避免碰撞,保持器械转动灵活,钳端合拢良好。

952 留置肾造瘘管的目的是什么?

答 (1)使肾尿流临时改道,解除肾梗阻,缓解肾脏内的压力,有利于最大限度地恢复肾功能,减轻肾盂和肾实质感染。

(2)引流期间可通过了解梗阻肾的尿量、尿 pH 值、尿比重、尿生化,动态监测其功能变化,及时调整治疗方案。

(3)可起到压迫止血的目的。

953 留置肾造瘘管的护理要点有哪些?

答 (1)保持引流管的固定,翻身及活动时避免管道脱出,如脱出应及时报告医护人员。

(2)保持引流管通畅,防止引流管扭曲、受压、折叠,如发现引流不通畅,可轻轻挤压造瘘管几次,必要时在医生的指导下用少量生理盐水低压冲洗造瘘管。引流袋位置不可高于造瘘管高度。

(3)观察引流液的色、质、量,若颜色鲜红应及时报告医生,嘱患者尽量卧床休息,多饮水,减少血尿。

(4)严格无菌操作:做各项操作时应严格遵循无菌操作原则,正确倾倒引流液,定期更换引流袋和伤口敷料等。

954 如何对带有肾造瘘管的患者进行健康教育?

答 长期带管者,应指导其养成良好的卫生习惯,保持身体皮肤的清洁,防止造口周围感染。嘱患者多饮水,以达到内冲洗作用。保持引流管固定良好,防止脱落。保持引流通畅,引流管避免折叠、扭曲、牵拉。定期随访或更换引流管。

病例 9(955～969 问):肾上腺肿瘤(肾上腺肿瘤切除术)

简要病情 患者女,68 岁,入院前 2 年无明显诱因下开始有左侧腰腹部不适感,一直未在意,近来患者感左侧腰腹部不适感较前加重,肾上腺 CT、MRI 示"左侧肾上腺占位,考虑髓质瘤可能",收入院。查体:T 36.8℃,P 80 次/分,R 20 次/分,BP 140/80 mmHg。患者有高血压、糖尿病及手术史。高血压病史 10 年,口服氯沙坦钾,1 天 1 粒,血压控制良好。血糖偏高未服药。30 年前行子宫肌瘤手术,50 年前行女性绝育术。

辅助检查 肾上腺 CT、MRI:左侧肾上腺占位,考虑髓质瘤可能。

入院诊断 左侧肾上腺肿瘤。

目前治疗要点 入院后完善相关术前检查,择期行左肾上腺肿瘤切除术。

955 什么是肾上腺?

答 肾上腺位于两侧肾脏上端,外形呈三角形。肾上腺是人体产生相互作用激素的复杂系统的一部分。下丘脑产生促肾上腺皮质激素释放激素,刺激垂体分泌促肾上腺皮质激素,以调节肾上腺分泌皮质类固醇。当垂体或下丘脑发生病变时,肾上腺也会出现功能障碍,导致疾病。

956 肾上腺肿瘤的病理分类有哪些?

答 肾上腺肿瘤主要分为功能性和非功能性两大类。

(1) 皮质醇增多症。

(2) 原发性醛固酮增多症。

(3) 肾上腺嗜铬细胞瘤。

(4) 肾上腺非功能性肿瘤包括转移瘤、囊肿、血肿等。

957 肾上腺肿瘤有哪些症状?

答 (1) 皮质醇增多症多由肾上腺皮质增生或肿瘤引起,主要症状为向心性肥胖,满月脸,痤疮,多毛,颈短而粗,肩背丰满,呈水牛背;多血质及紫纹;疲倦,衰弱,腰背痛;高血压,低血钾,水肿;生长发育缓慢,性功能障碍,月经减少或闭经;骨质疏松,易发生骨折;葡萄糖耐量降低或出现糖尿病;免疫力低下容易发生感染。

(2) 醛固酮增多症主要由皮质腺瘤引起,主要症状为高血压、肌无力、周期性瘫痪、多尿、烦渴、夜尿,好发尿路感染。

(3) 嗜铬细胞瘤的主要症状为恶性高血压和代谢异常,主要症状为发作性高血压、头痛、心悸、高代谢状态、高血糖及多汗。

958 肾上腺术前检查包括哪些?

答 (1) 肾上腺功能检查:血浆肾上腺素和去甲肾上腺素、尿儿茶酚胺、血浆醛固酮、血浆皮质醇、尿游离皮质醇、血浆促肾上腺皮质激素、皮质醇总量、多巴胺。

(2) CT 检查:进一步诊断肾上腺疾病。

(3) MRI 检查:对肾上腺嗜铬细胞瘤的检查尤为有意义。

(4) B 超检查:筛选肾上腺疾病的首选检查。

959 什么是肾上腺危象?

答 各种应激状态均可使肾上腺分泌的皮质醇增多。当机体有原发或继发的、急性或慢性肾上腺皮质功能减退时就不能产生正常的皮质醇,应激时更不能相应增加皮质醇的分泌,因此产生一系列肾上腺皮质激素缺乏的急性临床表现:高热、胃肠紊乱、循环虚脱、神志淡漠、萎靡或烦躁不安、谵妄甚至昏迷。

960 肾上腺危象有哪些临床表现?

答 (1) 发热:多见,可高达 40℃以上。有时体温低于正常。

(2) 消化系统症状:厌食、恶心及呕吐等常为早期症状。

(3) 神经系统症状:软弱、萎靡、无欲、淡漠、嗜睡及极度衰弱,也可表现为烦躁不安、谵妄、神志模糊,甚至昏迷。

(4) 循环系统症状:心率快,可达 160 次/分,四肢厥冷,循环虚脱,血压下降,甚至休克。多数患者神志改变与血压下降同时出现,少数患者神志改变在前,随之血压下降。

(5) 脱水征象:常不同程度存在。

961 如何纠正肾上腺危象?

答 (1) 补充糖皮质激素:如有意识障碍和休克,应立即将氢化可的松 100 mg 溶于少量液体中由静脉注入。激素剂量视病情轻重和治疗反应而定。病情好转后,可予每次 50 mg,每 6 小时一次,不应迅速减量,每日或隔日减量 50%,当能进食后,即改口服。

(2) 补充盐皮质激素:严重慢性肾上腺皮质功能减退或双肾上腺全切后的

患者需长期服用维持量。应用盐皮质激素期间应注意有无水肿、高血压和高血钠等不良反应。

（3）纠正脱水和电解质紊乱：当脱水和休克已纠正，尿量增多，补充糖皮质激素和葡萄糖后，可酌情补钾 20～40 mmol/L，如发生酸中毒，可适当补充碳酸氢钠。

（4）预防和治疗低血糖：立即静脉注入 50％葡萄糖溶液 60～100 ml。

（5）处理诱因：合并感染时应选用有效、适量的抗生素，切口感染需扩创引流，在抢救期间应同时积极处理其他诱发因素。

（6）病情危险期加强监护：肾上腺皮质功能减退者对吗啡、巴比妥类药物特别敏感，在危象治疗开始前，应禁用这类药物。

962 如何预防肾上腺危象？

答 指导慢性肾上腺皮质功能减退者，坚持服用激素，不得随意间断。当遇应激情况时，必须在医生指导下增加剂量。当患者外出旅行时必须携带足量激素，以便应急之用。

963 嗜铬细胞瘤的高血压特点有哪些？

答 高血压为本病的主要临床表现，可呈现间歇性或持续性发作。典型的阵发性发作常表现为血压突然升高，收缩压可达 200～300 mmHg，舒张压可达 130～180 mmHg，伴有剧烈头痛，全身大汗淋漓、心悸、心动过速、心律失常，心前区和上腹部紧迫感，焦虑、恐惧或有濒死感，皮肤苍白、恶心、呕吐、腹痛或胸痛，视力模糊、复视，严重者可致急性左心衰竭或心脑血管意外。发作终止后，可出现面部及全身皮肤潮红、发热、流涎、瞳孔缩小等迷走神经兴奋症状和尿量增多。阵发性发作可由体位改变、情绪激动、创伤、灌肠、大小便及腹部触诊引起。发作持续时间不一，短至数秒，长至数小时以上。发作频率不一，多者一天数次，少者数月一次。随着病程进展，发作渐频渐长，一般常用降压药效果不佳，但α肾上腺受体拮抗剂、钙通道阻滞剂有效。

964 嗜铬细胞瘤的术前护理要注意哪些问题？

答 （1）本病的特点是血压波动比较大。术前因醛固酮及儿茶酚胺的代谢紊乱，需严密观察患者的血压变化，测量时应注意定血压计、定体位、定部位及定时间。注意监测疾病发作时血压的变化，及时报告医生，积极处理。

（2）降压扩容：为了预防术中、术后有效循环血量不足引起的低血容量性休克，术前可遵医嘱给予低分子右旋糖酐、林格液来扩充血容量。

（3）防止直立性低血压：嘱患者尽量卧床休息，避免突然改变体位。起床时动作要缓慢，在床沿休息片刻后再下床。

（4）心理护理：护士应向患者及家属交代清楚手术的必要性、效果及风险性，特别是可能出现的并发症及术后恢复过程的注意事项，消除患者的顾虑，使其配合治疗。

（5）营养支持：此类疾病患者耗氧量增加，基础代谢率升高，糖代谢紊乱及脂肪分解加速，引起消瘦。应嘱其在血压控制良好的情况下，增加营养摄入，增强体力，逐步提高活动量，改善活动无耐力情况。

965 嗜铬细胞瘤术后常见危险状态有哪些？

答 肾上腺危象、低血容量性休克、严重的低血压、急性肺水肿及肿瘤摘除后低血糖。

966 嗜铬细胞瘤术后为什么会出现高血压危象？

答 收缩压高于 250 mmHg，持续 1 分钟以上即称为高血压危象。肾上腺嗜铬细胞瘤患者由于手术时紧张、恐惧，麻醉诱导及气管内插管刺激，翻身摆体位时肿瘤挤压，手术探查的刺激等因素，均可发生高血压危象。

967 嗜铬细胞瘤术后为什么会出现低血压？

答 嗜铬细胞瘤切除后，因儿茶酚胺急速降低引起外周血管扩张，加之麻醉作用及液体量不足等诱因，极易发生低血压或休克，这是肿瘤摘除术后最危险的并发症。

968 嗜铬细胞瘤术后为什么会出现急性肺水肿？

答 嗜铬细胞瘤患者在高血压时体内释放大量的去甲肾上腺素，使血管收缩，增加血管的阻力，加重左心衰竭，容易诱发肺水肿。

969 嗜铬细胞瘤的术后护理要点有哪些？

答 （1）严密观察患者的神志、呼吸的变化，常规使用心电监护仪监护生命体征变化，关注生化指标的变化，预防心律失常。

（2）准备升压药和降压药，根据患者的血压变化选择相应的药物，用微量泵严格控制药物的滴速，还应严格监测中心静脉压，观察有无血容量不足的表现，注意低血容量性休克的发生，并根据中心静脉压来调节补液的速度和量。

（3）适当给予止痛药及其他辅助治疗，帮助患者减轻疼痛，保持血压稳定。防止手术刺激引起精神紧张、血容量不足而出现反射性低血压。防止血压出现大幅度变化。

（4）注意观察伤口渗出情况，患者如出现烦躁、口渴、脉快、低血压及失血性休克时，首先应考虑腹腔出血的可能。诊断明确应予以止血药物，并予补充血容量、输血等抗休克治疗。

（5）定时更换体位，保护伤口，严格无菌操作，注意体温变化，鼓励并协助患者翻身、拍背、有效咳嗽，静脉予抗生素滴注，预防感染。

（6）保持引流管通畅，避免扭曲、受压、牵拉，观察引流液的色、质、量。注意无菌操作。

（7）做好基础护理，包括口腔护理、会阴护理、床上洗头、擦身、防压疮、防静脉栓塞等。

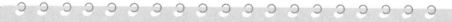

病例 10（970～974 问）：肾损伤

　　简要病情　患者男，31 岁，入院前 8 小时骑电瓶车不慎跌倒致左侧腰、腹部持续疼痛，伴全程肉眼血尿，左前臂疼痛，无胸痛，无恶心、呕吐，无头昏及头痛，无发热，来院就诊。急诊查腹部及胸部 CT 示"左肾挫裂伤伴肾包膜下血肿"，拟"左肾挫伤，软组织损伤"收住入院。查体 T 36.8℃，P 80 次/分，R 20 次/分，BP 120/80 mmHg。

　　辅助检查　CT：左肾挫裂伤伴肾包膜下血肿。

　　入院诊断　左肾挫伤。

　　目前治疗要点　入院后予保守治疗，绝对卧床休息，补液及对症等处理。

970　什么是肾损伤？

答　肾脏深藏于肾窝，受到肋骨、腰肌、脊椎和前面的腹壁、腹腔内脏器，上面的膈肌的保护,在正常情况下,肾脏有一定的活动度,故不易受损。但肾脏质地脆,包膜薄,周围有骨质结构,一旦受到暴力打击也可引起肾损伤。

971 肾损伤根据病因可分为哪几类?

答 (1)闭合性损伤:为直接暴力(撞击、挤压等)或间接暴力(对冲伤、突然暴力扭转)所致。

(2)开放性损伤:多为弹片、枪弹、刀刃等锐器所致,常伴有胸、腹部其他脏器的损伤,损伤复杂而严重。

(3)医源性损伤:多为手术误伤引起。

972 肾损伤根据损伤程度可分为哪几种类型?

答 肾瘀斑及包膜下血肿,表浅肾皮质裂伤及肾周围血肿,肾实质全层裂伤、血肿及尿外渗,肾横断、肾蒂血管断裂、肾动脉内膜断裂及血栓形成。

973 肾损伤的临床表现有哪些?

答 肾损伤的临床表现与损伤程度有关。

(1)血尿:轻者表现为镜下血尿,重度损伤可出现肉眼血尿,若输尿管、肾盂断裂或肾蒂血管断裂可无血尿。

(2)休克:严重肾损伤尤其合并其他脏器损伤时,表现为创伤性休克或失血性休克,甚至危及生命。

(3)疼痛与腹部包块:疼痛由局部软组织引起,也可由肾包膜张力增加引起,有时可因输尿管血块堵塞引起肾绞痛。当肾周围血肿和尿外渗形成时,局部发生肿胀而形成肿块。

(4)高热:由血、尿外渗后引起肾周围感染所致。

(5)伤口流血:刀伤或穿透伤累及肾脏时,可出现伤口流血。

974 肾损伤保守治疗时需做好哪些护理?

答 (1)肾脏裂伤应卧床4～6周,血尿消失后才可以允许患者离床活动。2～3个月不宜参加体力活动和竞技运动。

(2)严密观察生命体征,定时测量血压、脉搏、呼吸、体温,注意腰、腹部肿块范围有无增大。观察每次排出尿液颜色的深浅变化。定期测定血红蛋白和血细胞比容。

（3）止血、镇静：应立即给予有效的止血药物，以减少继续出血的可能。由于肾损伤出血可引起肾周血肿、肾纤维膜及肾周筋膜受牵拉而出现腰部胀痛；或使血进入集合系统，血凝块堵塞输尿管，可出现肾绞痛。疼痛可引起患者烦躁、不安，进一步加重肾脏出血。因此，应给予必要的止血药、镇静剂治疗，防止出血加重。

（4）预防感染：应给予广谱抗生素，预防感染，防止血肿感染形成脓肿，如有体温升高、伤口疼痛、尿常规示白细胞计数增多时，提示有感染，应积极处理。

（5）保持二便通畅：严重肾损伤患者应立即给予留置导尿，一方面有利于观察尿液的颜色变化，另一方面能防止患者在排尿时加重肾脏损伤。嘱患者避免用力排便，增加腹压，引起继发性出血，必要时给予缓泻剂帮助患者通便。

第十章

耳鼻咽喉外科疾病问答

（975～1000 问）

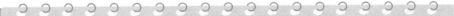

病例 1（975～984 问）：慢性鼻窦炎（鼻内镜手术）

　　简要病情　患者女，62 岁，2 月前无明显诱因下出现右侧鼻塞、脓涕，一开始症状轻，药物治疗有效，但出现症状反复。近日来，患者自觉症状呈进行性加重，遂来本科就诊。鼻内镜及鼻窦 CT 检查示右侧鼻窦炎，建议住院手术治疗。查体：T 36.5℃，P 84 次/分，R 20 次/分，BP 136/84 mmHg。患者发病过程中无头痛、头晕，无恶心、呕吐，无涕中带血，无耳闷及听力减退。

　　专科检查　鼻内镜检查示右侧鼻腔大量脓性分泌物，未见明显新生物或异物。

　　入院诊断　右侧慢性鼻窦炎。

　　治疗要点　抗炎、激素治疗，完善术前相关检查，拟全麻下行鼻内镜手术。

975　什么是慢性鼻窦炎？

答　慢性鼻窦炎多因急性鼻窦炎反复发作未彻底治愈而迁延所致，可单侧或单窦发病，双侧或多窦发病极常见，亦可慢性起病（如牙源性上颌窦炎）。

976　慢性鼻窦炎的常见症状有哪些？

答　（1）全身症状：较常见的有精神不振、易倦、头痛、头昏、记忆力减退及注意力不集中。

（2）局部症状：流脓涕、鼻塞、头痛、嗅觉减退或消失等。

977 鼻内镜手术有哪些优点？

答（1）鼻内镜使用冷光源并具有各种视角，提高了鼻内各处的照明度和可见度，使诊断的精确性得以提高。

（2）在明视下手术，有利于彻底清除鼻息肉，减少或避免对周围正常组织的损伤，大大提高手术效果，降低鼻息肉术后复发率。

（3）减轻患者检查和手术过程中的痛苦。

978 鼻内镜手术的手术室护理要点有哪些？

答（1）体位摆放正确舒适，充分暴露手术野。

（2）手术开始前，再次核对患者基本信息和手术部位标识。

（3）根据医生要求正确使用局部麻醉药和肾上腺素。

（4）保留标本，及时送检。

（5）鼻内镜设备为贵重仪器，应设专人保管，并建立使用登记卡。用后的器械和设备规范放置。光导纤维切忌打折、扭曲，盘绕直径不得少于 30 cm；清洗过程中动作要轻柔，切忌粗暴重摔，以鼻科专用吸引器反复吸引冲洗干净。

979 鼻内镜手术后应注意什么？

答（1）麻醉清醒后逐步抬高头部，4～6 小时后取半卧位。半卧位可减轻鼻额部充血肿胀，减轻局部疼痛。

（2）手术当日卧床休息，根据病情次日下床活动，下床时动作应缓慢，防止因直立性低血压而跌倒。有头晕的患者，避免下床活动。

（3）术后遵医嘱进食，半流质→软食，饮食宜温凉，避免过热及辛辣刺激性食物。

（4）注意口腔卫生，餐前餐后用漱口液或冷开水漱口。

（5）24 小时内可用冰袋冷敷鼻部，不要用力咳嗽、弯腰低头或打喷嚏，保护鼻部勿受外力碰撞，有血液流出一定要吐出。如有大口血液吐出，及时告知医护人员。

（6）鼻腔流出的分泌物及时用干净纸巾轻轻拭去，避免堵塞鼻腔。加强针对性、个性化护理，减轻患者的不适。

980 为什么慢性鼻窦炎手术使用纳吸棉?

答 纳吸棉是全新一代耳鼻喉科应用的高膨胀可吸收止血棉,具有可降解吸收、膨胀性强、止血效果好的特点,鼻部胀痛及头痛症状轻,填塞 24 小时后部分降解,48 小时后大部分降解,容易清除。术后鼻黏膜反应轻,鼻腔通气恢复快,减少换药次数,避免二次损伤。

981 慢性鼻窦炎手术后出院应注意什么?

答 (1) 术后 1 月内避免剧烈或重体力劳动。避免碰撞鼻部,勿挖鼻及用力擤鼻。保持大便通畅。

(2) 饮食忌刺激性、坚硬、过热食物,忌烟酒。

(3) 正确使用滴鼻液,术后系统药物治疗 1～2 个月。方法:仰卧位,头向后仰,使药液在鼻腔的各个鼻道内充分吸收。

(4) 术后随访,请遵医嘱执行。

982 使用滴鼻液的目的是什么?

答 预防和治疗感染,收缩黏膜血管,保持鼻腔通畅,润滑鼻腔,止血,小儿退热,治疗鼻窦疾病等。

983 如何正确使用滴鼻液?

答 使用滴鼻液前应把鼻腔内的鼻涕或污物洗除。

滴鼻液的使用姿势:

(1) 滴药时体位要正确,以免药液流入咽部,引起不适。

(2) 侧头位:一侧鼻腔用药可采取侧卧头低位(患侧向下)。

(3) 仰头位:两侧鼻腔同时用药可采取仰卧头低位,肩下垫枕头垂直后仰或将头垂直后仰悬于床沿,鼻孔向上。

984 使用滴鼻液时应注意什么?

答 (1) 滴鼻液应在医生指导下使用,不可自行长期滴药。连续滴药不超过 1 周,以免使用不当引起药物性鼻炎,使病情加重。

(2) 滴药时,药瓶或滴管口勿接触鼻孔,以免污染药液。

(3) 每次滴入药液 2～3 滴,轻捏鼻翼,使药液与鼻腔黏膜充分接触。

（4）滴药后保持该体位 3～5 分钟，以利于药液在鼻腔充分吸收和浸润。如果药液流入口腔内，可将其吐出。

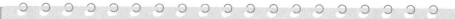

病例2(985～989问)：声带息肉(声带息肉摘除术)

简要病情　患者男，39岁，主诉入院前6个月起无明显诱因下出现声音嘶哑，无咽痛，无发热及痰中带血，经休息后症状无缓解，来院就诊。电子喉镜检查示右侧声带新生物，以"右侧声带息肉"收住入院。查体：T 36.7℃，P 68 次/分，R 18 次/分，BP 120/76 mmHg。

专科检查　电子喉镜检查：右侧声带近前联合处见一新生物，声带慢性充血，运动正常。

入院诊断　右侧声带息肉。

治疗要点　雾化吸入，完善术前检查，全麻支撑喉镜下行右侧声带息肉摘除术。

985　什么是声带息肉？

答　声带息肉好发于一侧声带的前、中 1/3 交界边缘，为半透明、白色或粉红色表面光滑的肿物，多为单侧，也可为双侧，是常见的引起声音嘶哑的疾病之一。本病多见于职业用声或过度用声的患者，也可继发于上呼吸道感染。

986　为什么声带息肉术前术后须雾化吸入？

答　雾化吸入是将药液喷雾成细颗粒状，形成气雾均匀分布于咽喉表面。用地塞米松等药物雾化吸入，可达到抗炎、减轻水肿、改善声嘶的目的。雾化吸入后半小时内不要漱口、喝水，以免影响局部药液吸收，降低疗效。声带充血或水肿患者治疗后须禁食刺激性、辛辣食物，禁烟酒，禁声，以提高治疗效果。

987　为什么声带息肉摘除术须在全麻下进行？

答　声带息肉切除一般须在支撑喉镜下完成，人在清醒状态下很难配合，也非常难受。全麻可以消除这些不良刺激。全麻患者没有体动，更利于手术医生的精确操作。而最重要的是,耳鼻咽喉科的手术通常需要气管插管来保护气道,以保证安全,防止手术中出血或患者分泌物流入气道引起窒息。

988 为什么声带息肉术后须声休?

答 术后禁声 2～4 周,也不要用口形或低声说话,绝对不语最好,使声带充分休息,利于创面愈合。

989 如何保护声带?

答 (1) 注意正确的发音方法,避免长时间用嗓或高声叫喊。

(2) 注意休息,避免过度疲劳,预防上呼吸道感染,感冒期间少说话,使声带休息,同时积极治疗。

(3) 忌辛辣刺激性食物,戒烟酒,多喝水。

(4) 女性经期注意声带休息,避免过度疲劳和受凉。

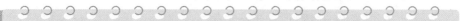

病例 3(990～995 问):急性会厌炎

　　简要病情　患者女,53 岁,2 天前无明显诱因下出现咽痛,伴有吞咽痛和吞咽困难,以"急性会厌炎"收住入院。查体:T 36.8℃,P 80 次/分,R 18 次/分,BP 140/90 mmHg。

　　专科检查　纤维喉镜检查示会厌充血水肿明显、左侧披裂水肿明显。

　　入院诊断　急性会厌炎。

　　治疗要点　卧床休息,激素、抗生素治疗,注意观察呼吸。

990 什么是急性会厌炎?

答 急性会厌炎是一种以声门上区会厌部为主的急性炎症,又称急性声门上喉炎,主要表现为会厌及杓会厌襞明显充血、肿胀,严重时会厌高度肿胀,可引起吸气性呼吸困难,甚至窒息。

991 急性会厌炎有哪些常见症状?

答 急性会厌炎是耳鼻喉科急症之一,若抢救不及时,病死率极高。大多数患者表现为咽痛、吞咽困难、咽部异物感,说话含糊不清,严重者可伴吸气性呼吸困难,儿童及老年患者症状多较严重,病情进展极快且凶猛,很快出现呼吸急促,常因窒息来不及抢救而死亡。

992 治疗急性会厌炎为什么首选糖皮质激素?

答 糖皮质激素有预防和治疗会厌、杓会厌襞等水肿的作用,能及时解除喉梗阻,同时又有非特异性抗炎、抗过敏及抗休克等作用。

993 急性会厌炎什么情况下须行气管切开术?

答 (1) 起病急骤,发展迅速,有呼吸困难者。

(2) 病情严重,咽喉部分泌物多,有吞咽困难者。

(3) 会厌及杓会厌襞高度充血水肿,经静脉使用足量激素和抗生素后病情未见好转者。Ⅲ、Ⅳ度呼吸困难者。

(4) 婴、幼儿及年老体弱、咳嗽功能较差者。

(5) 发生晕厥、休克或有严重并发症者。

994 急性会厌炎患者应注意什么?

答 (1) 饮食:避免进食刺激性食物,进温凉流质→半流质→软食→普食。

(2) 卧床休息,半卧位或者平卧。尽量减少活动,少讲话,轻咳嗽,减轻对会厌的刺激。

(3) 忌烟酒,保持心情舒畅,避免情绪激动,积极配合治疗。

(4) 由于病情变化快,有窒息可能,住院治疗期间不能随意离开病房,如有呼吸困难及时告知医护人员。外出检查须有医护人员陪同,防止意外发生。

(5) 出院后避免接触过敏原,不过度疲劳,戒烟酒,如发生剧烈的吞咽疼痛应立即到医院耳鼻咽喉科就诊。

995 如何预防会厌炎?

答 (1) 平时要注意饮食,多吃水果和蔬菜,其中的维生素 C 有抵抗病毒和细菌的作用。

(2) 加强锻炼,增强体质,不要过度劳累,不要抽烟、喝酒。

(3) 儿童、老人、妇女或抵抗力弱的人,在忽冷忽热的天气里需格外注意。多喝温开水,注意休息和居室通风。

病例 4(996～1000 问)：突发性耳聋

　　简要病情　患者男,36 岁,左耳听力下降、耳鸣 6 天,来我科就诊,以"左耳突发性耳聋"收住入院。查体：T 36.4℃,P 88 次/分,R 20 次/分,BP 134/86 mmHg。

　　专科检查　纯音听阈测听检查示左耳中重度感音神经性听力下降,声导抗(鼓室图)双耳 A 型。

　　入院诊断　左侧突发性耳聋。

　　治疗要点　注意休息,激素、扩血管活血治疗,高压氧舱治疗,必要时鼓室内注射地塞米松治疗。

996　什么是突发性耳聋?

答　突发性耳聋是指突然发生的、原因不明的感音神经性听力损失,患者的听力一般在 48 小时内突发至少两个相邻频率听力下降≥20 分贝听力水平(DBHL),少数患者可在 3 天以内出现症状。可同时或先后伴有耳鸣及眩晕,除第Ⅷ对颅神经外,无其他颅神经系统症状。

997　突发性耳聋有哪些症状?

答　(1) 听力下降：可为首发症状,听力一般在数分钟或数小时内下降至最低点。少数患者听力下降较为缓慢,在 3 天以内方达到最低点。听力损失为感音神经性。

　　(2) 耳鸣：可为始发症状。患者突然发生一侧耳鸣,音调很高,同时或相继出现听力迅速下降。经治疗后,多数患者听力虽可提高,但耳鸣可长期不消失。

　　(3) 眩晕：约半数患者在听力下降前或听力下降发生后出现眩晕。多为旋转性眩晕,少数患者为颠簸、不稳感,大多伴有恶心、呕吐、出冷汗、卧床不起。以眩晕为首发症状者,常于夜间睡眠之中突然发生。

　　(4) 其他：部分患者有患耳耳内堵塞、压迫感,以及耳周麻木或沉重感。

998 治疗突发性耳聋为什么首选糖皮质激素?

答 糖皮质激素(地塞米松)治疗突发性耳聋,是由于它的免疫抑制作用,大剂量可扩张血管,改善微循环,并可抗炎、抗病毒感染,在疾病早期用药效果较好。对包括糖皮质激素在内的全身药物治疗无效者,或者全身应用糖皮质激素禁忌者,还可鼓室内注射地塞米松。

999 听损程度分为几级?

答 (1) 正常听力:纯音平均听阈为—10~25 DBHL。

(2) 轻度听力损失:在一般距离内听不清小声讲话,纯音平均听阈为 26~40 DBHL。

(3) 中度听力损失:听一般的谈话声感到困难,纯音平均听阈为 41~55 DBHL。

(4) 中重度听力损失:听大声讲话亦感困难,纯音平均听阈为 56~70 DBHL。

(5) 重度听力损失:仅能听到耳边的大声喊叫,纯音平均听阈为 71~90 DBHL。

(6) 极度听力损失:几乎听不到任何声音,纯音平均听阈在 90 DBHL 以上。

1000 患突发性耳聋怎么办?

答 (1) 及早积极配合治疗,治疗开始的时间对预后有一定影响,一般在发病3~7 天内开始治疗效果较好。老年人的治疗效果较中、青年人差。

(2) 注意休息,环境安静,生活规律,避免过度疲劳。

(3) 放松心情,避免情绪激动,遇事心态平稳。

(4) 合理安排饮食,饮食清淡,营养均衡,戒烟酒。

参考文献

［1］李乐之,路潜.外科护理学[M].6版.北京:人民卫生出版社,2017.

［2］李小寒,尚少梅.基础护理学[M].6版.北京:人民卫生出版社,2017.

［3］陈孝平,汪建萍.外科学[M].8版.北京:人民卫生出版社,2013.

［4］陈孝平,汪建萍,赵继宗.外科学[M].9版.北京:人民卫生出版社,2018.

［5］张伟英,叶志霞.外科护理查房[M].2版.上海:上海科学技术出版社,2017.

［6］李素云,杨晓霞.现代外科健康教育:围手术期分册[M].武汉:华中科技大学出版社,2017.

［7］张喜锐,李淑英,方亚群.外科护理1248问[M].北京:军事医学科学出版社,2012.

［8］叶桂荣,周春兰.外科护理细节问答全书[M].北京:化学工业出版社,2013.

［9］郭晓鹏.快速康复外科护理在胃大部分切除术患者中的应用[J].河南医学高等专科学校学报,2020,32(2):208-211.

［10］李华,王萍,索建升.直肠癌术后永久性结肠造口的激励式护理方法探究[J].中国医药指南,2019,17(35):250-251.

［11］葛方元.老年腹股沟疝患者行无张力疝修补术治疗的护理方式及其效果[J].中国医药指南,2020,18(23):163-164.

［12］罗昌芹,刘箫,杨道凤.加速康复外科在腹腔镜阑尾切除术围手术期护理中的应用研究[J].现代医药卫生,2020,36(14):2249-2251.

［13］刘小侠,李育红.预见性护理在预防痔疮术后便秘中的应用价值[J].山西医药杂志,2020,49(12):1622-1624.

［14］王跃东,叶再元.实用普通外科内镜手术学[M].武汉:华中科技大学出版社,2012.

［15］田敏,左晓艳.现代外科健康教育-肝胆胰外科分册[M].武汉:华中科技

大学出版社,2017.

[16] 戴洪梅.早期护理干预对腹腔镜下胆囊切除手术(LC)后二氧化碳气腹后遗效应的影响[J].临床医药文献电子杂志,2020,7(48)：145-146.

[17] 杨华,高云梅,尹紫薇.疼痛护理干预对胰腺癌患者术后生活质量的影响分析[J].贵州医药,2020,44(7)：1169-1170.

[18] 田原.大隐静脉高位结扎剥脱术后高压治疗型医用弹力长袜护理应用分析[J].航空航天医学杂志,2020,31(3)：356-357.

[19] 王晓艳,邓瑛瑛.神经外科护理细节问答全书[M].北京：化学工业出版社,2018.

[20] 任芳.早期综合护理对脑挫裂伤患者认知功能恢复的影响[J].实用医技杂志,2020,27(5)：676-678.

[21] 周文娟,陈慧芬.现代外科健康教育：骨科分册[M].武汉：华中科技大学出版社,2017.

[22] 丁淑贞,丁全峰.骨科临床护理[M].北京：中国协和医科大学出版社,2016.

[23] 周阳,彭伶丽.骨科护理查房手册[M].北京：化学工业出版社,2016.

[24] 林涧,郑和平,徐永清,等.特殊类型断指再植技术与实例[M].北京：人民卫生出版社,2018.

[25] 蒋小剑,阳珍金,罗敏.居家康复护理手册：人工髋关节置换术[M].湖南：中南大学出版社,2014.

[26] 白一冰.椎间孔镜 BEIS 技术操作规范[M].北京：人民卫生出版社,2015.

[27] 任龙喜,王占朝,张彤童.腰椎微创外科学[M].北京：北京大学医学出版社,2018.

[28] 敖英芳.关节镜外科学[M].北京：人民大学医学出版社,2012.

[29] 中国健康促进基金会骨病专项基金骨科康复专家委员会.循证护理对锁骨骨折手术患者的临床效果及心理状态分析骨科康复中国专家共识[J].中华医学杂志,2018,98(3)：164-170.

[30] 中国医疗保健国际交流促进会加速康复外科学分会创伤骨科学组.创伤骨科围术期禁食水管理专家共识[J].中华创伤骨科杂志,2018,20(9)：737-742.

[31] 中华医学会骨科学分会.中国骨科大手术静脉血栓栓塞症预防指南[J].中华骨科杂志,2016,36(2)：65-71.

[32] 丁燕红,沈濬.骨牵引针眼感染原因分析及护理方法研究进展[J].中西医结合护理,2019,5(7):231-233.

[33] 淑红.循证护理对锁骨骨折手术患者的临床效果及心理状态分析[J].中国医药指南,2019,17(32):210-211.

[34] 张慧青,王亚绒.尺桡骨干双骨折患者的康复护理[J].实用临床医药杂志,2019,23(13):109-119.

[35] 杨琳.预见性护理对糖尿病足截肢术后患者并发症及康复效果的影响[J].内蒙古中医药,2018,37(2):117-119.

[36] 郑华.康复护理对股骨颈骨折患者全髋关节置换术后功能恢复的影响分析[J].中国伤残医学,2020,28(17):60-61.

[37] 张萍.老年股骨颈骨折全髋关节置换术后康复护理[J].中国继续医学教育,2019,11(23):181-184.

[38] 王娟.胫骨平台骨折术后早期康复护理的效果[J].河南外科学杂志,2020,26(4):185-186.

[39] 徐彬彬.优质护理干预对胫腓骨骨折患者术后 VAS 评分及负性情绪的影响[J].中国伤残医学,2020,28(13):63-64.

[40] 吴春演.踝关节骨折患者术后疼痛的护理效果观察[J].医药前沿,2019,9(24):161.

[41] 丁娜,阮丽,奚劼,等.预见性护理在预防经尿道前列腺电切手术患者膀胱痉挛的应用研究[J].护士进修杂志,2020,35(15):1416-1420.

[42] 黎雪春.针对性护理对压力性尿失禁老年女性患者盆底功能恢复的影响[J].齐齐哈尔医学院学报,2020,41(2):244-246.

[43] 石志华,黄春玲,柯继红.自我管理干预在改善产后压力性尿失禁中的应用[J].齐鲁护理杂志,2020,26(12):110-112.

[44] 刘倩.腹腔镜前列腺癌根治术围手术期护理[J].河南外科学杂志,2020,26(3):186-187.

[45] 高彦.快速康复外科护理在膀胱肿瘤电切术患者围手术期护理中的应用[J].护理实践与研究,2019,16(8):60-62.

[46] 孙芳.个性化护理对肾上腺肿瘤手术患者不良心理状况及护理满意度的影响分析[J].中国医药指南,2020,18(21):241-245.

[47] 肖海英.细节护理干预对慢性鼻窦炎患者鼻内镜术后康复的效果及满意度分析[J].中国社区医师,2020,36(25):170-171.